Longevity konkret

Hacks und Facts für ein langes Leben

AF223242

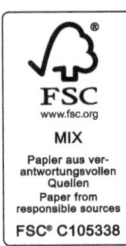

Verlag: BoD · Books on Demand GmbH, In de Tarpen 42,
22848 Norderstedt, bod@bod.de
Druck: Libri Plureos GmbH, Friedensallee 273,
22763 Hamburg
ISBN: 978-3-7693-8882-4

Inhalt

6

Einführung

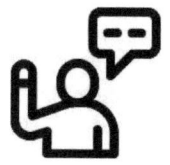 Wie alt wollen Sie werden? 60 oder 70? Dann legen Sie dieses Buch besser beiseite – das passiert meist ganz von allein. Aber wenn Sie auf die 80 zusteuern, werden Sie hier bereits wertvolle Informationen finden. Und wenn Sie 90 oder gar 100 Jahre alt werden möchten – vital, klar im Kopf und voller Lebensfreude –, dann wird dieses Buch Ihr Wegweiser sein. Ich freue mich darauf, Ihnen die besten Tipps, Tools und Longevity-Hacks an die Hand zu geben, damit Sie Ihr Ziel nicht nur erreichen, sondern dabei auch in Bestform bleiben. Und Sie werden sehen: Ein durchaus realistisches Ziel ist die Halbierung Ihrer Sterblichkeit und das Gewinnen von mindestens 10 Jahren mehr Lebenszeit!

Warum dieses Buch? Ganz einfach: Ich habe nicht vor, früh den Löffel abzugeben. Mein Vater starb mit 68, sein Vater ebenfalls. Diese „Tradition" möchte ich durchbrechen. Mein persönliches Ziel ist die vitale 90 – und dann sehen wir weiter.

Als ich begann, mich intensiv mit Longevity zu beschäftigen, erkannte ich schnell, dass dieser Markt von zwei Dingen getrieben wird: Geld und Hoffnung. Überall gibt es teure Longevity-Programme, exklusive Kliniken und vermeintlich bahnbrechende Nahrungsergänzungsmittel. Wissenschaftlich fundierte Informationen? Oft Fehlanzeige. Stattdessen moderne Webseiten voller strahlender „Super-Senioren", die den Traum vom ewigen Jungsein verkaufen.

Das war mir zu wenig. Ich wollte klare, fundierte, evidenzbasierte Antworten. Was wirkt wirklich? Was ist Hype? Und was kann jeder tun, um seinen Körper und Geist so lange wie möglich in Bestform zu halten?

Die Essenz meiner Recherche finden Sie in diesem Buch.

- Teil 1: Die Grundlagen des Alterns – Was passiert in unserem Körper? Welche biologischen Prozesse sind entscheidend?

- Teil 2: Der Lifestyle – Die Basis jeder erfolgreichen Longevity-Strategie. Hier geht es um Ernährung, Bewegung, Schlaf, mentale Gesundheit und viele weitere Faktoren, die den Alterungsprozess beeinflussen.

- Teil 3: Nahrungsergänzungsmittel & Medikamente: Welche Stoffe haben tatsächlich einen Longevity-Effekt? Und welche sind reine

Geldverschwendung? Lesen Sie diesen Teil von Vorne bis Hinten oder nutzen Sie ihn immer wieder, um einzelne Substanzen nachzuschlagen.

- Teil 4: Therapien & Technologien – Von Fasten über Kälte- und Wärmetherapien bis hin zu neuen medizinischen Ansätzen. Hier trenne ich Fakten von Fantasie.

- Teil 5: Ihr persönlicher Longevity-Plan – Eine praktische Anleitung, wie Sie all das Wissen aus diesem Buch in Ihr Leben integrieren und eine maßgeschneiderte Strategie entwickeln können und wie Sie abschätzen, welchen Effekt die Longevity Therapie auf Ihre Lebenserwartung hat.

Mein Ziel ist, dass dieses Buch Ihr Begleiter auf dem Weg zu einem langen, gesunden und erfüllten Leben wird. Ich wünsche Ihnen eine inspirierende Reise in die Welt der Longevity – und viele, viele Jahre voller Vitalität und Freude!

Los geht's!

Viel Spaß bei der Lektüre wünscht Ihnen,

Ihr Dr. med. Daniel Schmitz-Buchholz

Anmerkung: Im Text finden Sie Hinweise auf die verwendete Literatur mit Namen des Autors und Erscheinungsjahr. Da ich mehr 900 Artikel einbezogen habe, wäre das Literaturverzeichnis mehr als 100 Seiten umfassend. Darauf habe ich aus Kostengründen verzichtet. Sie finden das Literaturverzeichnis auf der Webseite zum Buch: www.longevity-konkret.de.

Teil I – Einführung und Grundlagen

Was ist Alter?

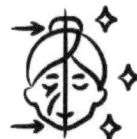 Altern. Ein Wort, das uns oft mit gemischten Gefühlen begegnet. Es erzählt von der Weisheit des Lebens, aber auch von der Vergänglichkeit. Es verspricht Geschichten, Erfolge, Erinnerungen – und es konfrontiert uns gleichzeitig mit dem Unerbittlichen: der Zeit, die immer weiterläuft. Doch was wäre, wenn wir erfahren könnten, dass Altern nicht nur Schicksal ist? Dass es kein unveränderliches Uhrwerk gibt, das uns Jahr für Jahr ein Stück Energie, Gesundheit und Vitalität raubt?

Was wäre, wenn wir die Kontrolle über das Altern zurückgewinnen könnten?

Von jeher hat sich der Mensch gefragt, warum wir altern – und ob wir etwas dagegen tun können. Schon im antiken China wurde vom „Elixier des Lebens" gesprochen, während die spanischen Konquistadoren den sagenhaften Jungbrunnen suchten. Heute wissen wir: Es gibt keinen magischen Trank, aber es gibt Wissenschaft. Und diese zeigt uns immer klarer, dass Altern nicht ausschließlich eine Frage der Zeit ist.

Studien belegen, dass Teile unseres Alterns genetisch vorbestimmt sind. Der Rest liegt in unseren Händen. Klingt unglaublich? Ist es aber nicht. Altern ist ein dynamischer Prozess, der von unserer Umwelt, unserem Lebensstil und unseren täglichen Entscheidungen geformt wird. Ob wir altern wie eine schwach flackernde Kerze oder wie ein robustes Feuer, das langsam abbrennt, hängt vor allem von uns selbst ab.

Natürlich haben unsere Gene eine gewisse Macht. Sie bestimmen, wie widerstandsfähig unser Körper gegen Krankheiten ist, wie effizient unsere Zellen Energie erzeugen, wie schnell sie sich regenerieren oder auch, wie anfällig wir für Entzündungen sind – ein Haupttreiber des Alterns. Manche Menschen scheinen dabei einen natürlichen „Gen-Jackpot" zu haben: Forscher haben festgestellt, dass das FOXO3A-Gen, eine Genmutation, bei vielen Hundertjährigen vorkommt und ihren Körpern hilft, länger gesund zu bleiben.

Aber selbst die besten Gene sind kein Freibrief. Was nützt ein langlebiges Erbe, wenn man es durch einen schlechten Lebensstil sabotiert? Gleichzeitig sind weniger ideale Gene kein Todesurteil: Unsere Lebensweise kann die meisten genetischen Schwächen ausgleichen – und genau das macht die Wissenschaft des Alterns so faszinierend.

Hier beginnt der spannende Teil: Die überwältigende Mehrheit dessen, wie wir altern, liegt in unseren Händen. Unsere Ernährung, Bewegung, Schlafqualität, Stressbewältigung und sogar unsere soziale Verbundenheit haben enorme Auswirkungen darauf, wie schnell unsere biologische Uhr tickt. Die Frage ist nicht nur: „Wie alt wirst du?", sondern vielmehr: „Wie alt willst du werden?"

Ein eindrucksvolles Beispiel für die Macht des Lebensstils sind die sogenannten Blue Zones. Das sind Regionen der Welt, in denen Menschen besonders alt werden – und zwar gesund und aktiv. In Okinawa (Japan), Sardinien (Italien) oder Ikaria (Griechenland) ist Altern kein schleichender Verfall, sondern ein natürlicher Teil eines erfüllten Lebens. Ihre Geheimnisse? Eine pflanzenbasierte Ernährung, tägliche Bewegung, enge soziale Netzwerke und eine Lebensweise, die Stress minimiert. Was diese Menschen beweisen, ist einfach: Altern muss nicht bedeuten, zu zerfallen.

Altern ist kein Zufall. Es ist ein biologisches Programm, das auf Zellebene abläuft. Unsere Zellen sind ständig damit beschäftigt, Schäden zu reparieren, sich zu erneuern und uns am Leben zu halten. Doch mit der Zeit nimmt diese Fähigkeit ab. Freie Radikale, Entzündungen, DNA-Schäden und der Verlust von zellulärer Energie summieren sich – und das zeigt sich als graue Haare, Falten oder Krankheiten.

Die moderne Longevity-Forschung hat es sich zur Aufgabe gemacht, diesen Prozess zu verstehen und zu entschlüsseln. Wissenschaftler suchen nach Wegen, wie wir den biologischen Verfall verlangsamen können – sei es durch Nahrungsergänzungsmittel, die Zellen schützen, oder durch Lebensstiländerungen, die den Körper regenerieren. Und es gibt erste Erfolge: Studien zeigen, dass wir mit kleinen, aber konsequenten Veränderungen unser biologisches Alter – das Alter unserer Zellen – um Jahre senken können.

Die Vorstellung, dass wir das Altern beeinflussen können, ist ein Paradigmenwechsel. Es befreit uns von der Vorstellung, dass wir der Zeit hilflos ausgeliefert sind. Stattdessen erinnert es uns daran, wie viel Macht in unseren Entscheidungen liegt. Jeder Spaziergang, jedes gesunde Essen, jede Stunde erholsamer Schlaf ist wie eine Investition in unsere Zukunft.

Natürlich werden wir alle älter, aber Altern muss nicht bedeuten, krank zu werden. Es muss nicht bedeuten, Energie, Mobilität oder Lebensfreude zu verlieren. Der Schlüssel liegt darin, aktiv zu bleiben – körperlich, geistig und emotional.

Dieses Buch ist Ihre Einladung, mehr darüber zu erfahren, wie Sie das Altern verstehen und selbst gestalten können. Es wird Ihnen nicht nur zeigen, was hinter den Kulissen Ihrer Zellen passiert, sondern auch, wie Sie die Wissenschaft der Langlebigkeit nutzen können, um ein erfülltes Leben zu führen – egal, wie viele Geburtstage Sie bereits gefeiert haben.

Die Reise beginnt hier. Machen Sie sich bereit, das Altern aus einer völlig neuen Perspektive zu betrachten – nicht als unausweichliches Schicksal, sondern als Abenteuer, das wir selbst mitgestalten können.

Fazit

Altern ist weder ein unbesiegbarer Gegner noch eine reine Laune der Natur. Es ist ein Prozess, den wir entschlüsseln und lenken können – nicht vollständig, aber in einem Maße, das unser Leben drastisch verändern kann.

Bereit, das Beste aus Ihren Möglichkeiten herauszuholen? Dann lassen Sie uns loslegen.

Medizin neu denken

Traditionell verstehen wir Medizin als die Kunst und Wissenschaft, Krankheiten zu erkennen und zu behandeln. Diese Definition hat über Jahrhunderte unsere Sichtweise auf Gesundheit geprägt: Wir suchen medizinische Hilfe, wenn wir Symptome spüren, wenn unser Körper uns signalisiert, dass etwas nicht stimmt. Doch in einer Welt, in der die Lebenserwartung steigt und altersbedingte Erkrankungen immer mehr in den Fokus rücken, verändert sich dieses Verständnis grundlegend.

Die moderne Medizin geht heute einen Schritt weiter – und beginnt, bevor Krankheiten überhaupt entstehen. Es geht darum, nicht nur Krankheiten zu bekämpfen, sondern auch altersbedingte Veränderungen zu erkennen, zu verstehen und zu behandeln, lange bevor sie zu ernsthaften Problemen werden. Dies ist der Kern der Longevity-Medizin: eine präventive, proaktive und personalisierte Herangehensweise, die darauf abzielt, den Alterungsprozess selbst zu verlangsamen und die Gesundheit bis ins hohe Alter zu erhalten.

Der Alterungsprozess ist subtil. Im Laufe der Jahre beginnen sich Veränderungen in unserem Körper anzusammeln – oft unbemerkt. Unsere

Zellen verlieren nach und nach ihre Regenerationsfähigkeit, unser Stoffwechsel wird langsamer, die Funktion unserer Organe nimmt ab, und Entzündungen schleichen sich ein. Diese altersbedingten Veränderungen sind keine Krankheiten im klassischen Sinne, aber sie schaffen die Voraussetzungen für viele der häufigsten gesundheitlichen Probleme im späteren Leben: Herz-Kreislauf-Erkrankungen, Diabetes, Demenz, Krebs und vieles mehr.

Die Longevity-Medizin setzt genau hier an. Statt darauf zu warten, dass sich diese Veränderungen zu einer diagnostizierbaren Krankheit entwickeln, zielt sie darauf ab, die zugrunde liegenden Prozesse frühzeitig zu erkennen und zu therapieren. Es ist eine Revolution in der Denkweise – eine, die uns nicht länger reaktiv auf Symptome reagieren lässt, sondern uns proaktiv auf die Ursachen von Alter und Krankheit konzentriert.

Der Fokus der Longevity-Medizin liegt auf Prävention. Sie fragt: Welche Prozesse im Körper treiben das Altern an, und wie können wir sie beeinflussen? Altersbedingte Veränderungen wie DNA-Schäden, oxidative Belastung, chronische Entzündungen oder der Verlust von Zellfunktionen können heute mithilfe moderner Technologien und wissenschaftlicher Erkenntnisse frühzeitig erkannt werden.

Dank Fortschritten in der Diagnostik, wie genetischen Analysen, Biomarker-Messungen und bildgebenden Verfahren, ist es heute möglich, die ersten Anzeichen von biologischem Altern zu entdecken und zu behandeln, bevor sie Symptome hervorrufen.

In der modernen Longevity-Forschung geht es außerdem nicht mehr nur darum, das Leben zu verlängern, sondern vor allem, die Qualität dieser Jahre zu maximieren. Die Frage ist nicht mehr nur: „Wie lange können wir leben?", sondern: Wie können wir länger gesund, vital und aktiv bleiben? Um diese Frage zu beantworten, hat die Wissenschaft den Alterungsprozess auf seine grundlegenden biologischen Mechanismen heruntergebrochen – Mechanismen, die als "Hallmarks of Aging" bekannt sind.

Diese zwölf Hallmarks of Aging (früher neun, inzwischen erweitert durch weitere Erkenntnisse) definieren die zentralen Prozesse, die das Altern antreiben. Sie geben uns nicht nur ein tieferes Verständnis davon, wie Altern funktioniert, sondern eröffnen auch Möglichkeiten, gezielt einzugreifen und den Alterungsprozess zu verlangsamen. Damit bilden sie die Brücke zwischen der wissenschaftlichen Theorie und den praktischen Anwendungen der Longevity-Medizin.

Wie wir altern

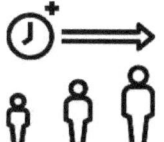

Altern ist ein komplexer biologischer Prozess, der durch eine Vielzahl molekularer und zellulärer Veränderungen gekennzeichnet ist. Wissenschaftler haben zwölf zentrale Mechanismen identifiziert, die maßgeblich zum Alterungsprozess beitragen und als **Hallmarks of Aging** bezeichnet werden. Diese Mechanismen bestimmen nicht nur, wie unser Körper altert, sondern sind auch die treibende Kraft hinter vielen altersbedingten Krankheiten. Die Hallmarks lassen sich in drei Kategorien einteilen: primäre Ursachen des Alterns, antagonistische Reaktionen auf Zellstress und integrative Prozesse, die zur Funktionsstörung führen.

Während junge Körper diese Schäden noch effizient reparieren, wird diese Fähigkeit mit der Zeit immer schwächer. Der Körper verliert die Kontrolle über seine Zellen, die sich entweder in den programmierten Tod verabschieden – oder unkontrolliert wachsen, wie es bei Krebs der Fall ist. Die Hallmarks of Aging sind also der unsichtbare Motor hinter den meisten tödlichen Krankheiten – und sie bestimmen, wann und wie wir sterben.

Die 12 Hallmarks of Ageing

1. Genomische Instabilität

Die DNA (*Desoxyribonukleinsäure*, englisch: *Deoxyribonucleic Acid*) ist das Molekül, das die genetische Information aller Lebewesen und vieler Viren enthält. Sie ist der Träger unserer Erbinformation und spielt eine zentrale Rolle bei der Steuerung biologischer Prozesse und der Vererbung von Eigenschaften. Als unser Genom bezeichnet man die Gesamtheit unserer genetischen Informationen, die in unseren Zellen in Form der Chromosomen vorliegen. Unser Genom bildet die Grundlage für Zellteilung, Funktion und Wachstum unseres Körpers.

Genomische Instabilität bezeichnet die erhöhte Anfälligkeit von Zellen für DNA-Schäden und Mutationen. Mutationen sind schadhafte Veränderungen der DNA. Diese Schäden können das Erbgut destabilisieren und sich im Laufe der Zeit anhäufen, was zu Fehlfunktionen in Zellen und Geweben führt. Denn wenn das Erbgut nicht mehr in seiner korrekten Form vorliegt, kann die Zellteilung oder die Herstellung für die Zellfunktion wichtiger Werkzeuge (Enzyme) gestört sein. Die genomische Instabilität ist eine der zentralen

Ursachen des Alterns und steht auch mit der Entstehung vieler altersbedingter Krankheiten, insbesondere Krebs, in Verbindung.

Die Stabilität des Genoms kann durch chemische, physikalische und biologische Einflüsse von außen, aber auch durch innere Faktoren wie Fehler bei der Zellteilung, Defekte in der Chromosomenverteilung, oxidative Prozesse und spontane hydrolytische Reaktionen, gefährdet sein (Barbosa, 2019).

Die genetischen Schäden, die durch diese äußeren oder inneren Schadensquellen verursacht werden, sind vielfältig und würden an dieser Stelle zu weit führen. Für die Beurteilung aus einer Longevity-Perspektive müssen wir nur wissen, dass es im Rahmen des Alterungsprozesses zu Schäden an unserem Erbgut kommen kann.

Außerdem ist es wichtig zu wissen, dass unsere Zellen eine komplexe Vielfalt an DNA-Reparatur- und Erhaltungsmechanismen entwickelt haben, um mit den Schäden an der nukleären und mitochondrialen DNA (mtDNA) umzugehen und eine angemessene genomische Stabilität sicherzustellen. Diese DNA-Reparaturnetzwerke verlieren mit zunehmendem Alter an Effizienz, was die Anhäufung genetischer Schäden und die Ansammlung geschädigter DNA in den Zellen verstärkt.

2. Telomerverkürzung

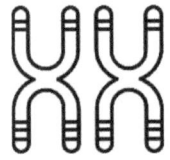 Telomere sind spezielle DNA-Abschnitte, die jeweils an den Enden der Chromosomen sitzen und dort eine Schutzfunktion erfüllen. Manchmal werden sie bildlich auch als Schutzkappen der Chromosomen bezeichnet. Telomere verhindern, dass die Chromosomen während der Zellteilung abgebaut oder miteinander verschmolzen werden.

Im Laufe der Zeit und aufgrund von Zellteilungen, oxidativem Stress und anderen Faktoren verlieren die Telomere an Länge (López-Otín, 2013). Wenn sie eine kritische Länge erreichen, kann sich die Zelle nicht mehr gesund weiterteilen, was zu Alterungsprozessen oder Apoptose (programmierter Zelltod) führt.

Die Telomerverkürzung wird mit verschiedenen Alterskrankheiten in Verbindung gebracht, darunter einige Formen von Krebs, Herzkrankheiten und andere altersbedingte Erkrankungen (Nogueira, 2020; Richardson, 2018). Kürzlich wurde ein Zusammenhang zwischen der Telomerlänge und der geistigen Leistungsfähigkeit von Personen über 60 Jahren festgestellt (Vyas, 2023).

Ansätze zur möglichen Verlangsamung oder sogar Umkehrung der Telomerverkürzung werden in der Forschung untersucht, da dies wichtige Auswirkungen auf die Alternsforschung und regenerative Medizin haben könnte. Sie werden einige Longevity-Therapien kennenlernen, die als potenzielle Kandidaten gelten, um der Telomerverkürzung entgegenzuwirken – zum Beispiel Lithium oder die hyperbare Sauerstofftherapie.

3. Epigenetische Veränderungen

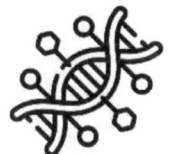 Im Abschnitt über die genomische Stabilität haben wir bereits gehört, dass es zu schädlichen Veränderungen an der DNA kommen kann und dass dies ein Teil des Alterungsprozesses sein kann. Dabei ging es um direkte strukturelle Schäden an der Architektur der DNA, die zu Zellschäden führte. Neben diesen tiefgreifenden und ungewollten DNA-Schäden treten gewissermaßen "natürliche" Modifikationen der DNA auf, die eine Veränderung in der Funktion der DNA bewirken. Die wichtigste dieser natürlichen DNA-Modifikationen ist die DNA-Methylierung. Die DNA-Methylierung ist ein biochemischer Prozess, bei dem eine Methylgruppe (CH_3) an die DNA angeheftet wird, typischerweise an das Cytosin, eines der vier Hauptbausteine der DNA. Dieser Prozess spielt eine wichtige Rolle in der Genregulation und der Zellidentität. Man spricht hier also nicht von einem DNA-Schaden, sondern von einer DNA-Regulation. Innerhalb der Zelle wird darüber beispielsweise gesteuert, welche Informationen aus der DNA abgelesen werden (Transkription einzelner Gene) und welche nicht. So können Zellen beispielsweise bestimmte Enzyme herstellen, die sie benötigen oder ihr Wachstum regulieren. Die DNA-Methylierung gehört also zu einer normalen Zellfunktion dazu. Allerdings kann diese DNA-Methylierung auch abnormal ablaufen und so zu einer fehlerhaften Zellfunktion führen. Dies spielt beispielsweise bei der Entstehung von Krebs eine Rolle.

Für die Longevity ist die DNA-Methylierung von besonderer Relevanz, denn bestimmte Muster der DNA-Methylierung sind mit dem biologischen Alter einer Zelle oder eines Organismus assoziiert. Zahlreiche Studien haben gezeigt, dass sich die Methylierungsmuster im Laufe der Zeit ändern, was bedeutet, dass diese Veränderungen als Biomarker für das biologische Alter dienen können. Das hat zur Entwicklung verschiedener sog. epigenetischer Altersbestimmungsverfahren geführt. Diese "Alterungsuhren" basieren auf der Analyse von DNA-Methylierungsmustern und ermöglichen die Schätzung des biologischen Alters eines Individuums anhand spezifischer methylierter Cytosine in der DNA. Beispiele dafür sind die Horvaths Clock oder GrimAge.

Bestimmung des biologischen Alters - so geht's

Wie beschrieben kann man durch eine Analyse des DNA-Methylierungsmusters das biologische Alter eines Lebewesens ermitteln. Das geht inzwischen bereits ganz einfach von zu Hause, indem eine Speichelprobe oder eine Blutprobe aus dem Finger genommen und in ein Labor geschickt wird. Nach wenigen Wochen erhält man dann per Post das Ergebnis zugeschickt. Nähere Details dazu im Abschnitt über das biologische Alter.

4. Verlust der Proteostase

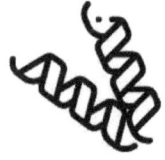

Proteostase beschreibt den dynamischen Prozess, durch den Zellen die richtige Faltung, Stabilität und Funktion von Proteinen aufrechterhalten. Es handelt sich um ein Gleichgewichtssystem (das sogenannte Proteostasis Network), das sicherstellt, dass Proteine ordnungsgemäß synthetisiert, gefaltet, transportiert, modifiziert und abgebaut werden (Hipp, 2019).

Unter bestimmten Bedingungen, wie z. B. oxidativem Stress oder Temperaturerhöhung, kann das Gleichgewicht der Proteostase gestört werden (Korovila, 2017). Proteine können dadurch funktionslos werden oder aufgrund von Störungen beim Transport und Abbau in sperrigen Ansammlungen akkumulieren und die Zellfunktionen beeinträchtigen. Zellen reagieren darauf, indem sie Stressantworten aktivieren, um die Proteinqualität zu gewährleisten und die Stabilität des Proteinsystems wiederherzustellen.

Eine Beeinträchtigung der Proteostase tritt mit zunehmendem Alter auf und ist mit verschiedenen Krankheiten verbunden, einschließlich neurodegenerativer Erkrankungen (wie Alzheimer und Parkinson), Krebs und Stoffwechselstörungen.

5. Störung der Macroautophagie

 Bereits im Rahmen der Proteostase haben wir kennengelernt, dass Zellen Dinge (in diesem Fall Proteine) auch wieder abbauen können. Das dafür verantwortliche System ist die Makroautophagie, die das wichtigste Reinigungssystem der Zelle darstellt. Sie ist jedoch nicht nur dafür verantwortlich, Proteine abzubauen, sondern kann dies auch mit anderen Objekten tun, zum Beispiel funktionslos gewordenen Zellorganellen, Krankheitserregern, DNA-Molekülen oder Glykogen.

Die Makroautophagie nimmt physiologischer Weise im Laufe des Lebens ab, und Zellen verlieren zunehmend ihre Fähigkeit, mit „Müll" bzw. nicht mehr benötigten oder schädlichen Objekten umzugehen. Das wiederum führt zu Einschränkungen in der Zellfunktion und einer Vielzahl von kardiovaskulären, entzündlichen, neurodegenerativen, metabolischen und anderen Erkrankungen.

Umgekehrt ist die Autophagie, wie wir noch sehen werden, ein möglicher Ansatzpunkt für etliche Longevity-Therapien und kann die genannten negativen Folgen der Störung bekämpfen (Jung, 2020).

6. Deregulierte Nährstoffsensorik

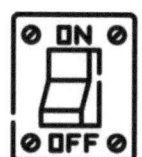 Die Fähigkeit der Zelle, Nährstoffe zu erkennen und darauf angemessen zu reagieren, ist eine fundamentale Funktion des zellulären Stoffwechsels. Diese Nährstoffsensorik hat sich evolutionär entwickelt, um die Zelle an sich ständig ändernde Umweltbedingungen anzupassen. Dabei spielen zwei zentrale Faktoren eine Rolle: das Vorhandensein von Nahrung und die Belastung durch Stressfaktoren wie Entzündungen.

Wenn ausreichend Nährstoffe vorhanden sind und kein Stress besteht, versetzt sich die Zelle in einen **anabolen Zustand**. In dieser Phase werden Wachstumsprozesse aktiviert, die Zellteilung gefördert und neue Zellbestandteile synthetisiert. Dies ist besonders in der Jugend von entscheidender Bedeutung, da der Körper in dieser Lebensphase Wachstum und Entwicklung priorisiert.

Verändert sich jedoch die Umgebung, beispielsweise durch einen Mangel an Nährstoffen oder das Auftreten von Stressfaktoren wie oxidativem Stress oder Entzündungen, schaltet die Zelle in einen **defensiven Modus**. Anstatt weiterhin in den Aufbau zu investieren, fokussiert sie sich auf

Schutzmechanismen wie die Autophagie – einen Prozess, bei dem beschädigte oder nicht mehr benötigte Zellbestandteile abgebaut und recycelt werden. Dies hilft, zelluläre Schäden zu minimieren und die Überlebensfähigkeit der Zelle zu sichern.

Mit zunehmendem Alter verändern sich die Anforderungen an die Nährstoffsensorik. Während in der Jugend das Zellwachstum und der anabole Stoffwechsel von Vorteil sind, gewinnt im späteren Leben der defensive Modus zunehmend an Bedeutung. Studien zeigen, dass eine gesteigerte Autophagie und eine reduzierte Aktivierung anaboler Signalwege, wie beispielsweise des mTOR-Signalwegs (*mechanistic Target of Rapamycin*), das Altern verzögern und die Gesundheitsspanne verlängern können.

Ein Problem im Alterungsprozess ist jedoch, dass die Nährstoffsensorik zunehmend gestört wird (Yu Z., 2024). Zellen reagieren oft nicht mehr adäquat auf Nahrungsangebote oder Stressreize, was zu einer chronischen Aktivierung anaboler Signalwege führen kann – selbst dann, wenn diese nicht mehr förderlich sind. Dies begünstigt altersbedingte Erkrankungen wie Diabetes Typ 2, neurodegenerative Erkrankungen und Krebs. Gleichzeitig kann eine fehlerhafte Stressantwort dazu führen, dass schützende Mechanismen wie die Autophagie nicht mehr effektiv arbeiten, was die Anhäufung von Zellschäden verstärkt.

Therapeutische Ansätze zur Verbesserung der Nährstoffsensorik spielen daher eine entscheidende Rolle in der Longevity-Forschung. Kalorienrestriktion oder intermittierendes Fasten sind bekannte Strategien, die eine milde Stressreaktion hervorrufen und die Zelle dazu anregen, verstärkt in den Schutzmodus zu wechseln. Medikamente wie Metformin oder Rapamycin werden ebenfalls untersucht, da sie Signalwege wie AMPK aktivieren oder mTOR hemmen und somit positive Effekte auf die zelluläre Regulation haben könnten.

Zusammenfassend gilt, dass eine flexible und funktionierende Nährstoffsensorik essenziell für gesundes Altern ist. Während in der Jugend anabole Prozesse dominieren, wird im späteren Leben eine ausgewogene Balance zwischen Wachstum und Schutz entscheidend. Eine gestörte Nährstoffsensorik kann zu altersbedingten Krankheiten und einem beschleunigten Alterungsprozess führen. Daher rückt sie immer mehr in den Fokus der Longevity-Forschung als potenzieller Ansatzpunkt zur Förderung von Gesundheit und Langlebigkeit.

7. Mitochondriale Dysfunktion

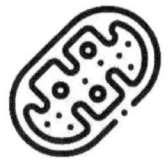 Mitochondriale Dysfunktion ist ein zentraler Mechanismus, der mit dem Alterungsprozess in Verbindung gebracht wird. Mitochondrien sind die Kraftwerke der Zelle, die für die Produktion von Adenosintriphosphat (ATP), dem primären Energieträger der Zelle, verantwortlich sind. Mit zunehmendem Alter neigen Mitochondrien dazu, weniger effektiv ATP zu produzieren (Chocron, 2019). Dies kann zu einem Energiemangel in Zellen führen, was sich negativ auf die Zellfunktion und -leistung auswirkt, insbesondere in energieintensiven Geweben wie dem Herzmuskel und dem Gehirn.

Mitochondrien sind außerdem eine Hauptquelle für potenziell schädliche reaktive Sauerstoffspezies (ROS), die als Nebenprodukt der ATP-Produktion entstehen. Diese ROS werden üblicherweise durch Schutzmechanismen unschädlich gemacht.

Mit zunehmendem Alter kann die Fähigkeit der Zelle, ROS zu neutralisieren, abnehmen, was zu oxidativem Stress führt. Dieser Stress kann Zellschäden, Entzündungen und die Alterung von Zellen fördern und so Organe und Gewebe schädigen.

Mitochondriale Dysfunktion wird mit mehreren altersbedingten Erkrankungen in Verbindung gebracht, darunter neurodegenerative Erkrankungen wie Alzheimer und Parkinson, Immunstörungen, Krebs sowie metabolische Erkrankungen wie Diabetes und Herzkrankheiten (Whitehall, 2019; McGuire, 2019).

8. Zelluläre Seneszenz

 Zelluläre Seneszenz bezeichnet einen Zustand, in dem Zellen ihre Fähigkeit zur Teilung dauerhaft verlieren, obwohl sie metabolisch aktiv bleiben. Sie sind sozusagen teilweise stillgelegt, meist weil sie geschädigt sind und der Körper eine unkontrollierte oder fehlerhafte Vermehrung dieser Zellen – etwa bei DNA-Schäden oder Telomerverkürzung – verhindern möchte (Vicencio, 2008).

Seneszente Zellen können jedoch auch entzündliche Prozesse auslösen und fördern, indem sie sogenannte seneszente sekretorische Phänotypen (SASP) freisetzen. Das sind entzündungsfördernde Moleküle, Wachstumsfaktoren und Proteasen. Sie sind also nicht nur passiv stillgelegt, sondern haben auch schädliche Auswirkungen auf ihre Umgebung (Coppé, 2010).

Die Sekretion von SASP ist dabei ursprünglich eigentlich „gut gemeint": Diese lokale Entzündungsreaktion soll die Immunabwehr auf seneszente Zellen aufmerksam machen und diese im Idealfall abtöten. Allerdings kann das alternde Immunsystem dieser Aufgabe im Laufe der Zeit immer schlechter nachkommen. So sammeln sich in den Organen immer mehr seneszente Zellen an, die durch die Sekretion von SASP zu einer anhaltenden chronischen Entzündungsreaktion führen (Guan, 2020).

Faszinierend sind in diesem Zusammenhang auch die Ergebnisse eines Experiments, bei dem jungen Mäusen seneszente Zellen transplantiert wurden. Tatsächlich hatten diese transplantierten Zellen einen „alternden" Effekt auf die Gewebe der jungen Tiere, bei denen plötzlich unerwartet viele weitere seneszente Zellen und Alterserscheinungen auftraten (Xu, 2018). Seneszente Zellen sind also offensichtlich nicht einfach nur alt, inaktiv und „sitzen ihre Rente ab", sondern haben negative Effekte auf umgebende und sogar entfernte Gewebe!

Während die zelluläre Seneszenz eine wichtige Rolle, zum Beispiel bei der Tumorprävention, spielt, wird sie außerdem im Alter mit chronischen Entzündungen und degenerativen Erkrankungen wie Osteoarthritis, Herz-Kreislauf-Erkrankungen und Krebs in Verbindung gebracht. In diesen Fällen werden immer mehr Zellen seneszent, wodurch die betroffenen Gewebe oder Organe nicht mehr korrekt funktionieren (McHugh, 2017).

Ansätze für die Longevity-Therapie sind das Entfernen der stillgelegten Zellen oder ein Rückgängigmachen der Stilllegung (Mylonas, 2022).

9. Erschöpfung von Stammzellen

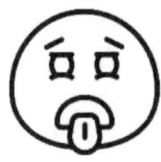 Die Erschöpfung der Stammzellen ist eine zentrale „Hallmark of Aging" und bezieht sich auf die allmähliche Abnahme der Fähigkeit von Stammzellen, sich zu teilen und funktionsfähige neue Zellen zu generieren. Stammzellen sind essenziell für die Geweberegeneration und -reparatur, da sie geschädigte oder alte Zellen ersetzen können (Post, 2019).

Mit zunehmendem Alter werden Stammzellen jedoch durch intrinsische Faktoren wie DNA-Schäden, Telomerverkürzung und epigenetische Veränderungen sowie durch extrinsische Faktoren wie chronische

Entzündungen und einen dysregulierten Zellstoffwechsel beeinträchtigt (Ren R., 2017).

Dies führt zu einer reduzierten Regenerationsfähigkeit des Gewebes und trägt zu altersbedingten Erkrankungen wie Muskelschwund (Sarkopenie), Knochenabbau (Osteoporose) und einer eingeschränkten Funktion des Immunsystems (Immunoseneszenz) bei (Yamakawa, 2020).

Die Erhaltung der Stammzellfunktion wird daher als potenzieller Ansatz für Therapien zur Verzögerung des Alterns und zur Verbesserung der Gesundheit im Alter erforscht.

10. Veränderte Zellkommunikation

Die veränderte Zellkommunikation beschreibt die zunehmenden Störungen in den Signalwegen und der Interaktion zwischen Zellen im Alterungsprozess.

Mit zunehmendem Alter wird die zelluläre Kommunikation häufig durch Faktoren wie chronische Entzündungen, den Verlust von Homöostase-Signalen und die Fehlregulation hormoneller und neuronaler Netzwerke beeinträchtigt.

Seneszente Zellen tragen durch die Freisetzung proinflammatorischer Moleküle (SASP) zu einer entzündlichen Umgebung bei, die benachbarte Zellen schädigen und Gewebefunktionen stören kann.

Darüber hinaus können Veränderungen in Wachstumsfaktoren, Immunantworten und interzellulären Verbindungen die Regenerationsfähigkeit und den Schutz vor Krankheiten verringern.

Diese dysfunktionale Kommunikation führt zu einer Verschlechterung der Gewebefunktion und fördert altersbedingte Erkrankungen wie Neurodegeneration, Herz-Kreislauf-Erkrankungen und Krebs.

Strategien zur Wiederherstellung einer gesunden Zellkommunikation sind vielversprechende Ansätze, um den Alterungsprozess zu verlangsamen und altersbedingte Schäden zu mindern.

11.Chronische Entzündungen (Inflammaging)

 Inflammaging ist ein Begriff, der die chronische, niedriggradige Entzündungsreaktion beschreibt, die mit dem Alterungsprozess einhergeht (Franceschi, 2018). Dieses Phänomen entsteht durch eine Akkumulation von Entzündungsfaktoren im Gewebe und wird durch Faktoren wie die Persistenz seneszenter Zellen, Umweltgifte, ungesunde Ernährung, Schlafmangel, eine gestörte Autophagie sowie Veränderungen des Mikrobioms verstärkt (Franceschi, 2000).

Anders als akute Entzündungen, die eine schützende Rolle bei Infektionen oder Verletzungen spielen, ist Inflammaging ein langfristiger, subklinischer Zustand, der die Gewebefunktion schädigt und altersbedingte Erkrankungen wie Arteriosklerose, Diabetes Typ 2, neurodegenerative Erkrankungen und Krebs fördert.

Die Bekämpfung von Inflammaging durch entzündungshemmende Strategien, Lebensstiländerungen oder pharmakologische Interventionen wird als vielversprechender Ansatz gesehen, um das gesunde Altern zu fördern und die Lebensqualität im Alter zu verbessern.

Durch einfache Messungen von Entzündungswerten (CRP, IL-6) im Blut ist eine Beurteilung des Entzündungszustandes als Verlaufsparameter einer Longevity-Therapie möglich.

12.Dysfunktion des Mikrobioms

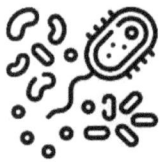 Die Dysfunktion des Mikrobioms beschreibt die altersbedingten Veränderungen in der Zusammensetzung und Funktion der mikrobiellen Gemeinschaften, die im Körper, insbesondere im Darm, leben. Mit zunehmendem Alter nimmt die Diversität des Mikrobioms ab, und es kommt zu einem Ungleichgewicht (Dysbiose), das von einer Zunahme schädlicher Mikroben und einer Abnahme nützlicher Bakterien geprägt ist.

Dieses Ungleichgewicht kann die Barrierefunktion des Darms be-einträchtigen, was zu einer erhöhten Durchlässigkeit („Leaky Gut") und einer systemischen Entzündungsreaktion beiträgt, da entzündlich wirkende Nahrungs- oder Bakterienbestandteile in die Blutbahn gelangen.

Außerdem beeinflusst die gestörte Mikrobiom-Zusammensetzung den Stoff-wechsel, das Immunsystem und sogar die Gehirngesundheit. Die

Dysfunktion des Mikrobioms wird mit altersbedingten Erkrankungen wie chronischen Entzündungen, neurodegenerativen Erkrankungen und metabolischen Störungen in Verbindung gebracht.

Ansätze zur Erhaltung eines gesunden Mikrobioms, etwa durch Ernährung, Probiotika oder Präbiotika, könnten dazu beitragen, den Alterungsprozess positiv zu beeinflussen und altersbedingte Krankheiten zu verhindern.

Noch mehr Biochemie

Für das Verständnis der in diesem Buch behandelten Longevity-Maßnahmen sollten Sie neben den genannten Hallmarks of Aging noch ein paar weitere Dinge wissen:

mTOR

 mTOR (*mechanistic Target of Rapamycin*) ist ein wichtiges Protein, das in unseren Zellen als eine Art „Schalter" arbeitet und eng mit der Nährstoffsensorik verbunden ist. Es entscheidet, ob die Zelle wachsen und sich teilen soll oder ob sie Energie sparen und sich auf Reparaturprozesse konzentrieren muss.

mTOR reagiert auf Signale wie die Menge an Nährstoffen, Energie und Wachstumshormonen im Körper. Wenn die Bedingungen gut sind, schaltet mTOR auf „Wachstum", wenn nicht, auf „Energiesparen und Reparatur".

Es gibt zwei Hauptvarianten von mTOR: mTORC1 und mTORC2 (Reiling, 2006).

- mTORC1 ist für das Zellwachstum zuständig. Es startet die Produktion von Proteinen und Lipiden (Fetten), die die Zelle benötigt, um größer zu werden und sich zu teilen. mTORC1 wird durch AMPK gehemmt.

- mTORC2 ist mehr an der Organisation der Zellstruktur und am Stoffwechsel beteiligt.

Wenn der Körper genug Nährstoffe wie Glukose und Aminosäuren hat, wird mTOR aktiviert, und die Zelle wächst. Bei Nährstoffmangel oder Stress wird mTOR jedoch gehemmt. In diesem Zustand passiert nicht einfach nur „nichts", sondern die Zelle aktiviert Reparaturprozesse, zum Beispiel die Autophagie. Dabei werden alte oder beschädigte Zellbestandteile abgebaut und wiederverwendet. Dieser Prozess ist extrem wichtig, um Zellen und Gewebe funktionstüchtig zu halten und Alterung zu vermeiden.

mTOR ist also eng mit dem Alterungsprozess verbunden. Wenn es dauerhaft aktiv ist – etwa durch eine ständige Überversorgung mit Nahrung – kann es die Zellreparatur behindern. Dies führt dazu, dass sich Schäden in den Zellen ansammeln, was Krankheiten wie Krebs, Diabetes und Herzprobleme fördern kann. Außerdem wird angenommen, dass eine ständige Aktivierung von mTOR die natürliche Lebensspanne verkürzen kann, da die Zellen zu wenig Zeit mit Reparatur und Regeneration verbringen.

Die gute Nachricht ist, dass wir mTOR beeinflussen können. Eine Möglichkeit ist Kalorienrestriktion oder Fasten, bei denen weniger Nährstoffe verfügbar sind und mTOR heruntergefahren wird. Wir gehen darauf im Kapitel zur Ernährung noch genauer ein.

mTOR ist ein Schlüsselspieler im Körper, der zwischen Wachstum und Reparatur balanciert. Dieses Gleichgewicht ist entscheidend für die Gesundheit. Wenn mTOR zu oft auf „Wachstum" gestellt ist, kann das langfristig schädlich sein und zu Alterserscheinungen führen. Indem man mTOR bewusst reguliert, kann man nicht nur gesünder, sondern möglicherweise auch länger leben. Das macht mTOR zu einem spannenden Thema in der Longevity-Forschung, und wir werden im Laufe dieses Buches immer wieder auf mTOR zurückkommen.

AMPK

AMPK (*AMP-aktivierte Proteinkinase*) ist ein Enzym, das eine zentrale Rolle im Energiestoffwechsel der Zellen spielt. Es steht thematisch also eng in Verbindung mit mTOR.

AMPK fungiert als eine Art „Energiesensor", der den Energiezustand der Zelle überwacht. Seine Hauptaufgabe besteht darin, bei Energiemangel sicherzustellen, dass die Zelle ihre Energie effizient nutzt und ihre Energiespeicher wieder auffüllt.

AMPK wird aktiviert, wenn der Energiezustand der Zelle abfällt, also beispielsweise bei fehlender Nahrung. Dies geschieht, wenn der ATP-Spiegel (Adenosintriphosphat), der wichtigste Energieträger der Zelle, sinkt und die Konzentration von AMP (Adenosinmonophosphat) oder ADP (Adenosindiphosphat) ansteigt. Ein Ungleichgewicht zwischen ATP und AMP/ADP signalisiert der Zelle, dass mehr Energie benötigt wird. AMPK reagiert darauf, indem es energieverbrauchende Prozesse herunterreguliert und energieproduzierende Prozesse ankurbelt. Ein Beispiel ist die Hemmung der Fettsäuresynthese, da diese viel Energie verbraucht, sowie die gleichzeitige Förderung der Fettsäureverbrennung, bei der Energie gewonnen wird. Dadurch stellt AMPK sicher, dass die Zelle ihre Ressourcen sinnvoll nutzt.

AMPK hat außerdem mehrere zentrale Funktionen für die Longevity-Therapie:

- Es aktiviert die Autophagie, einen Prozess, bei dem beschädigte Zellbestandteile recycelt werden. Dies unterstützt die Zellgesundheit und steigert die Effizienz der Energieproduktion.

- Es fördert die Funktion und Bildung von Mitochondrien, den „Kraftwerken" der Zelle, die für die Produktion von Energie zuständig sind.

AMPK wird durch verschiedene Faktoren und Reize aktiviert.

- Physische Aktivität wie Sport ist ein starker Auslöser, da Muskeln während des Trainings mehr Energie verbrauchen.

- Kalorienrestriktion oder Fasten stimulieren AMPK, da weniger Energie aus der Nahrung zur Verfügung steht.

- Bestimmte Substanzen wie das Diabetesmedikament Metformin oder der pflanzliche Stoff Resveratrol (in Trauben und Rotwein) aktivieren AMPK.

Oxidativer Stress

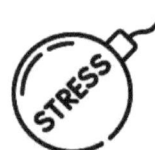 Der Begriff des oxidativen Stresses wird Ihnen im Laufe dieses Buches immer wieder begegnen, daher möchte ich auf die zentrale Rolle dieses Faktors für die Zellalterung kurz eingehen.

Oxidativer Stress beschreibt ein Ungleichgewicht zwischen der Produktion freier Radikale und der Fähigkeit des Körpers, diese durch Antioxidantien zu neutralisieren. Freie Radikale sind hochreaktive Moleküle, die als Nebenprodukte des Zellstoffwechsels entstehen, insbesondere in den Mitochondrien während der Energieproduktion. Sie spielen eine wichtige Rolle bei verschiedenen biologischen Prozessen, wie der Immunabwehr gegen Krankheitserreger.

In übermäßigen Mengen können sie jedoch Zellschäden verursachen, da sie Proteine, Lipide und sogar die DNA angreifen (Korovila, 2017).

Die Hauptursachen für oxidativen Stress sind vielfältig:

Umweltfaktoren wie Luftverschmutzung, Zigarettenrauch, UV-Strahlung und Pestizide tragen dazu bei, dass vermehrt freie Radikale gebildet werden. Eine unausgewogene Ernährung mit viel Zucker, verarbeiteten Lebensmitteln und ungesunden Fetten fördert ebenfalls oxidativen Stress. Zudem können chronischer psychischer Stress, übermäßiger Alkoholkonsum und intensive körperliche Belastung die Balance zwischen freien Radikalen und Antioxidantien stören.

Auch bestimmte Erkrankungen wie Diabetes, neurodegenerative Krankheiten (z. B. Alzheimer und Parkinson) sowie Herz-Kreislauf-Erkrankungen sind mit erhöhtem oxidativem Stress verbunden. Langfristig kann oxidativer Stress erhebliche gesundheitliche Folgen haben. Er beschleunigt den Alterungsprozess, indem er die Zellfunktion beeinträchtigt und Entzündungsprozesse im Körper fördert. Besonders schädlich ist er für die Mitochondrien, da sie durch freie Radikale beschädigt werden und ihre Funktion verlieren können. Dies kann zu chronischer Müdigkeit, neurodegenerativen Prozessen und einem erhöhten Risiko für Krebs führen, da oxidative Schäden an der DNA Mutationen begünstigen können.

Der Körper verfügt jedoch über ein ausgeklügeltes Abwehrsystem gegen oxidativen Stress. Ein zentraler Bestandteil dieses Schutzsystems ist Glutathion, eines der wichtigsten körpereigenen Antioxidantien.

Glutathion wird in der Leber produziert und ist entscheidend für die Entgiftung und den Schutz der Zellen vor oxidativen Schäden. Es wirkt, indem es freie Radikale neutralisiert und dabei in seine oxidierte Form umgewandelt wird. Durch Enzyme wie die Glutathion-Reduktase kann es jedoch wieder in seine aktive Form regeneriert werden, sodass es kontinuierlich als Schutzfaktor zur Verfügung steht. Ein Mangel an Glutathion wird mit einer Vielzahl von Erkrankungen in Verbindung gebracht, darunter neurodegenerative Erkrankungen, Herzkrankheiten und chronische Entzündungen.

Zusammenfassend gilt, dass oxidativer Stress ein bedeutender Faktor für Alterungsprozesse und zahlreiche Erkrankungen ist. Während er in kontrollierten Mengen Teil normaler biologischer Prozesse ist, kann eine chronische Überlastung der antioxidativen Abwehrsysteme zu weitreichenden gesundheitlichen Problemen führen.

Durch eine bewusste Lebensweise, die den Körper mit ausreichend Antioxidantien versorgt und die natürliche Produktion von Glutathion unterstützt, kann das Risiko für oxidativen Stress und seine negativen Auswirkungen erheblich reduziert werden.

Sirtuine

Sirtuine sind spezielle Proteine im Körper, die viele wichtige Aufgaben erfüllen. Sie helfen den Zellen, gesund zu bleiben, indem sie sich um Reparaturen kümmern und Energie sparen, wenn es nötig ist. Man könnte sagen, sie sind wie Hausmeister der Zellen, die aufräumen und dafür sorgen, dass alles reibungslos läuft. Sirtuine können der Zelle signalisieren, ob sie wachsen, sich reparieren oder Energie sparen soll.

Sie reagieren auf ein Molekül namens NAD+, das in jeder Zelle vorhanden ist und mit der Energiegewinnung zu tun hat. Wenn es genug NAD+ gibt, können die Sirtuine optimal arbeiten (Bosch-Presegué, 2014). Sie helfen dann, Schäden an der DNA zu reparieren, Zellmüll zu entsorgen und die Mitochondrien, die kleinen „Kraftwerke" der Zelle, gesund zu halten (Lee I. H., 2019).

Mit zunehmendem Alter nimmt die Menge an NAD$^+$ im Körper ab, und die Sirtuine können nicht mehr so gut arbeiten. Auch die Menge der Sirtuine nimmt ab (Pradhan, 2017) und kann in Zukunft eventuell sogar als frühes Anzeichen von Erkrankungen wie z. B. Alzheimer-Demenz gewertet werden (Kumar R., 2013). Das bedeutet, dass die Zellen weniger repariert werden und sich schneller abnutzen.

Das trägt dazu bei, dass wir altern und anfälliger für Krankheiten werden. Die Aktivität von Sirtuinen kann durch verschiedene Lebensstilfaktoren gesteigert werden: Kalorienrestriktion, Fasten und regelmäßige körperliche Aktivität sind bekannte Stimulatoren, da sie den NAD+-Spiegel erhöhen. Auch bestimmte Substanzen wie Resveratrol (ein Polyphenol aus Rotwein) sowie NAD+-Vorstufen wie Nicotinamid-Ribosid (NR) oder Nicotinamid-Mononukleotid (NMN) sowie Fisetin werden als mögliche Aktivatoren erforscht. Diese Verbindungen könnten dazu beitragen, die natürlichen Funktionen der Sirtuine zu unterstützen und altersbedingte Prozesse zu verlangsamen.

FOXO

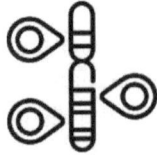

Eins vorweg: FOXO spielt für das Verständnis der Longevity-Therapie nur eine untergeordnete Rolle. Ich habe es aus Gründen der Vollständigkeit mit aufgenommen, da es für einige Therapien von Bedeutung ist.

Forkhead Box O (FOXO) ist eine Familie von Transkriptionsfaktoren. Transkriptionsfaktoren sind Proteine, die die Genexpression regulieren, indem sie sich an spezifische DNA-Sequenzen binden. Sie spielen eine zentrale Rolle bei der Steuerung, wann, wo und in welchem Umfang bestimmte Gene in Messenger-RNA (mRNA) transkribiert werden. Diese Regulation ist entscheidend für zahlreiche zelluläre Prozesse, darunter Wachstum, Differenzierung, Stressreaktionen und Apoptose (*programmierter Zelltod*).

FOXO-Proteine sind besonders wichtig für die Zellregulation, den Stressschutz und die Langlebigkeit. Insbesondere FOXO3 wird mit gesundem Altern und einer verlängerten Lebensspanne in Verbindung gebracht (Tia, 2018).

Bedeutung für die Longevity-Forschung

Da FOXO als zellulärer Schalter für Stressresistenz und Langlebigkeit fungiert, ist es ein potenzieller Angriffspunkt für Longevity-Strategien.

Aktivierungsmechanismen wie Kalorienrestriktion, Fasten, Bewegung und bestimmte Wirkstoffe (*z. B. Metformin, Resveratrol oder Spermidin*) könnten FOXO-Signalwege stimulieren und damit das gesunde Altern fördern.

Zusammenfassend ist FOXO ein entscheidender Regulator der Zellgesundheit, dessen Aktivierung mit einer längeren Gesundheitsspanne assoziiert ist. Die gezielte Modulation dieses Transkriptionsfaktors könnte eine Schlüsselstrategie in der Longevity-Medizin darstellen.

Wie wir sterben

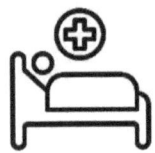 Das Leben ist ein natürlicher Prozess, der unweigerlich zum Tod führt. Daran führt leider kein Weg vorbei.

Doch der Tod tritt meist nicht plötzlich ein, sondern ist das Ergebnis biologischer Veränderungen, die sich über Jahrzehnte hinweg ansammeln. Und hier setzen wir an.

Für die Longevity-Therapie ist es wichtig, die häufigsten Todesursachen und ihre Entstehung zu kennen – nicht nur, um die Longevity-Maßnahmen besser zu verstehen, sondern auch, weil es ungemein motivierend sein kann, genau zu wissen, mit wem wir es zu tun haben.

Wen müssen wir in Schach halten, wenn wir 100 werden wollen?

Mit den Hallmarks of Ageing haben Sie bereits die biochemischen Alterungsvorgänge kennengelernt. Nun erfahren Sie, wie sich diese Veränderungen solange addieren und aggravieren, bis relevante Erkrankungen entwickeln, die zu den häufigsten Todesursachen führen.

Diese sind:

- Herz-Kreislauf-Erkrankungen
- Krebs
- Atemwegsinfektionen
- Schlaganfall
- Demenz
- Unfälle

Diese sechs Hauptursachen sind für etwa 75 % aller Todesfälle verantwortlich und somit im wahrsten Sinne unsere Longevity-Feinde (Statistisches Bundesamt, 2025).

Woran wir sterben

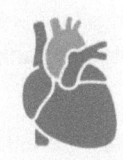

Herz-Kreislauf-erkrankungen

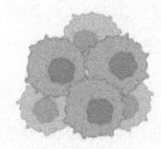

Krebs

Unfälle

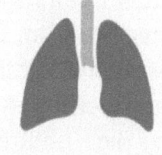

Atemwegs-erkrankungen

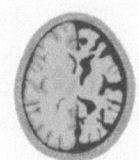

Alzheimer Demenz

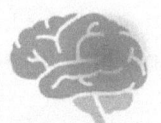

Schlaganfall

Abbildung 1: Die häufigsten Todesursachen (Created in https://BioRender.com)

1. Herz-Kreislauf-Erkrankungen

Das Herz ist ein Hochleistungsorgan, das täglich mehrere Tausend Liter Blut durch den Körper pumpt.

Mit zunehmendem Alter können sich jedoch Ablagerungen aus Fett, Kalzium und abgestorbenen Zellen an den Arterienwänden ansammeln, was als Arteriosklerose bezeichnet wird. Dies führt dazu, dass die Blutgefäße an Elastizität verlieren und der Blutfluss eingeschränkt wird.

Bluthochdruck, erhöhte Blutfette und chronische Entzündungen begünstigen diesen Prozess. Insulinresistenz und Übergewicht, wie sie beim metabolischen Syndrom vorkommen, verschlechtern die Gefäßgesundheit zusätzlich.

Ein vollständiger Verschluss eines Herzkranzgefäßes kann zu einem Herzinfarkt führen, während eine chronische Durchblutungsstörung das Herz langfristig schwächt und zu Herzinsuffizienz führen kann. Zudem kann eine schlechte Sauerstoffversorgung der Organe die Leistungsfähigkeit des gesamten Körpers erheblich beeinträchtigen, wodurch Folgeerkrankungen auftreten.

Ein weiterer Faktor ist die zunehmende Versteifung der Arterien mit dem Alter. Die Gefäßwände verlieren ihre Elastizität, wodurch der Blutdruck steigt und das Risiko für Gefäßrisse oder Gerinnselbildungen zunimmt. Dies kann insbesondere im Gehirn und in lebenswichtigen Organen zu akuten Notfällen führen.

2. Krebs

Krebs entsteht, wenn sich Zellen unkontrolliert teilen und das Immunsystem nicht mehr in der Lage ist, diese entarteten Zellen zu eliminieren. Im Laufe des Lebens häufen sich DNA-Schäden, die zu genetischen Mutationen führen können. Gleichzeitig nehmen epigenetische Veränderungen und mitochondriale Dysfunktion zu, wodurch Krebszellen die natürlichen Kontrollmechanismen des Körpers umgehen.

Faktoren wie Rauchen, ungesunde Ernährung und chronische Entzündungen begünstigen die Entstehung verschiedener Krebsarten. Übergewicht ist ein zusätzlicher Risikofaktor, insbesondere für hormonabhängige Tumoren wie Brust- oder Darmkrebs.

Da das Immunsystem mit dem Alter schwächer wird, kann es mutierte Zellen nicht mehr effizient bekämpfen, wodurch das Krebsrisiko steigt. Mit zunehmendem Alter nimmt die Effektivität der Zellreparaturmechanismen ab. Beschädigte Zellen, die sich normalerweise selbst zerstören würden, überleben länger und können sich zu bösartigen Tumoren entwickeln. Zudem sinkt die Fähigkeit des Körpers, entzündliche Prozesse zu regulieren, was das Wachstum von Krebszellen weiter begünstigt.

3. Atemwegsinfektionen

Das Immunsystem altert ebenso wie andere Körpersysteme. Immunoseneszenz beschreibt die zunehmende Schwächung der Abwehrkräfte im Alter, wodurch ältere Menschen anfälliger für Infektionen werden.

Besonders gefährlich sind Atemwegsinfektionen wie Lungenentzündung, die eine der häufigsten Todesursachen bei älteren Menschen darstellt. Chronische Lungenerkrankungen, die häufig durch Rauchen verursacht werden, erhöhen das Risiko zusätzlich. Eine geschwächte Atemmuskulatur aufgrund von Sarkopenie kann die Lungenfunktion weiter verschlechtern, sodass eigentlich ungefährliche Infektionen einen fatalen Verlauf nehmen.

4. Demenz & Schlaganfall

Demenz beschreibt einen fortschreitenden Verlust kognitiver Fähigkeiten. Alzheimer-Demenz, die häufigste Form, ist durch die Ablagerung von Amyloid-Plaques und Tau-Protein-Verklumpungen im Gehirn gekennzeichnet. Diese Proteine stören die Signalübertragung zwischen Nervenzellen und führen zum neuronalen Abbau.

Frühe Symptome einer Demenz sind:

- Gedächtnisprobleme
- Orientierungsstörungen
- Schwierigkeiten bei alltäglichen Aufgaben

In späteren Stadien verlieren Betroffene die Fähigkeit zu sprechen, sich zu bewegen und selbstständig zu essen. Letztendlich führt Demenz häufig zum Tod, da Betroffene zunehmend anfälliger für Infektionen, Mangelernährung oder andere gesundheitliche Komplikationen werden.

Neben der Alzheimer-Demenz gibt es auch die vaskuläre Demenz, die durch wiederholte kleine Schlaganfälle oder eine chronische Durchblutungsstörung des Gehirns verursacht wird. Diese Form der Demenz zeigt oft eine plötzliche Verschlechterung der kognitiven Fähigkeiten und ist eng mit Risikofaktoren wie Bluthochdruck und Diabetes verknüpft.

Schlaganfall – eine häufige Ursache für Demenz

Ein Schlaganfall entsteht, wenn die Blutversorgung im Gehirn unterbrochen wird. Er tritt entweder durch:

- ein verstopftes Gefäß (*ischämischer Schlaganfall*) oder
- eine Hirnblutung (*hämorrhagischer Schlaganfall*) auf.

Die Hauptursachen sind:

- Arteriosklerose
- Bluthochdruck
- Herzrhythmusstörungen

Schlaganfälle können zu Lähmungen, Sprach- und Sehstörungen oder kognitiven Beeinträchtigungen führen. Viele Überlebende behalten bleibende Schäden, und wiederholte kleine Schlaganfälle erhöhen das Risiko für vaskuläre Demenz. Die Sterblichkeit ist hoch, insbesondere bei schweren Schlaganfällen.

5. Unfälle

Unfälle sind eine häufig unterschätzte Todesursache im Alter. Während jüngere Menschen in der Regel durch Verkehrsunfälle oder Arbeitsunfälle sterben, sind es bei älteren Menschen vor allem Stürze, die schwere Verletzungen und langfristige Komplikationen nach sich ziehen.

Mit zunehmendem Alter verschlechtern sich:

- Muskulatur und Knochendichte: Der altersbedingte Muskelabbau (Sarkopenie) und eine verringerte Knochendichte (Osteoporose) erhöhen das Risiko für Knochenbrüche, insbesondere Hüftfrakturen.
- Gleichgewicht und Koordination: Sensorische Veränderungen, eine verlangsamte Reaktionsfähigkeit und eine reduzierte Körperkontrolle erhöhen die Wahrscheinlichkeit für Stürze.
- Kognitive Funktionen: Leichte kognitive Beeinträchtigungen oder fortgeschrittene Demenz können dazu führen, dass alltägliche Situationen falsch eingeschätzt werden, wodurch das Unfallrisiko steigt. Ein Oberschenkelhalsbruch ist besonders problematisch, da viele Betroffene nach einer solchen Verletzung nicht mehr vollständig mobil werden.

Eine längere Bettlägerigkeit kann zu Muskelschwund, Thrombosen, Lungenentzündungen und Dekubitus (Druckgeschwüren) führen, was letztlich das Sterberisiko erheblich erhöht. Neben Stürzen spielen auch Verkehrsunfälle im Alter eine Rolle. Aufgrund verlangsamter Reaktionszeiten sowie schlechterer Seh- und Hörfähigkeit steigt das Risiko, in Unfälle verwickelt zu werden.

Fazit: Wie wir sterben

Der Tod ist meist das Ergebnis langfristiger biologischer Veränderungen, die sich über Jahre oder Jahrzehnte hinweg entwickeln. Die Hallmarks of Aging führen zu einer schrittweisen Verschlechterung der Zell- und Organfunktionen, wodurch sich das Risiko für tödliche Erkrankungen erhöht, die irgendwann eintreten und unser Leben beenden.

Exkurs: Wie bestimmend sind unsere Gene?

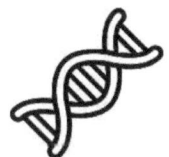 Allgemein wird behauptet, dass 30 % unseres Alterns von genetischen Faktoren abhängen. Ich habe das schon in einigen Longevity-Artikeln gelesen, und es erscheint auf den ersten Blick plausibel. Allerdings habe ich das Gefühl, dass diese Aussage einfach immer weiterverbreitet wird, ohne dass sich jemand wirklich mit den entsprechenden Daten auseinandersetzt.

Und da habe ich eine gute Nachricht: Offenbar ist der Einfluss der Gene deutlich geringer! Das zeigen zumindest die Daten einer Studie aus China, die im Jahr 2023 veröffentlicht wurde. Die etwas mehr als 35.000 Teilnehmer der Studie waren im Durchschnitt 90 Jahre alt und wurden über mehrere Jahre begleitet und beobachtet. Neben verschiedenen Lifestyle-Parametern wurden auch genetische Analysen durchgeführt. Und diese zeigen eindeutig: Unsere Gene sind gar nicht so entscheidend. Personen mit einem hohen genetischen Risiko hatten nur ein 7 % höheres Risiko, während der Beobachtungszeit der Studie zu versterben, verglichen mit Personen, die ein niedriges genetisches Risiko hatten (Wang J., 2023).

Und noch etwas Spannendes: Personen mit einem höheren genetischen Risiko profitieren laut den Daten dieser Studie ganz besonders von einem Longevity-Lifestyle! Das bedeutet nichts anderes als:

Unsere Gene haben offenbar einen viel geringeren Einfluss auf unsere Lebenserwartung, als wir denken. Und selbst wenn wir „schlechte" Gene haben, gerade dann(!) können wir viel für ein langes Leben tun.

Wie wir nicht sterben

Nun geht es endlich los mit Longevity und mit dem, was wir tun können, um möglichst viele zusätzliche Jahre herauszuholen. Aber bevor es richtig losgeht, müssen wir einen Blick auf den Status quo werfen.

Alter messen – aber richtig

 Wie alt sind Sie wirklich? Eine scheinbar banale Frage, die wir oft ohne nachzudenken beantworten. Ein Blick in den Personalausweis, und schon haben wir die Antwort: das chronologische Alter. Doch wie aussagekräftig ist diese Zahl wirklich?

Sie verrät uns lediglich, wie viel Zeit seit unserer Geburt vergangen ist – nicht aber, wie gut oder schlecht wir diese Zeit genutzt haben. Während das chronologische Alter ein starrer Maßstab ist, erzählt das biologische Alter die wahre Geschichte unseres Körpers.

Die entscheidenden Fragen lauten also:

- Wie alt sind Sie biologisch?
- In welchem Zustand befindet sich Ihr Körper?
- Sind Sie in Bestform, oder hat der Zahn der Zeit bereits seine Spuren hinterlassen?

Das Wissen um Ihr biologisches Alter ist der Schlüssel, um die Kontrolle über Ihr Altern zurückzugewinnen – und es gibt heute wissenschaftlich fundierte Methoden, dieses Alter genau zu bestimmen.

Warum das biologische Alter zählt

Das chronologische Alter sagt uns nur, wie viele Geburtstage wir gefeiert haben. Doch es ist das biologische Alter, das bestimmt, wie fit, vital und widerstandsfähig wir wirklich sind. Zwei Menschen können beide 50 Jahre alt sein, aber während der eine biologisch eher wie ein 40-Jähriger funktioniert, kann der andere bereits die Belastbarkeit eines 60-Jährigen aufweisen.

Der Unterschied liegt in den veränderten Prozessen unseres Körpers, die sich im Laufe der Zeit ansammeln – von Zellschäden bis hin zu einer langsameren Regeneration. Das biologische Alter zu kennen, ist entscheidend, wenn Sie Ihre Gesundheit aktiv steuern wollen. Es ist wie ein Zwischenstand in einem langen Rennen:

Wissen Sie, wo Sie stehen, können Sie gezielt Maßnahmen ergreifen, um das Beste aus Ihrer Gesundheit herauszuholen. Doch wie misst man etwas so Komplexes wie das biologische Alter?

DNA-Methylierung: Der Schlüssel zur biologischen Uhr

Eine der bahnbrechendsten Methoden zur Bestimmung des biologischen Alters basiert auf der DNA-Methylierung – einem zentralen Mechanismus der Epigenetik. Diese faszinierende Wissenschaft untersucht, wie Gene reguliert werden, ohne die DNA-Sequenz selbst zu verändern.

Die DNA-Methylierung funktioniert wie ein Schalter: Durch das Anheften von Methylgruppen ($-CH_3$) an bestimmte Stellen der DNA wird beeinflusst, ob ein Gen aktiv ist oder nicht. Dieser Prozess verändert nicht den genetischen Code, sondern die Art und Weise, wie er gelesen wird.

Und hier liegt der Schlüssel: Die DNA-Methylierung verändert sich mit der Zeit.

Im Laufe des Lebens entstehen charakteristische Methylierungsmuster, die sich je nach Alter systematisch verändern. Ein jüngerer Mensch weist ein anderes Methylierungsmuster auf als ein älterer. Diese epigenetischen Veränderungen machen es möglich, das biologische Alter eines Menschen mit erstaunlicher Präzision zu messen. Es ist, als könnten wir direkt ablesen, wie stark die Zeit an unserer inneren Biologie gearbeitet hat.

Die Horvath's Clock: Ein Durchbruch in der Altersforschung

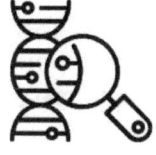 Der erste, der diese Idee in die Praxis umsetzte, war der in Deutschland geborene und in den USA tätige Altersforscher Steve Horvath. Mit der von ihm entwickelten Horvath's Clock gelang es, eine Methode zu etablieren, die das biologische Alter einer Person anhand von DNA-Methylierungsmustern von 353 Stellen der DNA berechnet (Horvath, 2013). Die von Horvath genutzten Stellen der DNA sind sogenannte CpG-Dinukleotide.

Das bedeutet, dass an dieser Stelle der DNA neben einer Cytosin-Base eine Guanin-Base liegt, und beide Basen/Nukleotide bilden gemeinsam ein CpG-Dinukleotid. An diesen 353 CpG-Stellen kann das Cytosin unmethyliert als Cytosin oder methyliert als 5-Methyl-Cytosin vorliegen. Guanin wird nicht methyliert. Die Methylierung ist dabei ein Prozess, der in beide Richtungen ablaufen kann, Methylierung kann also auch rückgängig gemacht werden.

Methylierung geht so: Durch das Enzym DNA-Methyltransferase kann eine Methylgruppe auf das Cytosin-Molekül übertragen werden, wodurch es sich in **5-Methylcytosin** verwandelt.

Und De-Methylierung geht so: Aus 5-Methyl-Cytosin wird mithilfe des Enzyms TET-Methylcytosin-Dioxygenase das 5-Hydroxymethylcytosin und in der Folge wieder Cytosin gebildet. Klingt alles nach komplizierter Biochemie. Wichtig ist jedoch nur, dass Sie verstehen, dass die durch Alterung veränderte DNA-Methylierung auch rückgängig gemacht werden kann.

Merken Sie sich nur noch, dass das genannte Enzym „TET-Dioxygenase" abhängig ist von zwei Faktoren:

- AlphaKetoglutarat und
- Eisen-II

Und genau diese Faktoren werden uns an anderer Stelle wieder begegnen.

Die Messung der DNA-Methylierungsmuster

Nun aber zurück zur Messung der DNA-Methylierungsmuster, wie sie von Steve Horvath als erstes durchgeführt wurde. In der Methylierungsanalyse wird erfasst, welche der 353 Stellen methyliert vorliegen und welche nicht.

Daraus ergibt sich ein charakteristisches Methylierungsmuster. Dieses wird mit einer Datenbank bekannter Methylierungsmuster abgeglichen, um den Grad der Alterung zu berechnen. Der Algorithmus prüft vereinfacht gesagt, welche Methylierungsmuster in der Datenbank Ihrem Methylierungsmuster am ähnlichsten sind. Und wenn Ihr Methylierungsmuster dem von durchschnittlich 24-jährigen Personen am ähnlichsten ist, sind Sie biologisch 24 Jahre alt – ganz egal wie alt sie wirklich sind. Diese epigenetische Uhr hat die Altersforschung revolutioniert und wird heute weltweit in der Longevity-Medizin und Forschung eingesetzt.

Weiterentwicklungen: GrimAge & PhenoAge

Mittlerweile gibt es sogar Weiterentwicklungen wie die GrimAge Clock oder PhenoAge, die noch präzisere Einblicke in das biologische Altern ermöglichen. PhenoAge basiert auf Laborparametern, die durch eine Blutuntersuchung ermittelt werden. GrimAge erfasst ebenfalls das Methylierungsmuster der DNA, geht aber noch weiter:

GrimAge misst nicht nur das biologische Alter, sondern gibt auch Angaben über den Gesundheitszustand einzelner Teilaspekte.

So können beispielsweise folgende Prognosen getroffen werden:

- Zeit bis zum statistisch erwarteten Versterben,
- Risiko für das Auftreten einer Herzerkrankung oder
- Wahrscheinlichkeit einer Krebserkrankung.

Ein weiteres faszinierendes Detail: GrimAge kann mit hoher Genauigkeit voraussagen, wie viel jemand in seinem Leben geraucht hat. Denn GrimAge erkennt die charakteristischen DNA-Methylierungen, die mit Rauchen einhergehen – auch wenn die Person selbst keine Angaben dazu macht. Möglich wird das, indem die Methylierungen mit Dutzenden von Laborparametern von unzähligen Testpersonen verglichen wurden.

Der GrimAge-Algorithmus „versteht" unser DNA-Methylierungsmuster und kann daraus Blutwerte, Risikofaktoren und drohende Krankheiten ableiten (Lu A. T., 2019).

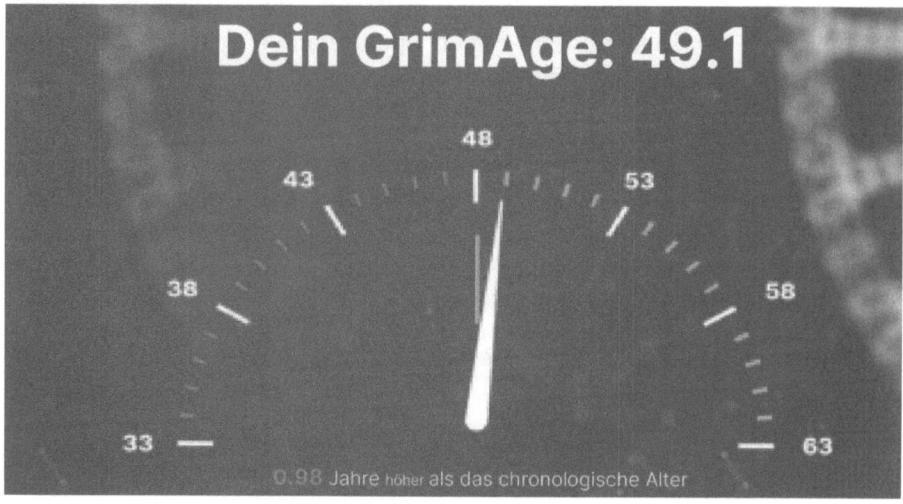

Abbildung 2: Eine GrimAge-Messung vor dem Beginn einer Longevity Therapie.

Wer sich tiefer mit diesem Thema beschäftigen möchte, dem sei die genannte Literaturstelle ans Herz gelegt. GrimAge zu verstehen, macht Spaß und erweitert den Horizont bezüglich der Methode der epigenetischen Uhr erheblich.

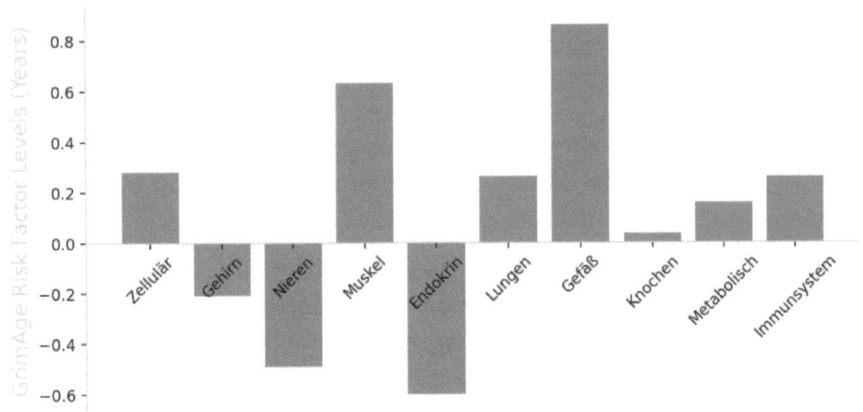

Abbildung 3: Sie erhalten nicht nur Ihr biologisches Alter insgesamt, sondern auch eine Aufschlüsselung nach Bereichen und können gezielter intervenieren.

Selbsttest: Ihr biologisches Alter bestimmen

Viele dieser Tests sind mittlerweile auch für die breite Öffentlichkeit zugänglich: Eine einfache Blut- oder Speichelprobe reicht aus, um Ihr biologisches Alter zu bestimmen. Sie können das sogar do-it-yourself durchführen.

Falls Sie Ihr biologisches Alter anhand von Blutwerten bestimmen möchten, können Sie das mit einem frei verfügbaren Tool tun: Der Alterskalkulator Aging.AI 3.0 wurde anhand von über 100.000 Blutproben entwickelt und gibt Ihnen direkt online Ihr biologisches „Blutalter" aus, wenn Sie die notwendigen 19 Laborwerte dort eintragen (Mamoshina, 2018).

Sie finden den Alterskalkulator hier: https://www.unhooked.co.uk/diversity-ai/aging/index.html.

Warum Sie Ihr biologisches Alter kennen sollten

Das Wissen um Ihr biologisches Alter ist nicht nur spannend, sondern kann Ihr Leben verändern. Es zeigt Ihnen, wie gut oder schlecht Sie mit den Jahren umgegangen sind.

Haben Sie Ihrem chronologischen Alter bereits ein paar Jahre abgerungen, oder laufen Sie Gefahr, biologisch „vorzualtern"?

Das Beste daran: Ihr biologisches Alter ist nicht in Stein gemeißelt. Studien zeigen, dass wir durch gezielte Maßnahmen wie Ernährung, Bewegung,

Schlaf und Longevity-Therapien unser biologisches Alter deutlich beeinflussen können – in beide Richtungen.

Das bedeutet:

- Sie können verlorene Jahre wiedergewinnen und
- den Alterungsprozess verlangsamen.

Bezogen auf die Aussagen der GrimAge-Messung können Sie also ganz konkret beobachten, wie sich Ihr individuelles Risiko für verschiedenste Erkrankungen und sogar das Versterben verändert! Und wie Sie an anderen Stellen in diesem Buch noch sehen werden, können wir einen Messwert gerade dadurch meistens schon positiv beeinflussen, indem wir ihn messen und daraus zusätzliche Motivation ziehen, die richtigen Schritte anzugehen. Das gilt für das tägliche Wiegen genauso wie die Erfassung unserer körperlichen Aktivität und ganz bestimmt auch für das biologische Alter.

Epigenetic Reprogramming – Die Zukunft der Longevity-Medizin

Die Technik, gezielt auf die DNA-Methylierung Einfluss zu nehmen, wird im Englischen als „Epigenetic Reprogramming" bezeichnet (Pereira B., 2024) und ein wichtiger Fokus für die Longevity Therapie, denn wir wollen ja schließlich nichts anderes als unser biologisches Alter herabzusetzen.

Lassen Sie Ihr biologisches Alter alle 6 bis 12 Monate testen, um Ihre Fortschritte im Bemühen um Epigenetic Reprogramming zu verfolgen. Es gibt kaum etwas Motivierenderes, als zu sehen, wie sich Ihre Bemühungen direkt in „gewonnenen Jahren" niederschlagen. Diese Fortschritte sind Ihr Antrieb, Ihre Longevity-Therapie konsequent fortzusetzen – und das beste Leben zu leben, das Ihnen möglich ist.

Die Zeit ist auf Ihrer Seite

Die Wissenschaft hat uns die Werkzeuge an die Hand gegeben, unser Altern besser zu verstehen und zu beeinflussen. Ihr biologisches Alter ist mehr als nur eine Zahl – es ist ein Spiegel Ihres bisherigen Lebensstils und Ihrer Gesundheit. Doch was wirklich zählt, ist:

Was tun Sie ab heute?

Mit den richtigen Entscheidungen können Sie nicht nur länger leben, sondern vor allem besser. Und das ist es doch, worauf es wirklich ankommt. Die Frage ist: Wann fangen Sie an?

Biologische Altersbestimmung: Anbieter & Preise

Wenn Sie Ihr biologisches Alter bestimmen möchten, gibt es aktuell verschiedene Anbieter, die Sie schnell im Internet finden.

Lediglich preislich ergeben sich zum Teil deutliche Unterschiede, sodass sich ein wenig Recherche lohnt. Die Preise beginnen bei etwas mehr als 100 Euro, können aber auch zwischen 300 und 400 Euro pro Analyse liegen.

- www.epi-age.de: DNA-Methylierungstest für 199,95 Euro pro Einzel-Test
- www.gentastic.io: DNA-Methylierungstest GrimAge für 189,90 Euro pro Einzeltest
- www.neotes.com: DNA-Methylierungstest GrimAge für 299 Euro pro Einzeltest

Neben der Messung des biologischen Alters anhand der DNA-Methylierung kann man das individuelle Gesundheitsrisiko auch anhand von Blutwerten abschätzen. Auch da gibt es aussagekräftige „Uhren" wie das PhenoAge oder den RAR-Wert. Mehr dazu finden Sie im Teil über die Laborwerte.

Wissenschaftliche Evidenz

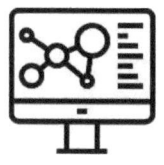 Wir nähern uns nun dem Bereich des Buches, für den ich über 900 wissenschaftliche Artikel erfasst und mit einbezogen habe. Mein Ziel war es, möglichst jede infrage kommende Longevity-Maßnahme auf ihr wissenschaftliches Fundament hin zu untersuchen und Ihnen diese Hintergründe zu vermitteln.

Aus meiner Sicht macht eine therapeutische Maßnahme nur dann wirklich Sinn, wenn wir uns (möglichst) sicher sein können, dass wir damit dem gesteckten Ziel näherkommen. Die ideale Longevity-Maßnahme sollte bestenfalls in großen wissenschaftlichen Studien überprüft worden sein – und man sollte einen Langlebigkeitseffekt deutlich bemerken können. Schließlich kostet jede Maßnahme nicht nur Zeit, sondern in der Regel auch Geld, und jede Maßnahme hat – nicht zu vergessen – auch Risiken und Nebenwirkungen. Wir möchten uns also auf nichts einlassen, von dem wir nicht überzeugt sein können. Das ist allerdings nicht immer möglich.

Die Herausforderung wissenschaftlicher Studien in der Longevity-Forschung

Das erste große Problem auf dem Weg zu wirklich guten wissenschaftlichen Daten im Longevity-Bereich ist unsere Art, medizinische Wissenschaft zu betreiben. In aller Regel werden Studien an **kranken Personen** durchgeführt, die es zu heilen gilt. Aber im Bereich der Longevity befassen wir uns mit Maßnahmen an (weitgehend) **Gesunden**, deren zukünftiges Leben wir im einige Zeit verlängern wollen.

Es ist jedoch eine große Herausforderung, Studienergebnisse über Therapien, die an kranken Personen getestet wurden, auf gesunde Menschen zu übertragen. Dies liegt vor allem daran, dass sich die biologischen und physiologischen Ausgangsbedingungen zwischen diesen beiden Gruppen erheblich unterscheiden.

Kranke Menschen weisen oft spezifische pathologische Veränderungen auf, wie:

- Entzündungsprozesse,
- Zellschäden oder Organdysfunktionen oder
- gestörte Stoffwechselvorgänge,

die durch die Erkrankung verursacht werden.

Therapien, die darauf abzielen, diese Prozesse zu regulieren oder zu verbessern, zeigen in solchen Fällen oft eine messbare Wirkung, weil sie gezielt auf die vorliegenden Probleme eingehen. Bei gesunden Personen fehlen jedoch solche Krankheitszustände, wodurch die Mechanismen, die durch die Therapie beeinflusst werden sollen, häufig in einem normalen, gut regulierten Zustand sind.

Das bedeutet: Eine Intervention, die bei kranken Personen eine deutliche Verbesserung bewirkt, könnte bei gesunden Personen entweder gar keine Wirkung zeigen – oder sogar negative Effekte haben.

Ein Beispiel hierfür ist die Anwendung von entzündungshemmenden Medikamenten:

- Bei chronisch entzündlichen Erkrankungen können solche Therapien hilfreich sein, weil sie überaktive Entzündungsprozesse dämpfen. Sie wirken lebensverlängernd und/oder lindern Symptome.

- Bei gesunden Personen, deren Entzündungssystem normal funktioniert, könnte dieselbe Therapie jedoch das Immunsystem unnötig unterdrücken und potenziell schädliche Nebenwirkungen hervorrufen oder sogar das Leben verkürzen.

Therapien, die auf die Verlängerung der Lebensspanne abzielen, stehen vor zusätzlichen Herausforderungen. Denn Longevity-Therapien sollen altersbedingte Degenerationen, also zukünftige Prozesse, verzögern oder verhindern.

Das bedeutet: Die Effekte solcher Therapien müssten idealerweise über einen langen Zeitraum hinweg beobachtet werden, um ihre Wirksamkeit und Sicherheit zu belegen. Auch das ist im Rahmen von wissenschaftlichen Studien nur mit viel Aufwand machbar. Denn die Effekte sind möglicherweise erst nach Jahren oder Jahrzehnten sichtbar. Glücklicherweise gibt es inzwischen eine Reihe von Studien, die Personen über Jahre oder Jahrzehnte beobachtet haben. Da kommen wir aber zum nächsten Problem:

Die korrekte Zuordnung von Ursache und Wirkung

Beispielsweise wird beobachtet, dass meditierende Personen weniger häufig an Herz-Kreislauferkrankungen versterben. Bedeutet das nun, dass Meditieren gegen Herz-Kreislauferkrankungen hilft? Wir sind oft geneigt, eine Ursache-Wirkungs-Beziehung herzustellen und in diesem Fall zu glauben, dass Meditieren tatsächlich gegen Herz-Kreislauferkrankungen hilft. Allerdings hat eine Studie mit einem 18-monatigen Meditationsprogramm keine Besserung der Herz-Kreislaufparameter der Probanden gefunden. Offenbar gibt es keinen kausalen, sondern nur einen zufälligen Zusammenhang. Oder es ist so, dass meditierende Personen einfach auch sonst mehr auf ihre Ernährung und ihre Fitness achten, als nicht meditierende Personen und deshalb Herzgesünder sind?

In jedem Fall ist es oft vorschnell, von einer Beobachtung von zwei vorkommenden Faktoren auf eine kausale Verknüpfung zu schließen. Es besteht eine sogenannte Scheinkorrelation. Ein anderes Beispiel dafür ist der Zusammenhang der Storchpopulation und der Geburtenrate in Baden-Württemberg. Beides nahm von 1965 bis 1975 ab, es gab weniger Babys und weniger Störche. Aber bedeutet das, dass es mehr Geburten gibt, wenn wir mehr Störche ansiedeln? Wohl eher nicht.

Was ist die Lösung? Wir müssen uns mit dem behelfen was wir vorfinden. In Bezug auf die wissenschaftliche Beurteilung der Longevity-Maßnahmen bedeutet das, dass in manchen Fällen auch Erkenntnisse aus Zell- oder Tierversuchen herhalten müssen, um überhaupt eine Beurteilung zu ermöglichen. Auch wenn diese dann natürlich nur mit aller größter Zurückhaltung angenommen werden kann. Und dass wir manchmal auch Korrelationen herstellen, wo vielleicht gar keine sind. Und es wird auch immer wieder Irrtümer und Korrekturen geben. Maßnahmen, die heute empfohlen sind, werden es morgen vielleicht nicht mehr sein, weil wir neue, bessere Daten haben.

Bei der Bewertung von Nahrungsergänzungsmitteln und Medikamenten habe ich soweit möglich nur Studien berücksichtigt, die einzelne Substanzen geprüft haben. Es gibt natürlich auch Studien, in denen eine Kombination mehrerer Substanzen gegeben wurde – das macht aber eine Einzelbeurteilung sehr schwierig. Und ich bin der Meinung, dass eine Kombination nur dann sinnhaft ist, wenn auch bei der alleinigen Gabe messbare Wirkungen eintreten. Daher habe ich solche Studien nur in Ausnahmefällen berücksichtigt. Ebenso habe ich versucht, Tier- und Zellstudien nicht in relevanten Maß zu berücksichtigen. Denn es zeigt sich immer wieder: Hoffnungsfrohe Ergebnisse aus Tier- oder Zellstudien lassen sich oft nicht auf den Menschen übertragen. Das liegt natürlich an fundamentalen Unterschieden zwischen einzelnen Zellen, Tieren und Menschen. Aber auch daran, dass man im Zell- oder Tierversuch mit ganz anderen Wirkstoffkonzentrationen arbeiten kann, als denen, die man als Mensch durch die Einnahme einer Substanz erreichen kann. Kurzum: Zell- und Tierstudien haben nur eine sehr, sehr begrenzte Aussagekraft.

Fazit

Die Übertragung von Studienergebnissen über Therapien an kranken Personen auf gesunde Menschen ist aufgrund der grundlegenden biologischen Unterschiede problematisch. Scheinkorrelationen können uns täuschen. Tier- und Zellexperimente sind nur fraglich übertragbar auf uns Menschen.

Insbesondere bei Longevity-Therapien, die präventiv wirken sollen und auf komplexe, langfristige Ziele wie die Lebensverlängerung abzielen, ist es eine besondere Herausforderung, aussagekräftige Studiendaten zu generieren. Studien an Gesunden gibt es leider bisher in vielen Bereichen zu wenig. Dieser Umstand erklärt, warum viele Versprechungen im Bereich der Langlebigkeitstherapien bislang schwer wissenschaftlich belegt werden können. Ich habe mich bemüht, aus der verfügbaren Evidenz die besten Studien herauszusuchen, um eine Beurteilung der Longevity-Effekte zu ermöglichen.

Teil II – Lifestyle

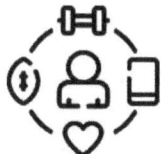

Jetzt lernen wir endlich die therapeutischen Möglichkeiten der Longevity-Therapie kennen, aus denen Sie sich bedienen können, um Ihre individuelle Longevity-Strategie umzusetzen. Bei der Auswahl der Themen, Maßnahmen und Präparate habe ich darauf geachtet, möglichst einen konkreten Bezug zur Langlebigkeit herzustellen.

Gerade in der großen Gruppe der Nahrungsergänzungsmittel in Teil III gibt es etliche Substanzen, die zwar bei Tieren oder in Zellstudien lebensverlängernd wirken können. Für die Wirkung am Menschen fehlen jedoch schlicht und einfach die richtigen Studien, um das eindeutig behaupten zu können.

In diesem Fall habe ich mich darauf konzentriert, Wirkungen zu belegen, die möglichst eng an die Hallmarks of Ageing, an Organgesundheit und die Zellgesundheit angelehnt sind. Dazu gehören entzündungshemmende Eigenschaften, antioxidative Effekte, antitumorale Wirkungen und senolytische Fähigkeiten. Diese Effekte sind zwar nicht direkt lebensverlängernd, können sich jedoch positiv auf altersbedingte Erkrankungen auswirken und dadurch (wahrscheinlich) zu Langlebigkeit in körperlicher und geistiger Gesundheit führen.

Körpergewicht

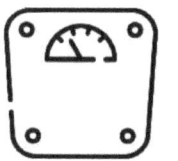

Dass ein zu hohes oder zu niedriges Körpergewicht langfristig nicht gesund ist, wissen wir auch ohne wissenschaftliche Studien. Aber was genau bedeutet „zu viel" oder „zu wenig"?

Zunächst muss man eine Methode finden, um das Körpergewicht in Relation zur Körpergröße zu bewerten. Schließlich dürfen große Menschen auch schwerer sein als kleine. Eine weltweit anerkannte Messgröße dafür ist der sogenannte Body-Mass-Index (BMI). Dieser wird berechnet, indem das Körpergewicht durch die Körpergröße im Quadrat geteilt wird:

Körpergewicht / (Körpergröße × Körpergröße)

Beispiele:

Ein Mensch mit 1,70 m Körpergröße und 110 kg Gewicht ist auf jeden Fall übergewichtig. Sein BMI wäre:

110 / (1,7 × 1,7) = 110 / 2,89 = 38

Ein weiteres Beispiel: Eine Person mit 1,80 m Körpergröße und 75 kg Gewicht hätte folgenden BMI:

75 / (1,8 × 1,8) = 23,1

Ein Wert von 38 ist offensichtlich zu hoch, ein Wert von 23 scheint in Ordnung zu sein. Und das entspricht auch den offiziellen Empfehlungen:

- Übergewicht: BMI über 25
- Fettleibigkeit (Adipositas): BMI ab 30
- Untergewicht: BMI unter 18,5

Sie können Ihren eigenen Wert berechnen und herausfinden, wo Sie stehen.

BMI und Langlebigkeit – wer lebt am längsten?

Zum Zusammenhang zwischen Körpergewicht und Sterblichkeit gibt es zahlreiche eindeutige Studien, da diese Daten leicht zu erheben und auszuwerten sind. Eine Analyse von fast 900.000 Patientendaten zeigte eindeutig: Ein BMI von 22,5–25 war mit der geringsten Sterblichkeit assoziiert (Prospective Studies Collaboration, 2009).

Für jeweils 5 Punkte mehr im BMI ergab sich eine 30 % höhere Sterblichkeit während des achtjährigen Beobachtungszeitraums. In Lebensjahren ausgedrückt:

- Bei einem BMI von 30–35 lebten die Personen durchschnittlich 2–4 Jahre kürzer.
- Bei einem BMI von 40–45 sogar 8–10 Jahre kürzer. Und das ist beängstigend!

Für untergewichtige Personen ergab sich eine ähnliche Beziehung.

Eine weitere große Analyse aus Großbritannien mit über 3 Millionen Patientendaten kam zu einem ähnlichen Ergebnis: Ein BMI von 21–25 war mit der geringsten Sterblichkeit assoziiert (Bhaskaran, 2018). In dieser Studie war die Lebenserwartung eines 40-jährigen Mannes um mehr als 4 Jahre verkürzt, wenn sein BMI über 30 oder unter 18,5 lag.

Es lohnt sich also, auf das Körpergewicht zu achten!

 **Abnehmtip:** Wiegen Sie sich täglich! Eine Studie fand heraus, dass tägliches Wiegen das Abnehmen noch effektiver macht (Steinberg, 2013)! Personen, die sich täglich wogen, nahmen weniger Kalorien zu sich und verloren deutlich mehr Gewicht als Personen, die sich nur einmal in der Woche auf die Waage stellten.

Aber nicht nur das Körpergewicht, sondern auch die Zusammensetzung des Körpers spielt eine Rolle. Grob gesagt besteht der Körper aus zwei wesentlichen Bestandteilen:

1. Fettmasse

2. Fettfreie Masse (Muskeln, Organe, Knochen, Wasser etc.)

Je höher der Fettanteil, desto höher auch die Sterblichkeit. Es gibt also kein „zu wenig" an Fettmasse im gesundheitlichen Sinne.

Eine der Hauptursachen für die erhöhte Sterblichkeit bei Übergewicht ist die entzündungsfördernde Wirkung von Fettgewebe. Eine Untersuchung an übergewichtigen und normalgewichtigen Personen zeigte, dass Übergewichtige deutlich erhöhte Blutwerte für Tumornekrosefaktor (TNF) hatten – ein entzündungsförderndes Zytokin.

Zytokine sind kleine Proteine, die als Signalstoffe im Körper wirken und für die Kommunikation zwischen Zellen verantwortlich sind, insbesondere bei Immunreaktionen, Entzündungen und der Gewebereparatur. Interessanterweise nahm der TNF-Spiegel deutlich ab, wenn die Personen Gewicht verloren (Kern, 1995).

Ähnliche Ergebnisse zeigte eine weitere Untersuchung: Hier wurden nicht nur die Spiegel der entzündungsfördernden Zytokine TNF und IL-6, sondern auch des entzündungshemmenden Zytokins IL-10 gemessen. Gewichtsverlust führte zu einer Abnahme von TNF und IL-6 sowie zu einer Zunahme von IL-10 (Formoso, 2012).

Zusammenhang mit Krankheiten

Es gibt zahlreiche Belege für die gesundheitlichen Risiken von Übergewicht und Entzündungen:

- Sarkopenie (Muskelschwund): Entzündliche Prozesse stehen in engem Zusammenhang mit dem altersbedingten Muskelabbau (Cesari, 2005).

- Diabetes & DNA-Schäden: Erhöhte Entzündungswerte begünstigen Altersdiabetes und DNA-Schäden mit langfristigen Folgen (Cavanagh, 2012).

- „Fett-Hirn-Achse": Übergewicht scheint das zentrale Nervensystem negativ zu beeinflussen, die geistige Leistungsfähigkeit zu reduzieren und das Risiko für Alzheimer-Demenz zu erhöhen (Morys, 2023).

Und wenn Sie noch einen Beweis brauchen: In einer aktuellen Untersuchung hatten Probanden mit dem höchsten Körperfettanteil im Vergleich zu denen mit den niedrigsten Körperfettanteilen ein dreifach höheres Risiko, eine Zuckerkrankheit zu erleiden, und ein vierfach höheres Risiko, eine Herz-Kreislauf-Erkrankung zu bekommen (Si, 2024).

Merken Sie sich: Fettgewebe fördert Entzündungen und trägt zu Alterungsprozessen bei.

Für die fettfreie Körpermasse (also die Muskeln, Organe und Knochen) ergibt sich dagegen ein ähnlicher Zusammenhang wie beim BMI: Zu hoch ist schlecht, zu niedrig ist aber auch schlecht. Das zeigte eine Analyse von fast 40.000 Männern mit etwa 12.000 Todesfällen in einem Beobachtungszeitraum von etwas mehr als 20 Jahren (Lee D. H., 2018). Auf die Muskeln kommen wir später noch zu sprechen.

Wichtig in diesem Zusammenhang ist die Beeinflussbarkeit der Parameter. Während Sie den Körperfettanteil relativ einfach und maßgeblich beeinflussen können, ist Ihr Einfluss auf die fettfreie Körpermasse begrenzt. Sie können Muskeln aufbauen und erhalten, aber alles andere nur bedingt verändern.

Die Take-Home-Message daraus ist daher: Je geringer der Körperfettanteil, desto besser. Das Gesamtgewicht sollte im Bereich eines BMI von 21–25 liegen. Und wer nach Weihnachten mal bei 26 oder 27 liegt, sollte seine Fettmasse wieder reduzieren.

Körperfettanteil bestimmen

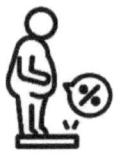 Den Körperfettanteil können Sie mit verschiedenen Methoden bestimmen. Zum einen gibt es für rund 200 Euro Waagen. Eine weitere Möglichkeit ist der sogenannte DEXA-Scan (Dual-Energy X-ray Absorptiometry), den Sie beim Arzt durchführen lassen können und der deutlich genauer ist als

eine Körperfettwaage. Eine Vergleichsstudie von DEXA-Scan und Waagen ergab, dass die Waagen den Körperfettanteil durchschnittlich um bis zu 4,4 kg zu niedrig einschätzen (Frija-Masson, 2021). Von daher sollten Sie auf die Messergebnisse Ihrer Waage nicht sehr vertrauen und sie höchstens als Verlaufsparameter betrachten.

Die DEXA-Scan Messmethode ist ein bildgebendes Verfahren, das mithilfe von zwei Röntgenstrahlen die Knochendichte, Muskelmasse und den Körperfettanteil präzise misst. Er wird häufig zur Früherkennung von Osteoporose sowie zur Analyse der Körperzusammensetzung eingesetzt, insbesondere zur Unterscheidung zwischen subkutanem Fett und viszeralem Fett, das mit metabolischen Erkrankungen wie Diabetes und Herzkrankheiten in Verbindung steht.

Der Scan ist nicht-invasiv, schmerzfrei und dauert nur wenige Minuten, wobei die Strahlenbelastung sehr gering ist. Aufgrund seiner hohen Genauigkeit gilt der DEXA-Scan als Goldstandard in der Medizin, Sportdiagnostik und Longevity-Forschung, um individuelle Gesundheitsstrategien zu optimieren. Die Kosten für einen DEXA-Scan liegen bei rund 50 Euro.

Alter	30-39	40-49	50-59	60-69	70-82
Männer	27,7	29,8	31,3	32,7	33,6
Frauen	35,5	37,4	39,9	42,3	43,0

Quelle: (Ofenheimer, 2020), alle Körperfett-Werte in Prozent

Referenzwerte für den Körperfettanteil finden Sie in der gezeigten Tabelle. Nutzen Sie diese Werte, um einen Eindruck zu bekommen, wie Ihr eigener Wert in Bezug auf den Durchschnitt liegt. Grundsätzlich ist ein möglichst geringer Körperfettanteil zu bevorzugen.

Körpergewicht und Sterblichkeit – eine wichtige Ausnahme

Interessanterweise gibt es beim Zusammenhang zwischen Körpergewicht und Sterblichkeit eine wichtige Ausnahme: Je älter man wird, desto wichtiger scheint es zu sein, ein gewisses Gewicht auf die Waage zu bringen.

Eine Studie an 5300 Männern im Alter von etwa 90 Jahren ergab die geringste Sterblichkeit bei einem BMI von 28 – ein leichtes Übergewicht war in diesem Alter also vorteilhaft. Vermutlich ist dies ein Hinweis auf eine höhere Muskelmasse und eine bessere Reserve für Krankheiten und Immobilisationen (Yuebin Lv, 2024).

Zwar gab es in dieser Studie keine Auswertung bezüglich Körperfett und fettfreier Körpermasse, aber man kann vermuten, dass es nicht schadet, die fettfreie Körpermasse im Alter möglichst hoch zu halten. Dafür spricht auch, dass in der Studie kein Vorteil festgestellt wurde, wenn der Bauchumfang zunahm. Sich ein Bäuchlein anzufressen, um den BMI „aufzupumpen" bringt also nichts.

Ähnliche Daten ergab eine Studie an etwa 2000 Asiaten im Alter von rund 70 Jahren: Hier war die Sterblichkeit bei Personen mit einem BMI von 25 am niedrigsten (Wang Y. F., 2017).

Im Alter darf der BMI gerne etwas höher sein. Auf einen Blick lassen sich folgende Empfehlungen für einen optimalen BMI ableiten:

Alter	<70	70	80	90
BMI	22-25	25	26,5	28

Vielleicht haben Sie schon das Kapitel über die sportliche Aktivität und die Ernährung gelesen. Auch dort wird gezeigt, dass im Alter die Muskelkraft und die Muskelmasse extrem wichtig ist, um vital zu bleiben. Interessant sind in diesem Zusammenhang auch die Ergebnisse einer Untersuchung aus China an über 5000 Personen über 65 Jahre. Die Personen wurden in untergewichtig, normgewichtig und übergewichtig eingeteilt und bezüglich Ihrer kognitiven (=geistigen) Leistungsfähigkeit beurteilt. Dabei zeigte sich, dass untergewichtige Personen ein um 30 % höheres Risiko hatten, in der geistigen Leistungsfähigkeit eingeschränkt zu sein. Zwischen Normalgewichtigen und Übergewichtigen bestand kein Unterschied (Ren Z. , 2021). Untergewichtigkeit stellt insbesondere mit Fortschreiten des Lebensalters nicht nur für die Sterblichkeit, sondern auch für die Entwicklung funktioneller Einschränkungen ein Risiko dar.

Bauchumfang – noch ein Parameter

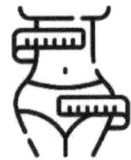 Wenn Sie noch tiefer in das „Körpermanagement" einsteigen wollen, ist der Taillenumfang ein wertvoller zusätzlicher Parameter. Eine verlässliche Messmethode ist die Messung auf Höhe des Bauchnabels, indem Sie ein Maßband horizontal um die Taille legen, ohne die Haut einzuschnüren, und die Distanz ablesen (Seyedhoseinpour, 2023).

Diese Messmethode erfasst das Bauchfett. Etliche Studien mit Hunderttausenden von Teilnehmern haben bereits vor Jahren gezeigt, dass Bauchfett erheblich zum individuellen Sterblichkeitsrisiko beiträgt.

So ergab bereits 2008 eine Analyse von 360.000 Personen mit einer Beobachtungszeit von fast 10 Jahren, dass Personen mit dem höchsten Bauchumfang eine doppelt so hohe Sterblichkeit hatten (Pischon, 2008).

Noch genauere Zahlen ermittelte eine Untersuchung von 650.000 Amerikanern über einen Zeitraum von 9 Jahren. Demnach steigt die Sterblichkeit pro 5 cm zusätzlichem Bauchumfang für Männer um 7 % und für Frauen um 9 %.

Oder anders ausgedrückt:

- Männer mit dem höchsten Bauchumfang (>110 cm) lebten durchschnittlich 3 Jahre kürzer als Männer mit dem geringsten Bauchumfang (<90 cm).

- Bei Frauen waren es sogar 5 Jahre Unterschied (Vergleich <70 cm zu >95 cm) (Cerhan, 2014).

Offensichtlich ist insbesondere das Bauchfett (**viszerales Fett**) ein gesundheitliches Risiko. Interessant in diesem Zusammenhang ist, dass Personen mit gleichem Bauchumfang, aber mehr Fett an den Waden, gesünder sind als Personen mit weniger Fett im Wadenbereich (Snijder, 2005). Das Unterhautfettgewebe scheint also eher als Reserve- und Energiespeicher zu fungieren, während das Bauchfett eher als krankmachender Faktor wirkt. Ursächlich dafür sind die sogenannten **Adipokine**.

Diese Adipokine sind insbesondere von viszeralem Fettgewebe (aber auch vom Unterhautfettgewebe) produzierte und sezernierte Signalproteine, die eine zentrale Rolle im Energiestoffwechsel, der Immunantwort und der Entzündungsregulation spielen. Zu den bekanntesten Adipokinen gehören Leptin, das den Hunger reguliert, Adiponektin sowie proinflammatorische Zytokine wie TNF-α und Interleukin-6. Viszerales Fettgewebe fördert also einen allgemeinen Entzündungszustand, wie er auch beim Inflammaging vorkommt, und begünstigt die Entstehung vieler Stoffwechselerkrankungen wie Diabetes mellitus, Bluthochdruck, Herz-Kreislauf-Erkrankungen sowie Leber- oder Nierenschädigungen (Dhawan, 2020).

Es ist also nicht allein das Körpergewicht oder die Körpergröße entscheidend, wie es für die Berechnung des BMI verwendet wird, sondern auch der Ort des Fettes. Viszerales Fett ist deutlich negativer zu bewerten als Unterhautfettgewebe an Armen oder Beinen und wird durch die Messung des Taillenumfanges mehr Relevanz für unserer Gesundheitsprognose.

Einschränkungen der Messmethode

Wie bei den meisten Messwerten hat aber auch der Bauchumfang seine Schwächen. Er hängt beispielsweise von der Bevölkerungsgruppe oder dem Alter ab.

- Asiaten haben im Durchschnitt einen deutlich geringeren Bauchumfang als weiße Amerikaner.

- Ältere und Übergewichtige weisen höhere Werte auf als Jüngere und Untergewichtige (Ostchega, 2016).

Daher ist es schwierig, konkrete Referenzwerte für den Bauchumfang zu formulieren. Es gibt zahlreiche Ansätze, durch Einbeziehung von Größe, Körpergewicht oder anderen Parametern die Aussagekraft des Bauchumfangs zu verbessern oder allgemeingültiger zu machen.

Ich schlage vor, die Waist-to-Height-Ratio zu verwenden, also das Verhältnis von Bauchumfang zu Körpergröße.

Dieser Parameter ist etabliert, einfach zu berechnen und weniger beeinflusst durch Ethnie oder Geschlecht (Zhang X., 2024). Im Vergleich zum BMI hat er eine bessere Aussagekraft bezüglich des Risikos, chronische Erkrankungen zu entwickeln oder vorzeitig zu versterben (Corrêa, 2016).

Berechnung der Waist-to-Height-Ratio

Die Berechnung ist einfach:

Bauchumfang (in cm) ÷ Körpergröße (in cm)

Beispiel:

- Bauchumfang 85 cm, Körpergröße 180 cm

- 85 ÷ 180 = 0,47

Die Waist-to-Height-Ratio sollte unter 0,5 liegen. Ab einem Alter von 65 Jahren gilt 0,55 als Schwellenwert (Corrêa, 2017).

Fazit

Optimieren Sie unbedingt Ihren BMI. Betrachten Sie die Waist-to-Height-Ratio als zusätzlichen Parameter, den Sie zusammen mit dem BMI verwenden können, um Ihren persönlichen „grünen Bereich" zu bestimmen und einzuschätzen, ob Handlungsbedarf besteht.

Da beide Parameter die unveränderliche Körpergröße als Bezugsgröße haben, ist das Körpergewicht der Ansatzpunkt, um BMI und Waist-to-Height-Ratio positiv zu beeinflussen.

Ernährung

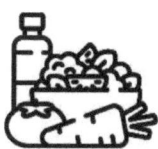 Die Ernährung spielt für die Longevity eine sehr wichtige, entscheidende Rolle. Und das nicht nur weil sie eine Stellschraube für unser Körpergewicht ist. Wie Sie sehen werden, können wir über unsere Ernährung viel für ein langes Leben tun. Sie werden in diesem Kapitel sehr viele verschiedene Informationen rund um die Ernährung erhalten. Ziel ist es nicht, Ihnen am Ende die eine Longevity-Diät aufzudrücken. Ich möchte Sie vielmehr in die Lage zu versetzen, aus den vorhandenen Informationen für sich ein Ernährungskonzept nach ihrem Geschmack und Ihren Vorlieben zu kreieren.

Wie viele Kalorien nehme ich zu mir?

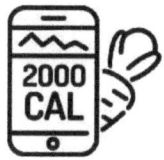 Die Menge der zugeführten Kalorien ist selbstverständlich wesentlich, das ergibt sich aus dem Kapitel über das Körpergewicht. Dass eine auf Dauer erhöhte Kalorienzufuhr mit Gewichtszunahme problematisch ist, liegt auf der Hand.
Auf Dauer sollte Ihre Ernährung konkret an Ihrem Bedarf orientiert sein. Dieser hängt sehr viel von Ihrem Lebensstil, Ihrer Arbeit, dem Schlaf und sportlicher Betätigung ab. Ich empfehle Ihnen, einen Kalorienrechner aus dem Internet zu benutzen, um Ihren Bedarf zu ermitteln. Die Techniker Krankenkasse bietet eine sehr gute Möglichkeit (siehe QR-Code).

Letztendlich entscheidend ist aber Ihr Gewichtsverlauf. Wenn Sie an Gewicht zunehmen und ausschließen können, dass dies an einem Zuwachs der Muskulatur liegt (mehr dazu später), denn nehmen Sie offensichtlich zu viele Kalorien zu sich und sollten reduzieren. Aber Sie befinden sich dann zumindest vorübergehend in einem für die Longevity Therapie sehr günstigen Zustand. Denn Sie sollten abnehmen und das geht am besten über die Beschränkung der Kalorienaufnahme, der **Kalorienrestriktion**.

Kalorienrestriktion (CR, Calorie Restriction) ist ein heißes Longevity-Thema. Denn aus Untersuchungen an Tieren und Hefepilzen weiß man bereits, dass eine Kalorienrestriktion dazu führt, dass diese Versuchstiere gesünder waren und länger lebten als Tiere mit einer normalen Diät (Fontana, 2010). Besonders positiv wirkte sich die Kalorienrestriktion dabei auf die Entzündungswerte im Blut der Tiere aus. Und wie wir schon wissen, ist eine dauerhafter entzündlicher Stress, den wir mit den Entzündungsparameter im Blut messen können, mit der Entstehung von Diabetes mellitus, Herz-Kreislauferkrankungen oder Krebs verbunden und verkürzt das Leben.

Aber würden sich diese positiven Ergebnisse auch auf uns übertragen lassen? Und wie sieht es mit den negativen Folgen einer Kalorienrestriktion aus? Denn aus einigen Tierstudien hatte man die Erkenntnis gewonnen, dass Kalorienrestriktion zu einer Schwächung der Immunantwort, einer erhöhten Infektanfälligkeit und sogar einer erhöhten Sterblichkeit führen kann (Gardner E. M., 2005). Die Kalorienrestriktion scheint also ein zweischneidiges Schwert zu sein.

2016 erschien dazu endlich das Ergebnis einer Studie an Menschen: 75 gesunde, nicht übergewichtige Personen durften sich mehr oder weniger ohne Beschränkungen ernähren, während 213 ebenfalls gesunde und nicht übergewichtige Personen über 24 Monate hinweg eine Ernährung mit 25 % Kalorienrestriktion einhalten sollten.

Dass eine ungewollte Mangelernährung Risiken wie eine höhere Anfälligkeit für Infektionskrankheiten mit sich bringen kann, war bereits bekannt – aber wie sieht es mit einer moderaten, geplanten CR über einen längeren Zeitraum aus?

Die mit Spannung erwarteten Ergebnisse der Studie waren eindeutig: Die CR-Gruppe verlor über den Zeitraum etwa 10 % ihres Körpergewichts. Das war wenig überraschen. Aber es stellten sich weitere Effekte ein: es wurde wie im Tierversuch ein massiver Abfall der Entzündungswerte im Blut festgestellt – teilweise um 40–50 % (Meydani, 2016)! Offenbar ist die Nahrungsaufnahme auch für uns mit einem deutlichen inflammatorischen Stress für den Körper verbunden. Interessant am Rande: Die CR-Gruppe hatte in den ersten 6 Monaten eine Kalorienrestriktion von 19,5 % und in den folgenden 18 Monaten nur 9,1 %, das sind nur 234 kcal/Tag weniger als in der Vergleichsgruppe.

Um zu bewerten, ob CR möglicherweise negative Effekte auf die Immunabwehr haben könnte, wurden die aufgetretenen Infektionen und Antibiotika-Einnahmen während der 24 Monate erfasst sowie die Reaktion auf Impfungen gemessen. Man würde erwarten, dass die Personen mit Kalorienrestriktion vielleicht öfter krank gewesen sind oder schlechter auf Impfungen reagiert haben. Es ergaben sich jedoch keine Unterschiede zwischen den Gruppen, sodass ein negativer Effekt der CR ausgeschlossen wurde. Offensichtlich lassen sich die positiven Effekte der Kalorienrestriktion aus den Tierversuchen also auch auf uns übertragen.

Neben der reduzierten Entzündungsaktivität hat die Kalorienrestriktion weitere positive Auswirkungen auf biochemische Prozesse: Sie hat einen deutlich positiven Effekt auf die Autophagie (Bagherniya, 2018), die wir bereits von den Hallmarks of Ageing kennen.

Zudem geht man davon aus, dass Kalorienrestriktion vorbeugend gegen die Entstehung von Krebserkrankungen wirkt und DNA-Schäden reduziert, indem sie oxidativen Stress verringert (Vidoni, 2021). Darüber hinaus hat CR einen positiven Einfluss auf wichtige zelluläre Prozesse und hemmt die Insulinausschüttung, die mTOR-Aktivität (Laplante, 2012), während sie die AMPK (Hardie, 2011) sowie Sirtuine (insbesondere SIRT1) aktiviert (Kittana, 2024).

Weitere Hallmarks of Ageing lassen grüßen und die Kalorienrestriktion über einen längeren Zeitraum scheint eine wahre Longevity-Wunderwaffe zu sein.

Der Zeitpunkt der Nahrungsaufnahme

Übrigens sei am Rande erwähnt, dass es vermutlich keine Rolle spielt, **wann** man die reduzierte Menge an Kalorien aufnimmt. Das populäre Konzept des

Intervallfastens propagiert die Nahrungsaufnahme nur zu bestimmten Zeiten am Tag, etwa:

- 16:8-Intervallfasten: Acht Stunden essen (z. B. von 12:00 bis 20:00 Uhr), 16 Stunden fasten.
- 12:12-Intervallfasten: 12 Stunden essen (z. B. von 07:00 bis 19:00 Uhr), 12 Stunden fasten.

Eine neuere Studie belegt jedoch, dass der positive Effekt des Intervallfastens eher durch die damit verbundene Kalorienrestriktion zustande kommt als durch eine strikte Fastenzeit von 12 oder 16 Stunden (Liu D., 2022).

In dieser Studie wurden die Teilnehmer entweder dem 16:8-Intervallfasten oder einer Kalorienrestriktion ohne Zeitbeschränkung zugeordnet. Beide Gruppen nahmen also die gleiche Menge an Kalorien zu sich – die eine Gruppe jedoch nur zwischen 08:00 und 16:00 Uhr und die andere Gruppe nach Lust und Laune. Ergebnis: Nach 12 Monaten ergaben sich keine Unterschiede zwischen den Gruppen. Dies wird durch eine Übersichtsarbeit bestätigt, die insgesamt 10 Studien mit einigen Hundert Teilnehmern auswertete und keine Unterschiede zwischen Intervallfasten und Kalorienrestriktion ohne zeitliche Beschränkungen in Bezug auf den Gewichtsverlust feststellen konnte (Siles-Guerrero, 2024).

Kalorienrestriktion = ewiges Leben?

Schön und gut – essen wir jetzt einfach 25 % weniger Kalorien und werden steinalt?

So einfach ist es leider nicht.

Denken Sie an die Studie von Meydani aus 2016: 9-20 % Kalorienrestriktion führte zwar zu beeindruckenden Effekten, gleichzeitig verloren die Probanden aber 10 % ihres Körpergewichts! Das kann man nicht unbegrenzt fortsetzen, ohne untergewichtig und krank zu werden. Doch hier kommt die Longevity-Medizin ins Spiel – mit einer spannenden Substanzgruppe, den sogenannten Calorie Restriction Mimics (CRM), was auf Deutsch so viel bedeutet wie „Kalorienrestriktions-Vortäuscher".

Was sind Calorie Restriction Mimics (CRM)?

CRM sind Substanzen, Interventionen oder Ansätze, die die gesundheitlichen und potenziell lebensverlängernden Effekte einer Kalorienreduktion nachahmen, ohne dass die tatsächliche Kalorienaufnahme signifikant reduziert werden muss.

CRM zielen darauf ab, die zugrunde liegenden biologischen Signalwege und molekularen Mechanismen zu aktivieren, die durch Kalorienrestriktion stimuliert werden, darunter:

- Aktivierung der AMP-aktivierten Proteinkinase (AMPK)
- Hemmung des mTOR-Signalwegs
- Förderung der Autophagie
- Erhöhung der Stressresistenz

Bekannte Substanzen, die als Kalorienrestriktions-Mimetika untersucht werden, sind unter anderem:

- Resveratrol
- Metformin
- Spermidin
- Rapamycin

Diese Substanzen werden wir im weiteren Verlauf des Buches noch genauer kennenlernen.

Es könnte also sein, dass wir uns zukünftig die überwältigend positiven Aspekte einer Kalorienrestriktion ganz einfach durch die Einnahme von Substanzen zunutze machen können – ohne tatsächlich unsere Ernährung umzustellen.

Fazit

Orientieren Sie sich bei Ihrer Kalorienaufnahme an Ihrem Gewichtsverlauf und nutzen Sie zur Orientierung einen Kalorienrechner. Kalorienrestriktion hat zahlreiche positive Effekte, funktioniert jedoch leider nicht dauerhaft. Dennoch bieten die Studienergebnisse wertvolle Einblicke in biochemisch-physiologische Zusammenhänge und eröffnen mit den Calorie-Restriction-Mimetics vielversprechende Potenziale für eine medikamentöse Longevity-Therapie.

Welche Kalorien nehme ich zu mir?

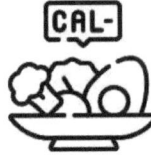 Nachdem wir uns bis hier nur mit der Anzahl der Kalorien beschäftigt haben, geht es nun um die Art der Ernährung. Sie wissen sicherlich, dass die Hauptkomponenten einer Ernährung Kohlehydrate, Fette und Protein sind. Aber in welcher Form und welchem Verhältnis nehmen wir diese am besten zu uns?

Um diese Frage anschaulich zu beantworten, möchte ich Ihnen einen Ernährungsplan vorstellen, der aus einer wissenschaftlichen Studie stammt. Er wurde von Ernährungsexperten erarbeitet, um einen möglichst guten Longevity-Effekt zusammen mit einem Sportprogramm und anderen Maßnahmen zu erreichen.

Pro Tag sollten die Studienteilnehmerinnen Folgendes zu sich nehmen:

- 2 Tassen dunkelgrünes Blattgemüse (Grünkohl, Pak Choi, Senfgrün …)
- 2 Tassen Kreuzblütlergemüse (Brokkoli, Blumenkohl, Rüben, Kohlrabi …)
- 3 Tassen farbiges Gemüse (Tomaten, Karotten, Rote Bete, Radieschen usw.)
- ¼ Tasse Kürbiskerne
- ¼ Tasse Sonnenblumenkerne
- 1–2 Rüben
- 1 Ei (5–10 pro Woche)

Mindestens eine (besser mehrere) der folgenden Optionen:

- ½ Tasse Beeren
- ½ Teelöffel Rosmarin
- ½ Teelöffel Kurkuma
- 2 mittlere Knoblauchzehen
- 2 Tassen grüner Tee
- 3 Tassen Oolong-Tee
- 170 Gramm tierisches Eiweiß (Bio-Qualität)
- 2 Portionen Früchte mit geringem glykämischen Index (z. B. Äpfel, Orangen, Pfirsiche, Kirschen …)
- 1× pro Woche ca. 100 g Leber oder Leberersatz

Möglichst vermeiden: Hülsenfrüchte, Süßes/Zuckerzusatz, Milchprodukte, Getreide.

Das alles sollte zwischen 7:00 Uhr morgens und 19:00 Uhr abends verzehrt werden – in der übrigen Zeit sollte nichts mehr gegessen werden.

An dieser Planung können wir uns einiges abschauen. Wichtige Säulen dieses Ernährungsplans sind:

- Der Schwerpunkt der Ernährung liegt eindeutig auf Gemüse, Früchten und wenig Fett
- Zucker, Süßes und Stärke werden vermieden
- Tierische Produkte werden nur in geringer Menge konsumiert
- Bevorzugt werden Produkte mit einer niedrigen **glykämischen Last**

Auf die ersten drei Punkte kommen wir noch zu sprechen, erstmal geht es um die Glukose und der Glykämischen Last:

Kohlehydrate

Die Glykämische Last (GL) ist eine Skala, die angibt, wie schnell und wie stark ein kohlenhydrathaltiges Lebensmittel den Blutzuckerspiegel nach dem Essen erhöht.

In die GL fließt ein, wie viele Kohlehydrate ein Lebensmittel pro 100 Gramm hat und wie hoch der Glykämische Index (GI) des Lebensmittels ist. Der GI gibt an, wie schnell die Kohlehydrate nach Konsum des Lebensmittels in das Blut übergehen. Zusammen ergeben der Kohlehydratanteil und der GI dann die Glykämisch Last.

Je höher die Glykämische Last, desto „schlechter" ist ein Lebensmittel aus Longevity-Sicht, denn:

- Es besitzt viele Kohlehydrate und
- Treibt den Blutzucker schnell in die Höhe.

Man kann jedes Lebensmittel in einer der drei Bereiche einordnen:

- **Niedrig (0–10)** → Geringe Auswirkung auf den Blutzucker (Fast alle Gemüse-Sorten, frisches Obst, Fleisch, Fisch, Nüsse)
- **Mittel (11–19)** → Moderate Auswirkung (Haferflocken, Vollkornnudeln, Roggenbrot)
- **Hoch (20 oder mehr)** → Starke Blutzuckerreaktion (Stärkehaltige Gemüse wie Kartoffeln oder Reis, Brot, Nudeln, Chips, Pommes…)

Ausführliche Listen gibt es im Internet, eine Adresse finden Sie mit Hilfe des QR-Codes:

Aber was ist das Problem einer zu hohen glykämischen Last oder eines zu hohen Blutzuckers?

Um das zu verstehen, müssen wir den Zusammenhang zwischen GL und mTOR (haben wir bereits im biochemischen Teil kennengelernt) berücksichtigen:

- Lebensmittel mit einer hohen GL (z. B. Süßigkeiten, Kartoffeln oder Weißbrot) lassen den Blutzucker schnell ansteigen. Das stimuliert die Beta-Zellen der Bauchspeicheldrüse, Insulin zu produzieren
- Der Insulinspiegel steigt an, transportiert Zucker aus dem Blut in die Zellen. Außerdem aktiviert es mTOR und das ist nicht wünschenswert. Denken Sie zurück an die Funktion von mTOR. Wir möchten die Zellen nicht im Wachstums-Modus, sondern im Regerations-Modus.

Ist mTOR durch häufigen Konsum von Lebensmitteln mit hoher GL ständig aktiv, hat das negative Auswirkungen auf den Alterungsprozess. Ständig erhöhte Blutzucker- und Insulinspiegel sind also nicht in unserem Sinne.

Lebensmittel mit einer niedrigen GL helfen dagegen, den Blutzucker stabil zu halten, Insulinspitzen zu vermeiden und mTOR in einem gesunden Gleichgewicht zu halten (Mphasha, 2025).

Dazu die Daten einer Ernährungsstudie aus den USA und Italien: Probanden erhielten entweder eine Mahlzeit mit hohem Glykämischen Index oder eine Mahlzeit mit niedrigem Glykämischen Index. Im Anschluss wurden Blutzucker- und Insulinausschüttung gemessen.

Ergebnis: Der Blutzucker war nach der Mahlzeit mit hohem GI um 35 % höher als bei der Gruppe mit niedrigem GI. Und die Mahlzeit mit hohem GI führte zu einer signifikant höheren Insulinausschüttung (Bergia, 2022). Gleiches gilt für Glykämische Last, wie eine Auswertung von 19 Studien zu dem Thema ergab (Toh, 2020): Mahlzeiten mit einer hohen Glykämischen Last führen eher zu einer ungünstigen Stoffwechsellage mit erhöhten Blutzuckerspiegeln und erhöhten Insulinspiegeln. Die Zellen der Bauchspeicheldrüse, die das Insulin produzieren, müssen richtig hart arbeiten, um ausreichend Insulin zu produzieren und den Blutzucker im Zaum zu halten. Die Ernährung mit zu hoher Glykämischer Last kann uns also richtig „Stress" machen.

Schauen Sie dazu auf das Diagramm meines Blutzuckerspiegels auf der nächsten Seite. Zum Zeitpunkt von „Apfel 1" um ca. 8:00 Uhr habe ich etwa 30 Gramm Walnüsse gegessen. Der Blutzucker blieb völlig stabil. Zum Zeitpunkt „Apfel 2" um ca. 11:30 Uhr habe ich ein stark zuckerhaltiges Getränk konsumiert und der Blutzucker explodierte förmlich.

(Nicht nur) für Nerds: Die kontinuierliche Glukose-Messung

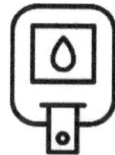 Warum legen wir so großen Wert auf einen stabilen Blutzuckerspiegel? Einer der wichtigsten Gründe neben der mTOR-Aktivierung ist die sogenannte **Glukose-Toxizität**. Denn zu viel Zucker im Blut wirkt wie ein schleichendes Gift – nicht unmittelbar tödlich, aber auf Dauer hochgefährlich. Das Tückische daran: Die schädlichen Folgen bleiben lange unbemerkt. Erst wenn irreversible Schäden auftreten, wird uns bewusst, was ein jahrelang erhöhter Blutzucker angerichtet hat.

Ein dauerhaft erhöhter Blutzuckerspiegel erhöht nicht nur das Risiko für Diabetes, sondern kann auch schwerwiegende Folgeerkrankungen wie Nieren-, Nerven- und Augenschäden sowie Durchblutungsstörungen begünstigen. Doch das ist nicht alles: Auch das Risiko für Krebs, Demenz, Infektionen und Gelenkschäden steigt nachweislich an (Giri, 2018), (He M., 2025), (He D., 2025), (He Q., 2025).

Wie können Sie Ihren Blutzuckerspiegel im Blick behalten? Die gute Nachricht: Das ist einfach und unkompliziert möglich. Neben der klassischen Blutzuckermessung gibt der HbA1c-Wert (glykiertes Hämoglobin) Aufschluss über den durchschnittlichen Blutzucker der letzten 8–12 Wochen. Er ist ein essenzieller Marker zur Diagnose und Kontrolle von Diabetes und zeigt langfristige Blutzuckerschwankungen zuverlässig an. Werte unter 5,7 % gelten als normal, während Werte ab 6,5 % auf einen dauerhaft erhöhten Blutzucker hinweisen.

Für eine gezielte Longevity-Strategie ist die regelmäßige Kontrolle des HbA1c-Wertes unerlässlich. Denn nur wer seinen Blutzuckerspiegel im Gleichgewicht hält, kann nicht nur sein Risiko für schwerwiegende

Erkrankungen reduzieren, sondern auch aktiv zur eigenen Gesundheit und Langlebigkeit beitragen.

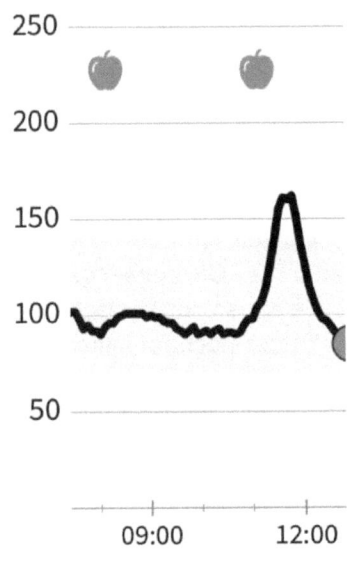

Seit einigen Jahren gibt es jedoch eine weitere Methode, den Langzeitverlauf des Blutzuckers einfach und spannend zu erfassen: das CGM. CGM steht für Continuous Glucose Monitoring, auf Deutsch kontinuierliches Glukosemonitoring. Es handelt sich um ein System, das den Glukosespiegel im Körper rund um die Uhr überwacht und misst. Dabei wird die Glukose in der Gewebeflüssigkeit und nicht direkt im Blut erfasst.

Ein CGM-System besteht aus einem kleinen Sensor, der unter die Haut (meist am Bauch oder Oberarm) eingeführt wird. Dieser Sensor misst in regelmäßigen Abständen den Glukosegehalt in der Gewebeflüssigkeit und sendet die Daten drahtlos an ein Lesegerät, Smartphone oder eine Smartwatch.

Die gemessenen Werte werden als Verlauf, beispielsweise über eine Smartphone-App, angezeigt, sodass Nutzer Trends erkennen können. Einige Systeme bieten zudem Alarmfunktionen, die warnen, wenn der Glukosespiegel zu hoch oder zu niedrig wird.

Vorteile von CGM-Systemen

CGM-Systeme bieten zahlreiche Vorteile:

- Sie liefern kontinuierliche Daten, die es ermöglichen, Schwankungen im Blutzuckerspiegel zu erkennen, die mit herkömmlichen Finger-Pick-Tests oft übersehen werden.
- Sie helfen dabei, nachzuvollziehen, wie Ernährung, Bewegung, Stress oder Medikamente den Blutzucker beeinflussen.
- In jüngster Zeit nutzen nicht nur Diabetiker das CGM, sondern auch Longevity-Enthusiasten ohne Diabetes, um Einblicke in die

Auswirkungen ihrer Ernährung und ihres Lebensstils auf den Blutzuckerspiegel zu erhalten und so ihre Gesundheit zu optimieren.

Muss man CGM dauerhaft nutzen?

Nein, eine CG-Messung muss nicht dauerhaft angewendet werden. Sie können auch komplett darauf verzichten. Eine Nutzung über ein paar Wochen kann jedoch sehr nützliche Erkenntnisse liefern, wie sich Ihr Blutzucker durch Essen und andere Verhaltensweisen verändert. Besonders wichtig sind die Phasen nach einer Mahlzeit.

Verlauf des Blutzuckers nach einer Mahlzeit

- Üblicherweise steigt der Blutzucker nach einer Nahrungsaufnahme schnell an, erreicht etwa nach 30–60 Minuten einen Höhepunkt und beginnt dann abzufallen, da der Körper Insulin ausschüttet.
- Durch diesen Mechanismus wird der Zucker aus dem Blut in die Zellen aufgenommen.
- Der Blutzucker erreicht dadurch nach 2-3 Stunden wieder seinen Ausgangswert.
- Bei Gesunden sollte der Blutzucker dabei nicht anhaltend über 140 mg/dl ansteigen (American Diabetes Association, 2001).

Die Zusammensetzung der Nahrung hat, wie bereits im Zusammenhang mit der Glykämischen Last beschrieben, einen starken Einfluss auf das Ausmaß des Blutzuckeranstiegs.

Falls Sie sich besonders intensiv mit dem Verlauf des Blutzuckers nach einer Mahlzeit beschäftigen möchten, sollten Sie wissen, dass es nicht nur einen Höhepunkt in der Blutzuckerkurve gibt.

Bei besonders jungen und gesunden Menschen tritt in der Regel ein zweiter Höhepunkt nach 60–120 Minuten auf. Aus Studien weiß man, dass eine Kurve mit nur einem Höhepunkt ein früher Hinweis auf eine gestörte Blutzuckerreaktion sein kann (Tschritter, 2003).

Tageszeitliche Unterschiede in der Blutzuckerreaktion

Wir wissen auch, dass es tageszeitliche Unterschiede gibt, wie der Körper auf Nahrungsaufnahme reagiert. Wenn Sie die gleiche Mahlzeit morgens um 8 Uhr und abends um 20 Uhr essen, wird der Blutzuckerspiegel abends stärker ansteigen, länger erhöht bleiben und die Insulinausschüttung größer ausfallen (Leung G. K., 2019).

Entsprechend wird auch ein negativer Longevity-Effekt mit mTOR-Aktivierung zu beobachten sein, wenn Sie bevorzugt abends essen. Da eine späte Mahlzeit außerdem auch negative Auswirkungen auf den Schlaf haben kann, sollten Sie darauf achten, nicht zu spät zu essen.

Bedeutung der CG-Messung für die Longevity

Aber warum so viel Aufhebens um die CG-Messung und den postprandialen Blutzuckerverlauf? Hat er für die Longevity wirklich einen so großen Stellenwert?

Zwischen 1965 und 1967 wurden dazu fast 900 Männer ohne Zuckerkrankheit in Chicago untersucht. Man gab ihnen zweimal eine Portion Zucker zu essen und analysierte, wie sich der Blutzucker in der nächsten Stunde entwickelte. Dabei beobachtete man natürlich alle Arten von gesunden und krankhaften Reaktionen.

Anschließend wurde untersucht, wie sich das Ganze in den nächsten 19 Jahren auf die Gesundheit der Personen auswirkte. Und – oh Graus – Personen, die zweimal einen deutlich zu hohen Blutzuckeranstieg nach dieser Mahlzeit entwickelten (>200 mg/dl), hatten eine 2–3-mal so hohe Sterblichkeit wie diejenigen, die auf beide Mahlzeiten mit einem normalen Blutzuckerprofil reagiert hatten (Vaccaro, 1992)! Offenbar ist die Kinetik des Blutzuckerspiegels nach einer Mahlzeit entscheidend für unsere Gesundheitsprognose in den nächsten Jahren.

Bedeutung der „Time in Range" (TIR)

Durch die kontinuierliche Messung des Blutzuckers erhalten wir nicht nur einzelne Werte zur Beurteilung unseres Stoffwechsels, sondern auch zeitbezogene Parameter. Der wichtigste davon ist die „Time in Range" (TIR). Das bedeutet: Wie lange war Ihr Blutzucker über den gesamten Tag hinweg „gut"? Wie lange war er „schlecht"?

Eine Auswertung von 20.000 Diabetes-Patienten mit CG-Messung zeigte, dass die TIR unter den verschiedenen ausgewerteten Parametern am besten vorhersagen konnte, wer Folgeerkrankungen des Diabetes entwickeln oder versterben würde (Yapanis, 2022).

Wie sollte die TIR bei gesunden Menschen aussehen?

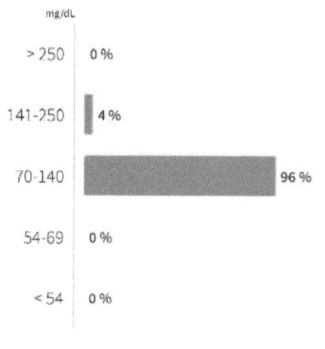

Benutzerdefinierter Zielbereich:
70 - 140 mg/dL bearbeiten

Bei Gesunden sollte der Blutzucker, unabhängig vom Alter, zu mehr als 95 % der Zeit in einem Bereich zwischen 70 und 140 mg/dl liegen, ab einem Alter von 65 Jahren mindestens 90 % der Zeit (Shah, 2019), siehe Abbildung links (meine TIR).

Merke: Nach einer Mahlzeit sollte der Blutzucker idealerweise höchstens auf 140 mg/dl ansteigen und danach nicht unter 70 mg/dl abfallen. Neben den bereits erwähnten Möglichkeiten, den Blutzuckerverlauf nach einer Mahlzeit positiv zu beeinflussen – etwa durch den Zeitpunkt der Mahlzeit und die Nahrungszusammensetzung (Stichwort: Glykämische Last) – gibt es weitere effektive Ansätze.

Bewegung nach dem Essen

Eine Gruppe junger Frauen konnte ihren postprandialen Blutzucker deutlich senken, indem sie im Rahmen einer Studie nach jeder der drei täglichen Mahlzeiten einen Spaziergang unternahm. Insgesamt kamen so etwa 5.000 Schritte pro Tag zusammen. Das führte zu einer deutlichen Absenkung der postprandialen Blutzuckerwerte (Brian, 2024).

Probieren Sie es selbst aus! Nutzen Sie eine CG-Messung und vergleichen Sie Ihren Blutzuckerwert, wenn Sie nach einer Mahlzeit einen Spaziergang unternehmen, mit den Werten, wenn Sie sich nach dem Essen nur faul auf die Couch legen.

CGM als Motivationstool für Bewegung und Abnehmen

Tatsächlich kann eine CG-Messung extrem motivieren: In einer Studie zur sportlichen Aktivität nutzte eine Gruppe von Probanden eine CG-Messung, um den Effekt von Sport auf den Blutzucker selbst zu beobachten. Die andere Gruppe durfte das nicht und sollte lediglich „blind" das Sportprogramm umsetzen. Ergebnis: Die Teilnehmer mit CG-Messung waren deutlich motivierter, das verordnete Sportprogramm konsequent umzusetzen und meldeten sich auch häufiger zu Folge-Programmen an (Bailey, 2016).

Außerdem kann eine CG-Messung eine wertvolle Hilfe beim Abnehmen sein: Eine Schweizer Studie konnte kürzlich zeigen, dass eine Ernährungsberatung gekoppelt mit einer CG-Messung und einer spezifischen Anleitung bezüglich der anzustrebenden Werte zu einem doppelt so starken Gewichtsverlust führt, wie eine Ernährungsberatung allein (Basiri, 2024).

Einfluss von Schlaf und Stress auf den Blutzucker

Aber nicht nur Sport, auch ein gesunder Schlaf ist entscheidend: Eine Analyse von über 8.000 Mahlzeiten, CG-Messungen und dem Schlafverhalten von fast 1.000 Patienten ergab, dass schlechter Schlaf dazu führt, dass unser Körper nicht mehr adäquat auf Nahrung reagiert.

Ergebnis: Die postprandialen Blutzuckerspiegel stiegen (Tsereteli, 2022). Aber nicht nur mangelnder Schlaf, auch Stress kann zu erhöhten postprandialen Blutzuckerwerten führen (Owolabi, 2021).

Zusammenfassung: Stellschrauben für einen stabilen Blutzucker

Folgende Maßnahmen können Ihnen helfen, den postprandialen Blutzuckerspiegel zu stabilisieren:

- Keine Zuckerzusätze / zuckerhaltige Nahrung
- Niedrige Glykämische Last
- Pflanzenbasierte Ernährung
- Keine Mahlzeiten zu spät am Abend
- Gesunder Schlaf, wenig Stress
- Sportliche Aktivität nach Mahlzeiten

Warum Sie sich ein CGM-Gerät für 1–2 Wochen gönnen sollten

Falls ich Sie immer noch nicht überzeugen konnte, warum es sinnvoll wäre, sich für 14 Tage einen CGM-Sensor auf den Arm zu kleben, noch eine spannende Studie: Fast 700 gesunde Personen verwendeten für nur 10 Tage eine CG-Messung. Ergebnis: 15 % der Teilnehmer hatten dabei überraschend Phasen mit erhöhtem Blutzucker. Aber noch besser: Allein die Anwendung der CG-Messung über 10 Tage reichte aus, damit diese Personen ihren Blutzucker besser in den Griff bekommen konnten (Zahedani, 2021). Ähnliches berichtet eine aktuelle Arbeit aus 2025: Auch „gesunde" Nutzer können durch die Anwendung eines CGM ihre Time-in-Range optimieren, und die CGM kann ein nützliches Tool sein, um bei der Gewichtsabnahme zu helfen (Veluvali, 2025).

Sicherheit

Die CG-Sensoren liegen unter der Haut im Gewebe. Theoretisch sind Infektionen oder Blutungen als Komplikationen möglich. Es gibt darüber jedoch keine Berichte in der verfügbaren Literatur.

Fazit

Die CG-Messung ermöglicht Ihnen einen tieferen Einblick in Ihren Glukose- und Insulin-Metabolismus auf einfache Art und Weise. Wahrscheinlich und hoffentlich werden Sie keine auffälligen Werte finden, aber dennoch nützliche Erkenntnisse über den Zusammenhang zwischen Blutzucker, Ernährung, Schlaf, Sport und Lifestyle gewinnen. Die Messung ist sicherlich keine Pflicht, aber wer ein gesundes Interesse an digitalen Spielereien hat, wird daran seine Freude haben! Gute Apps und Sensoren sind Dexcom G7 und Freestyle Libre 3.

Fette

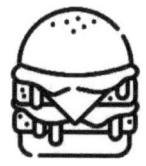

Zurück zur Ernährung, denn nicht nur der Zuckergehalt spielt eine Rolle bei der Auswahl einer gesunden Ernährung. Man könnte ja einfach auf Zucker weitgehend verzichten und auf Fett umsteigen als Nahrungsquelle. Sind dann alle Probleme gelöst? Nein, denn auch der Fettgehalt macht einen fundamentalen Unterschied, wenn es um den „Stress" geht, den die Ernährung unserem Körper zumutet. Es ist bekannt, dass eine besonders fettreiche Kost nicht nur zu Übergewicht führen kann, sondern auch auf zellulärer Ebene massive negative Effekte hat: Im Darm und in der Blutbahn entstehen dadurch oxidativer und entzündlicher Stress (Gulhane, 2016).

Versuchstiere mit einer besonders fettreichen Ernährung haben im Blut deutlich mehr toxisch wirkende Bestandteile von Darmbakterien als Tiere mit einer ausgewogenen Ernährung. Auch in Studien am Menschen konnte nachgewiesen werden, dass eine fettreiche Ernährung zu Entzündungen im zentralen Nervensystem und zu Gedächtnisstörungen führt (Spencer, 2017). Einfach auf Fette als Energiequelle umzusteigen ist also auch keine Lösung.

Allerdings brauchen wir einen gesunden Anteil an Fetten in unserer Ernährung, da diese nicht nur als Energielieferant gebraucht werden, sondern auch wesentlicher Bestandteil der menschlichen Zellen, Botenstoffe,

Hormone und Teil verschiedenster biochemischer Prozesse sind und bei der Nährstoffaufnahme wichtige Funktionen erfüllen. Ganz ohne geht es also nicht, die Dosis ist entscheidend. Aktuelle Empfehlungen sprechen davon, dass wir idealerweise nicht mehr als 30 g Fett pro Tag zu uns nehmen sollten (NHS, 2025).

Protein

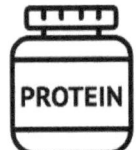 Über Fette und Glukose in der Ernährung haben wir bereits gesprochen. Nun geht es um den dritten großen Bestandteil der Ernährung: die Proteine. Die Proteinzufuhr ist im Rahmen der Longevity besonders wichtig, um die fettfreie Körpermasse (mehr dazu im Kapitel über Körpergewicht) aufzubauen oder zu erhalten. Explizit geht es dabei um die Muskeln, die essenziell sind, um lange und gesund zu leben.

Generelle Empfehlungen sprechen sich für eine tägliche Proteinaufnahme von 0,8 g/kg aus. Ein Mensch mit 70 kg sollte demnach pro Tag etwa 50–60 g Protein zu sich nehmen. Es gilt allerdings als wahrscheinlich, dass dies im Alter nicht ausreicht. Grund dafür sind Veränderungen im Metabolismus und Proteinbedarf. So kommt es zu einer verminderten Proteinverwertung in der Nahrung und gleichzeitig zu einem vermehrten Bedarf, da altersbedingte Erkrankungen Immunantworten mit höherem Proteinbedarf sowie abbauende Prozesse auslösen (Bauer, 2013).

Expertengruppen empfehlen daher im Alter eine erhöhte Proteinaufnahme von mindestens 1,0–1,2 g/kg. Sofern Sport getrieben wird oder eine regelmäßige körperliche Aktivität besteht, sollte die Zufuhr weiter gesteigert werden. Gleiches gilt bei akuten oder chronischen Erkrankungen. In solchen Fällen gilt eine Empfehlung von 1,2–1,5 g/kg pro Tag (Deutz, 2014).

Wichtig für die Longevity-Therapie ist die Kombination von Protein-Aufnahme mit körperlicher Aktivität, denn beide Faktoren wirken optimal, wenn sie zusammen angewendet werden. So fand eine große Übersichtsarbeit, dass die alleinige Proteineinnahme keine durchschlagenden Erfolge bei verschiedenen Muskelkraft-Parametern hatte, sondern erst durch die Kombination mit Krafttraining eine gute Wirkung hatte (Al-Rawhani, 2024).

Protein-Einnahme und Longevity: Welche Proteine sind sinnvoll?

Man kann die Proteinaufnahme zum einen über die Ernährung steuern, indem man proteinreiche Lebensmittel konsumiert. Eine Analyse der Ernährungsdaten von 70.000 Japanern ergab, dass eine Bevorzugung pflanzlicher Proteine in der Ernährung einen positiven Effekt hatte (Budhathoki, 2019). Quellen sind beispielsweise Reis, Quinoa, Hirse oder Hafer. Allerdings hat Reis als Beispiel auch nur 7 Gramm Protein pro 100 Gramm. Die erforderliche Menge an Protein allein über die Ernährung zu sich zu nehmen, ist nahezu unmöglich – außer Sie essen ein Kilo Reis am Tag.

Seit einiger Zeit gibt es dafür im Lebensmittelhandel eine Vielzahl von proteinreichen Joghurts, Milcherzeugnissen und anderen Produkten. Eine gute Alternative sind außerdem Proteinpulver, die sich präziser dosieren lassen. Besonders empfehlenswert ist das sogenannte "Whey-Protein", das aus Molke gewonnen wird. Studien zeigen, dass Molkenprotein anderen Proteinmischungen hinsichtlich der Muskelgesundheit etwas überlegen ist (Nilsson, 2024) und mit Vitamin D ergänzt werden sollte, um maximale Effekte zu erreichen (Nasimi, 2023).

Protein und Longevity: Nicht nur für die Muskeln

Dass eine zusätzliche Proteineinnahme nicht nur für die Muskelkraft und die Vermeidung von Gebrechlichkeit sinnvoll ist, zeigen weitere Studien: Wissenschaftler fanden heraus, dass auch die geistige Leistungsfähigkeit durch eine zusätzliche Einnahme von 15 g Whey-Protein pro Tag verbessert werden kann (Li F., 2024).

Mögliche Nebenwirkungen einer erhöhten Proteinaufnahme

Grundsätzlich sind bei einer erhöhten Proteinaufnahme keine gesundheitlichen Risiken zu erwarten, sofern keine schweren chronischen Erkrankungen vorliegen. Insbesondere bei eingeschränkter Nierenfunktion ist jedoch Vorsicht geboten, und eine Protein-Supplementation sollte mit einem Arzt abgesprochen werden. Bei gesunden Menschen ist die Proteineinnahme unproblematisch (Farahmandpour, 2024).

Exkurs: Wie viel Fleisch ist ok?

 Aber wie ist es mit Fleisch als Proteinquelle? Immerhin haben 100g Fleisch bis zu 30 Gramm Protein. Aber halt: Im Rahmen einer Longevity-Diät müssen Sie zwar nicht auf Fleisch als mögliche Proteinquelle verzichten. Allerdings sollten Sie es auch nicht übertreiben, denn es gibt starke Hinweise darauf, dass insbesondere rotes Fleisch (Rind, Schwein, Lamm, Ziege) gesundheitliche Risiken mit sich bringt. So fördert der Konsum die

Entstehung von Herz-Kreislauf-Erkrankungen und erhöht die Sterblichkeit im Vergleich zum Konsum von Fisch oder Geflügel (Zhong, 2020).

Allerdings sind die Effekte – für alle Fleischesser beruhigend – sehr gering und teilweise auch umstritten (Zeraatkar, 2019). So erhöht der wöchentliche Konsum von zwei zusätzlichen Fleischmahlzeiten in der zitierten Studie das Risiko, innerhalb von 20 Jahren zu versterben oder eine Herz-Kreislauf-Erkrankung zu erleiden, um weniger als 5 %.

Analysen zur Risikoerhöhung einer Krebserkrankung zeigen jedoch, dass der Konsum von rotem Fleisch insgesamt für einige Krebsarten (z. B. Brust-, Darm-, Lungen- und Leberkrebs) das Risiko um etwa 20 % erhöht (Farvid, 2021).

Besonders bedenklich: „Processed Meat"; Je mehr ein Stück Fleisch durch die industrielle Mühle gedreht wurde, desto schädlicher ist es, da durch verarbeitende Prozesse Substanzen entstehen, die Sie wirklich nicht haben wollen. Insbesondere das Pökeln oder Räuchern führt zur Entstehung von Krebs-erregenden Substanzen, das Braten bei sehr hohen Temperaturen jedoch auch. Diese Substanzen können zu DNA-Schäden und Krebsentstehung führen, insbesondere zu Darmkrebs (Turesky, 2018). Achten Sie daher auf schonend oder gar nicht verarbeitetes, frisches Fleisch.

Etwas amüsant sind die Ergebnisse einer vergleichenden Analyse zum Risiko des Fleischkonsums im Verhältnis zum positiven Effekt sportlicher Aktivität (Wu Y., 2023). Demnach müssten Sie pro Woche 40 Minuten Muskeltraining oder täglich 4.100 Schritte absolvieren, um die Risiken eines täglichen Konsums von 100 g rotem Fleisch zu kompensieren – es gibt also auch für Fleischesser noch Hoffnung!

Nur am Rande: Die Nährstoffe

Ein weiterer wichtiger Aspekt der Ernährung ist neben der Energie-Aufnahme die Zufuhr von Nährstoffen, die positive Auswirkungen auf das Altern haben. Vitamine, Mineralien und Spurenelemente sind als wichtige Nahrungskomponenten für ein gesundes Leben bekannt. Neben diesen gibt es jedoch noch zahlreiche weitere Substanzen in der Nahrung, die einen wesentlichen Einfluss auf unsere Gesundheit haben. Die wichtigste Gruppe sind die Polyphenole, die wir später noch genauer kennenlernen werden.

Polyphenole kommen wie die anderen Mikro-Nährstoffe vor allem in pflanzlichen Lebensmitteln vor, darunter:

- Obst (z. B. Beeren, Äpfel, Trauben)
- Gemüse (z. B. Zwiebeln, Spinat, Brokkoli, Artischocken)
- Kräuter (z. B. Rosmarin, Oregano)
- Nüsse
- Vollkornprodukte
- Getränke (z. B. grüner und schwarzer Tee, Kaffee, Rotwein, Kakao)
- Gewürze (z. B. Kurkuma, Zimt)

Sie sind vor allem in farbigen, unverarbeiteten Lebensmitteln enthalten und für ihre gesundheitlichen Vorteile bekannt. Auf die Polyphenole kommen wir im Abschnitt über exogene Moleküle nochmals zu sprechen.

Fazit

Vorab können wir feststellen, dass in der gezeigten Ernährungszusammensetzung aus der Longevity-Studie eine ausgewogene, pflanzenbasierte Ernährungsstrategie verfolgt wurde, die wesentliche positive Aspekte berücksichtigt.

Ich empfehle, regelmäßig proteinreiche Produkte zu konsumieren. Dazu zählen helles Fleisch, Soja oder Milchprodukte. Zusätzlich kann Whey-Protein-Pulver ergänzt werden, z. B. mit 0,5-1,0 g/kg Körpergewicht pro Tag. Insbesondere in Zeiten erhöhten Krafttrainings sollte auf eine ausreichende Proteinzufuhr geachtet werden. Wer rotes Fleisch essen möchte, kann dies in kleinen Mengen unbedenklich tun, sollte sich jedoch besser nicht daran gewöhnen, täglich Fleisch zu konsumieren.

Folgen einer unausgewogenen Ernährung

Was passiert, wenn wir uns nicht an solche Ernährungsstrategien halten, zeigt eine Studie mit etwas mehr als 130.000 Personen. Die Autoren der Studie untersuchten den Zusammenhang zwischen Gewichtszunahme und Ernährungsweise. Im Mittel nahmen die Teilnehmer über die 24-jährige Beobachtungszeit knapp 9 kg an Körpergewicht zu.

Besonders verantwortlich für die Gewichtszunahme waren Kohlenhydrate (v. a. Stärke und zugesetzter Zucker) in den Lebensmitteln. Sowohl der glykämische Index, die glykämische Last als auch die Gesamtmenge der konsumierten Kohlenhydrate spielten dabei eine entscheidende Rolle.

Negativ auf das Körpergewicht wirkten sich aus:

- Zuckerhaltige Getränke
- Verarbeitete Getreideprodukte
- Stärkehaltige Gemüsesorten wie Mais oder Kartoffeln

Positiv auf das Körpergewicht wirkten sich aus:

- Ballaststoffe
- Früchte und Vollkornprodukte
- Gemüse mit niedrigem Stärkeanteil

Daraus folgt: Wenn wir uns weder darum kümmern **wieviel** wir essen, noch **was** wir essen, wird es nichts mit der Longevity!

Ernährung im Detail

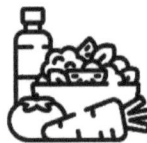 Nachdem wir bereits erste Erkenntnisse zur Ernährung gewonnen haben, möchte ich noch kurz und kompakt auf die eine oder andere Diät eingehen und weitere Studiendaten präsentieren. Denn nachdem wir **das Was und das Wieviel** umrissen haben, gibt es verschiedene Strategien, das konkret in eine Ernährung umzusetzen.

Am Ende des Kapitels werden Sie hoffentlich in der Lage sein, Ihre tägliche Ernährung auf ihre Longevity-Verträglichkeit hin zu analysieren und ggf. so umzustellen, dass Sie die meisten Lebensjahre herausholen können. Und da gibt es tatsächlich einiges zu holen!

Die Mediterrane Diät

Die mediterrane Diät ist eine Ernährungsweise, die sich an den traditionellen Essgewohnheiten der Mittelmeerregion orientiert und als eine der gesündesten Diäten gilt. Sie basiert auf einem hohen Verzehr pflanzlicher Lebensmittel wie Obst, Gemüse, Vollkornprodukten, Hülsenfrüchten, Nüssen und Olivenöl, das die Hauptquelle für Fett darstellt. Fisch und Meeresfrüchte werden regelmäßig gegessen, während Fleisch, insbesondere rotes Fleisch, sowie Zucker und verarbeitete Lebensmittel nur in Maßen konsumiert werden. Auch fermentierte Milchprodukte wie Joghurt und Käse sind in moderaten Mengen Teil der Ernährung.

Typisch ist außerdem ein moderater Konsum von Rotwein zu den Mahlzeiten. Diese Diät ist reich an Ballaststoffen, gesunden Fetten (vor allem Omega-3-

Fettsäuren) und Antioxidantien und hat nachweislich positive Effekte auf viele altersbedingte Erkrankungen (Dinu, 2018).

Eine der bekanntesten Studien zur mediterranen Diät war die PREDIMED-Studie. Im Rahmen der Studie sollten Probanden entweder eine Standard-Diät einhalten oder eine mediterrane Diät, zu der sie zusätzlich entweder 1 Liter Olivenöl pro Woche oder 30 g Nüsse pro Tag (davon 15 g Walnüsse) erhielten.

In der Folge wurde beobachtet, wie oft Herzinfarkte, Schlaganfälle oder Todesfälle aufgrund einer Herzerkrankung auftraten. Und tatsächlich zeigte sich ein deutlicher Effekt der mediterranen Diät – so deutlich, dass die Studie nach knapp 5 Jahren abgebrochen wurde.

Zu diesem Zeitpunkt war bereits klargeworden, dass die Teilnehmer der Standard-Gruppe ein fast 50 % höheres Risiko hatten, einen Herzinfarkt, Schlaganfall oder Todesfall zu erleiden. Ein deutlicher Vorteil der mediterranen Diät also – und das unabhängig davon, ob Nüsse oder Olivenöl als Zusatz konsumiert wurden, die Vorteile waren in beiden Gruppen sichtbar.

Mediterrane Ernährung und Gehirngesundheit

Auch das Risiko, an einer neurodegenerativen Erkrankung wie Alzheimer oder einer Einschränkung der geistigen Leistungsfähigkeit zu erkranken, ist durch eine mediterrane Diät um 10–30 % reduziert, wie kürzlich eine Analyse von 23 Studien zu diesem Thema ergab (Fekete, 2025).

Man nimmt übrigens an, dass die positiven Wirkungen der mediterranen Diät wesentlich durch die Polyphenole erreicht werden, die sowohl in Olivenöl als auch in Rotwein enthalten sind (Ditano-Vázquez, 2019). Mehr dazu im Kapitel über die exogenen Substanzen.

Und es ist nie zu spät, zu starten: Eine Studie an 120 Personen über 65 Jahren zeigte, dass eine 12-monatige mediterrane Ernährungsweise das biologische Alter wirksam reduzieren kann (Gensous, 2020).

Low-Carb-Diät

Die Low-Carb-Diät ist eine Ernährungsform, bei der die Aufnahme von Kohlenhydraten reduziert und der Fokus stattdessen auf Proteinen und Fetten gelegt wird. Ziel ist es, den Blutzuckerspiegel zu stabilisieren, die Insulinsensitivität zu verbessern und die Fettverbrennung zu fördern.

Typische Lebensmittel sind Fleisch, Fisch, Eier, gesunde Öle, Nüsse, Samen und kohlenhydratarme Gemüsesorten, während Zucker, Brot, Nudeln und stärkehaltige Lebensmittel gemieden werden. Low-Carb-Diäten können beim Abnehmen helfen, den Blutzucker regulieren und Entzündungen reduzieren, sind aber nicht für jeden langfristig geeignet.

Low-Carb-Diät und Longevity

Grundsätzlich sind Low-Carb-Diäten für die Longevity-Therapie geeignet, jedoch sollte darauf geachtet werden, dass ein ausreichender Anteil der Proteine und Fette aus pflanzlichen Quellen stammt, da tierische Quellen problematisch sind.

Eine Untersuchung an fast 100.000 Japanern ergab, dass insbesondere Herz-Kreislauf-Erkrankungen durch eine pflanzliche Basis für die Fett- und Proteinzufuhr vermieden werden können (Akter, 2021). Ähnliche Ergebnisse zeigte eine Untersuchung aus den USA: Wer Low-Carb mit Pflanzenprodukten betreibt, lebt länger als der Durchschnitt (Fung, 2010).

Die verminderte Zuckerzufuhr scheint darüber hinaus einen positiven Effekt auf die Entstehung von Krebserkrankungen zu haben (Ghorbani, 2023). Man sollte es jedoch nicht mit low-Carb übertreiben – Probanden einer schwedischen Studie mit etwa 25.000 Teilnehmern hatten auf die Dauer ein leicht erhöhtes Sterblichkeitsrisiko, wenn weniger als 5 % der täglichen Kalorien über Zucker konsumiert wurden (Ramne, 2019).

Auch im direkten Vergleich mit der mediterranen Diät kann sich die Low-Carb-Diät sehen lassen: Eine Untersuchung aus den USA fand in einer Studie mit Patienten mit schlecht eingestelltem Diabetes für beide Diäten vergleichbare Effekte auf Körpergewicht und Stoffwechsel (Currenti, 2023).

Aber Achtung: Personen, die in der Studie von Fung und Kollegen bei der Protein- und Fettquelle zu sehr auf tierische Produkte setzten, hatten ein höheres Sterberisiko. Und gleiches gilt auf für die

Low-Carb / High-Protein-Diät

Auch diese Ernährungsvariante ist kein Stein der Weisen der Ernährung, auch wenn es eine gute Möglichkeit zur Gewichtsreduktion ist. Allerdings hat eine umfassende Analyse der verfügbaren Studien mit mehr als 270.000 Teilnehmern für die Kombination von low-carb mit high-protein ebenfalls ein um 30 % erhöhtes Sterblichkeitsrisiko errechnet (Noto, 2013). Die Autoren der Studie führen die erhöhte Sterblichkeit zum Teil auf den erhöhten Anteil von Fetten und tierischen Proteinen in der Ernährung zurück. Alles in Allem ist aber nicht ganz klar, was wirklich die Ursache, da es wenig detaillierte Langzeitbeobachtungen der Protein-reichen Diäten gibt.

Fazit

Die Low-Carb-Diät erscheint, gerade bei pflanzenbasierter Proteinzufuhr, als ein sinnvolles Ernährungskonzept, wenn es um Gewichtsoptimierung geht. Auf Dauer ist jedoch ein moderater Konsum von Kohlenhydraten unproblematisch und sollte seinen Platz in der Ernährung haben.

Achten Sie auf eine Reduktion der Fette und der tierischen Proteine – im Vergleich zu einer Low-Carb-Diät hatte eine Low-Fat-Diät in einer großen Ernährungsstudie mit 300.000 älteren Teilnehmern in den USA auf lange Sicht einen etwas günstigeren Effekt auf die Lebenserwartung (Zhao Y., 2023).

Die Ketogene Diät (Low-Carb, High-Fat)

Die ketogene Diät ist eine kohlenhydratarme, fettreiche Ernährungsweise, die darauf abzielt, den Stoffwechsel in einen Zustand der Ketose zu versetzen. Im Vergleich zur Low-Carb-Diät ist der Kohlenhydratanteil nochmals geringer, um den Körper in Ketose zu bringen. In diesem Zustand nutzt der Körper anstelle von Glukose (aus Kohlenhydraten) hauptsächlich Ketonkörper (aus Fetten) als Energiequelle.

Um diesen Zustand zu erreichen, wird die Kohlenhydratzufuhr drastisch auf etwa 5–10 % der täglichen Kalorienmenge reduziert, während Fette ca. 70–80 % und Proteine 10–20 % der Ernährung ausmachen.

Typische Lebensmittel sind:

- Fleisch, Fisch, Eier
- Fettreiche Milchprodukte
- Gesunde Öle, Nüsse, Samen, Avocados
- Kohlenhydratarmes Gemüse wie Blattgemüse
- Zucker, Getreide, stärkehaltiges Gemüse und die meisten Früchte werden dagegen stark eingeschränkt.

Gesundheitliche Effekte der ketogenen Diät

Die ketogene Diät wird häufig zur Gewichtsabnahme eingesetzt und zeigt kurzfristig potenzielle gesundheitliche Vorteile für den Stoffwechsel (Rafiullah, 2022). Sie erfordert jedoch eine sorgfältige Planung, um Nährstoffmängel und Nebenwirkungen, wie die sogenannte "Keto-Grippe", zu vermeiden. Das sind Erschöpfungserscheinungen und Schmerzen, die während der Umstellung des Stoffwechsels zu Beginn einer Keto-Diät auftreten können.

Die Studienlage zur ketogenen Diät ist nicht so positiv wie im Falle der mediterranen Diät oder der Low-Carb-Diät. Beispielsweise hatten Teilnehmer einer Studie eine schlechtere körperliche Leistungsfähigkeit, wenn sie eine ketogene Ernährung verfolgten, verglichen mit einer kohlenhydratreichen Diät (Wachsmuth, 2022).

Möglicherweise liegt darin auch ein Problem der Keto-Diät: Kombiniert man diese mit sportlicher Aktivität, um abzunehmen, verliert man dabei offenbar mehr Muskelmasse als bei anderen Diäten (Xie Y., 2024).

Immerhin führte eine weitere Studie über 12 Wochen zumindest kurzfristig zu einer Verbesserung der Blutfettwerte (Gardner, 2022). Die Autoren dieser Studie merkten jedoch an, dass eine ketogene Ernährung das Risiko einer unzureichenden Nährstoffaufnahme birgt, da viele Gemüse- und Obstsorten vermieden werden.

Entsprechend zeigte eine Untersuchung an knapp 50 Erwachsenen mit Keto- oder Low-Carb-Diät, dass bei fast der Hälfte keine ausreichende Zufuhr an Vitamin B1 bestand und ein Mangel häufiger beobachtet wurde als bei anderen Diäten (Churuangsuk, 2024).

Fazit

Insgesamt ist die ketogene Diät eine Möglichkeit, um über einige Monate hinweg das Körpergewicht zu optimieren. Auf lange Sicht sollte man jedoch eher zu einer Low-Carb-Ernährung oder der mediterranen Ernährungsweise greifen (Brouns, 2018) und Vitaminpräparate in Betracht ziehen, um Mängel auszugleichen.

Die einseitige Ernährung führt in etlichen Studien über einen längeren Zeitraum zudem zu einer Verschlechterung der Blutfettwerte, sodass von einem erhöhten Risiko für Herz-Kreislauf-Erkrankungen ausgegangen werden kann (Patikorn, 2023).

High-Carb Diät

Die High-Carb-Diät basiert auf einem hohen Anteil an Kohlenhydraten und einem reduzierten Anteil an Fetten und Proteinen. Typische Lebensmittel dieser Ernährungsweise sind Vollkornprodukte, Obst, Gemüse, Hülsenfrüchte und stärkehaltige Lebensmittel wie Reis oder Kartoffeln.

Befürworter der High-Carb-Diät argumentieren, dass sie die Energieversorgung optimiert und den Stoffwechsel ankurbelt. Der große Anteil an Kohlenhydraten führt tatsächlich zu einer verbesserten muskulären Leistungsfähigkeit und zu einer Verbesserung der Cholesterinwerte bei sportlichen Personen im jüngeren Alter (Wachsmuth, 2022).

Allerdings gehen damit auch Nachteile einher: Eine Studie an Patienten zwischen 50 und 60 Jahren mit einer Zuckererkrankung Typ II und einer Leberverfettung ergab, dass eine High-Carb-Diät geringere positive Effekte auf den HbA1c-Wert hatte als eine Diät mit weniger Kohlenhydraten und mehr Fetten (Hansen, 2022).

Negative Aspekte sind weiterhin, dass ein hoher Kohlenhydratkonsum den Blutzuckerspiegel stark schwanken lassen kann, insbesondere wenn viele raffinierte Kohlenhydrate konsumiert werden. Die Wirksamkeit dieser Ernährungsform hängt stark von der Qualität der Kohlenhydrate und der individuellen Stoffwechselreaktion ab.

Die Trink-Diät

Es klingt so einfach: Eine oder zwei Mahlzeiten am Tag mit einer sorgfältig konzipierten Trinknahrung ersetzen, und schon purzeln die Pfunde. Tatsächlich haben solche Diäten in Studien gute Effekte auf das Körpergewicht gezeigt (Heymsfield, 2003).

Allerdings zeigte eine Untersuchung an mehr als 6.000 Personen im Alter von etwa 50 Jahren, dass der regelmäßige Konsum solcher Produkte auch Gefahren mit sich bringt.

Im Beobachtungszeitraum von etwa 14 Jahren hatten Personen mit wöchentlichem oder täglichem Konsum ein 50 % höheres Risiko zu versterben als Personen, die angaben, allenfalls selten auf solche Produkte zurückzugreifen (Zhao Y., 2024).

Mehr als eine kurzfristige Lösung zur Gewichtsreduktion sollten diese Ersatzmahlzeiten daher nicht sein.

Die Anti-oxidative Diät

Ein weiterer möglicher Ansatz zur Longevity-Ernährung ist die antioxidative Diät. Eine große US-Studie mit 50.000 Teilnehmern untersuchte den Einfluss der antioxidativen Kapazität der Nahrung auf die Lebenserwartung.

Das Ergebnis: Menschen mit einer sehr antioxidativen Ernährung hatten ein 34 % niedrigeres Sterblichkeitsrisiko im Vergleich zu Personen mit einer ernährungsbedingt hohen oxidativen Belastung (Wang P., 2023).

Zu den antioxidativ reichsten Lebensmitteln gehören:

- Früchte (Beeren, Trauben, Äpfel)
- Gemüse (Brokkoli, Spinat, Karotten, Tomaten)
- Hochwertige Öle (Olivenöl, Leinöl, Avocadoöl)
- Nüsse & Samen (Walnüsse, Mandeln, Chiasamen)
- Rotwein & dunkle Schokolade

Ausführliche Listen finden Sie im Internet.

Interessanterweise gibt es eine starke Überschneidung zwischen antioxidativen Lebensmitteln und der mediterranen Diät, was erklären könnte, warum diese Ernährungsweise so viele gesundheitliche Vorteile bietet.

Diät-Fazit

Die mediterrane Diät ist die wohl am besten untersuchte Ernährungsweise und hat erhebliches Longevity-Potenzial. Aber auch wer nicht strikt mediterran essen möchte, findet in einer pflanzen- und fruchtbasierten Ernährung mutmaßlich eine gesunde Lebensweise. Wesentlich ist, dass die Nahrungszusammenstellung aus Kohlenhydraten, Proteinen und Fetten nicht zu einseitig ist. Zuviel als auch Zuwenig von jeder der drei Komponenten ist auf Dauer nicht optimal.

Im Anhang finden Sie den **Mediterrean Diet Score**, mit dem Sie ausrechnen können, wie eng Sie mit Ihrer Ernährung an der Mediterranen Diät sind. Eine andere Möglichkeit ist der Healthy Diet Score. Beide Scores nehmen Sie bitte nicht zu wörtlich, aber Sie erkennen die Richtung, in die es gehen muss.

Fleisch ist möglich, sollte jedoch mit Bedacht und in Maßen konsumiert werden – auch weil im Alter eine ausreichende Proteinzufuhr wichtig für den Erhalt der Muskeln ist.

Eine sehr gute Internet-Seite, um sich über eine gesunde Ernährung zu informieren, ist der „Eatwell Guide" aus Großbritannien, diesen finden Sie über den gezeigten QR-Code.

Weitere Ernährungs-Facts

Sie finden hier einige weitere Facts rund um die Ernährung, die Sie beim Design Ihres persönlichen Ernährungskonzeptes berücksichtigen können.

Olivenöl

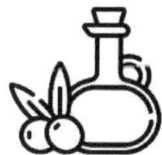 Wenn Sie sich mit der mediterranen Diät beschäftigen, kommen Sie um das extra native Olivenöl nicht herum. Extra nativ bedeutet, dass das Öl naturbelassen ist. Bei der Herstellung müssen die Temperaturen unter 27 Grad Celsius bleiben, und der Säuregehalt darf 0,8 % nicht überschreiten.

Durch die rein mechanische Bearbeitung des Öls wird ein höherer Anteil an Polyphenolen im Endprodukt erreicht. Aufgrund seiner günstigen Fettsäurezusammensetzung und bioaktiven Inhaltsstoffe wird Olivenöl in der mediterranen Ernährung als gesunde Fettquelle empfohlen.

Olivenöl ist ein hochwertiges pflanzliches Öl, das für seine gesundheitlichen Vorteile geschätzt wird. Es besteht hauptsächlich aus einfach ungesättigten Fettsäuren, vor allem Ölsäure (ca. 55–83 %), die entzündungshemmende und antioxidative Eigenschaften haben soll und ein natürlicher SIRT1-Aktivator ist (Santa-María, 2023).

Darüber hinaus enthält es Polyphenole (u. a. Tyrosol/Hydroxytyrosol), die als Antioxidantien wirken und Zellen vor oxidativem Stress schützen. Weitere wertvolle Inhaltsstoffe sind Vitamin E, das die Haut und Zellmembranen schützt, sowie Squalen, ein bioaktiver Stoff mit potenziell krebshemmenden Eigenschaften (Newmark, 1999).

Besonders extra natives Olivenöl ist reich an sekundären Pflanzenstoffen wie Oleocanthal, das entzündungshemmend wirkt und mit positiven Effekten auf Krebserkrankungen in Verbindung gebracht wird (González-Rodríguez, 2023).

Olivenöl, Lebenserwartung und Prävention

Erst kürzlich konnte eine Übersichtsarbeit nachweisen, dass der Konsum von Olivenöl die allgemeine Sterblichkeit um 15 % senken kann (Saz-Lara, 2024).

Genauere Angaben liefert eine Studie, die 2.745 Italiener über 17 Jahre beobachtete. Dabei wurde mittels Befragungen genau erfasst, wer wie viel Olivenöl zu sich nahm. Ebenso wurde dokumentiert, wie sich der Gesundheitszustand der Personen in Bezug auf Krebserkrankungen und die Gesamtsterblichkeit entwickelte.

Ergebnisse:

Besonders positiv war die Wirkung auf die Krebssterblichkeit, die durch einen hohen Olivenöl-Konsum (>50 g pro Tag) um beeindruckende 50 % reduziert war. Interessanterweise konsumierte diese Gruppe neben dem Olivenöl auch 180 ml Wein pro Tag.

Die Gesamtsterblichkeit war in der Gruppe des mittleren Olivenöl-Konsums (30–50 g pro Tag) um 24 % reduziert – ebenfalls beeindruckend.

Eine ähnlich große Meta-Analyse von 30 Studien ergab bereits vor einigen Jahren, dass der Konsum von Olivenöl signifikant positive Effekte auf Entzündungsmarker im Blut hat und die Gefäßfunktion verbessern kann (Schwingshackl, 2015).

Neben der positiven Wirkung auf das Herz-Kreislaufsystem hat Olivenöl offenbar auch eine präventive Wirkung auf das Auftreten von Krebserkrankungen. In der PREDIMED-Studie reduzierte der Konsum von Olivenöl das Brustkrebsrisiko bei Frauen über einen Beobachtungszeitraum von fast 5 Jahren um fast 70 %! (Toledo, 2015).

Und last but not least: Wissenschaftler aus den USA begleiteten 92.000 Personen über 28 Jahre. Alle 4 Jahre wurden die Essgewohnheiten erfasst und mit Todesfällen im Zusammenhang mit einer Demenzerkrankung korreliert.

Ergebnis:
Personen, die mehr als 7 g Olivenöl pro Tag konsumierten, hatten ein 28 % geringeres Risiko zu versterben als Personen, die nie oder kaum Olivenöl konsumierten (Tessier, 2024).

Diese Liste von positiven Effekten ließe sich noch weiter fortsetzen, aber die Botschaft bleibt klar: Olivenöl ist ein echter Longevity-Faktor!

Tipp: Olivenöl darf auch zum Braten verwendet werden!

Man schätzt, dass in der mediterranen Diät etwa 50 % des Olivenöls durch Braten und Kochen konsumiert wird (Chiou, 2017), da die Lebensmittel das Öl beim Braten aufnehmen und anschließend verzehrt werden.

Weiterhin kam eine Übersichtsarbeit aus dem Jahr 2015, die 23 Studien auswertete, zu dem Schluss, dass Olivenöl seine schützenden Eigenschaften auch beim Kochen oder Braten behält und durch den Vorgang keine negativen Folgen zu befürchten sind (Sayon-Orea, 2015). Wichtig ist, dass Sie natives oder extra natives Öl verwenden, die Temperatur kontrollieren und das Öl nicht so stark erhitzen, dass es beginnt zu rauchen.

Walnüsse

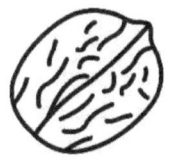 Walnüsse wurden in einer der beiden Interventionsgruppen der PREDIMED-Studie als zentrale Ernährungskomponente (15 g pro Tag) eingesetzt, enthalten in 30 g Nussmischung pro Tag. Und das nicht von ungefähr: Sie enthalten Vitamin E, Polyphenole, Omega-3-Fette und Ballaststoffe (ca. 8g pro 100 Gramm). Das Haupt-Polyphenol ist das Ellegitannin, das im Darm zu Urolithin A konvertiert wird und anti-entzündlich wirkt und zur mitochondrialen Gesundheit beitragen kann. Etwa 9 % der Walnuss bestehen außerdem aus Alphaliponsäure (ALA), einer wertvollen Omega-3-Fettsäure, über die wir später noch sprechen.

Man kann die positiven Effekte eines gesteigerten Walnuss-Konsums entsprechend auch mit wissenschaftlichen Daten untermauern. So fand eine Untersuchung mit mehr als 90.000 Teilnehmern über einen Zeitraum von 20 Jahren, dass ein Walnusskonsum von mindestens 5 Portionen pro Woche die Sterblichkeit um 14 % senken konnte (Liu X. , 2021). Darüber hinaus zeigt eine zusammenfassende Analyse von 17 Studien rund um die Walnuss, dass der Konsum Cholesterin-Werte und Entzündungsparameter (IL-6 und TNFalpha) senken kann (Mateş, 2022), allerdings ist die Effektstärke nur schwach bis moderat.

In Tier-Experimenten haben Walnüsse auch schon Effekte gegen Tumorwachstum gezeigt und vor einigen Jahren konnte das auch am Menschen in einer kleinen Studie nachgewiesen werden (Hardman, 2019), allerdings gibt es keine weiteren Daten aus großen Studien dazu.

Ein zusätzlicher Aspekt des regelhaften Walnuss-Konsum ist die gesteigerte Kalorienaufnahme, die insbesondere im Alter ein zusätzlicher positiver Effekt ist, um einem Verlust an Gewicht vorzubeugen (Bitok, 2017).

Fazit

Walnüsse haben einen Platz in jeder Longevity-Diät verdient. Sie sind ein Lieferant für Alphaliponsäure, Vitamin E und Ballaststoffe. Die Effekte sind insgesamt gut nachgewiesen, jedoch in ihrer Ausprägung nur schwach bis moderat. Ich empfehle täglich die Hälfte Ihres Lebensalters in Gramm an Walnüssen. Da sichert die ALA Zufuhr und gerade im Alter ausreichend Kalorien.

Knoblauch

Was ist eigentlich dran an dem Mythos, dass Knoblauch ein Longevity Superfood ist? Zumindest hält sich dieses Gerücht hartnäckig (FOCUS, 2024).

Und passend dazu hat eine Beobachtungsstudie an mehr als 20.000 Personen über 9 Jahre tatsächlich ergeben, dass häufiger Knoblauchkonsum im Alter von 60 Jahren (mehr als 5× pro Woche!) mit einem längeren Überleben vergesellschaftet war (Shi, 2019). Die Mortalität lag in dieser Gruppe 22 % unter der Sterblichkeit derjenigen, die selten Knoblauch aßen. Kein allzu großer aber doch messbarer Effekt.

Ursächlich für die positiven Effekte von Knoblauch sind vielfältige antioxidative Substanzen, Enzyme und Aminosäuren, die in Knoblauch enthalten sind. Diese sollen eine anticarcinogene, antibakterielle, antivirale, entzündungshemmende, antidiabetische und blutdrucksenkende Wirkung haben (Rahman K., 2003).

Tatsächlich lässt sich insbesondere bei bestehendem Bluthochdruck ein relevanter blutdrucksenkender Effekt von Knoblauch nachweisen (Ried, 2016) (Rahmatinia, 2024). Allerdings scheint damit keine messbare Senkung der Sterblichkeit einherzugehen (Stabler, 2012).

Darüber hinaus hat Knoblauch bei Patienten mit bestehender Herz-Kreislauf-Erkrankung einen spürbar positiven Effekt auf Blutfette und Entzündungsparameter (Gadidala, 2023), was in zahlreichen Studien bestätigt wurde.

Bezüglich einer schützenden Wirkung gegen die Entstehung einer Krebserkrankung gibt es jedoch in großen Analysen der verfügbaren Literatur keine eindeutigen Erkenntnisse (Chiavarini, 2016) (Lee J., 2021).

Fazit

Alles in allem ist Knoblauch zwar eine Therapieoption insbesondere für Personen mit erhöhtem Risiko für eine Herz-Kreislauf-Erkrankung oder erhöhtem Blutdruck, jedoch kein Longevity-Superfood.

Süßigkeiten sind gut!

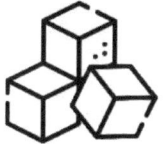

Eine Longevity-Therapie macht nur dann Sinn, wenn sie auch Spaß macht. Sehr hilfreiche Erkenntnisse dazu liefert eine schwedische Ernährungsstudie mit etwa 70.000 Personen.

Die Studie untersuchte eigentlich die gesundheitlichen Folgen von Zuckerzusatz in der Ernährung. Wenig überraschend zeigte sich ein Zusammenhang zwischen dem Konsum von Zuckerzusatz und dem Auftreten von Herz-Kreislauf-Erkrankungen.

Völlig unerwartet war jedoch, dass der Konsum von Kuchen und Leckereien negativ mit dem Auftreten dieser Erkrankungen korrelierte. Das bedeutet, dass Personen, die dies regelmäßig konsumierten, seltener an Herz-Kreislauf-Erkrankungen litten als Personen, die das nicht taten (Janzi, 2024).

Eine Erklärung der etwas ratlosen Autoren der Studie ist, dass der Konsum von Kuchen oder Süßigkeiten ein Hinweis auf ein funktionierendes Sozialleben sein könnte. Man vermutet, dass Personen mit höherem Kuchenkonsum sich häufiger mit anderen treffen und insgesamt ein aktiveres und „gesünderes" Sozialleben haben als Personen, die keinen Kuchen essen.

Gönnen Sie sich also auch im Rahmen Ihrer Longevity-Therapie gerne hin und wieder ein Stück Ihrer Lieblingstorte! Sofern Sie dadurch nicht unnötig viele Kalorien zu sich nehmen, sind die Effekte keinesfalls negativ.

Zucker / Zuckerzusatz

Zuckerzusatz bezeichnet Zucker, der Lebensmitteln und Getränken während der Herstellung oder Zubereitung hinzugefügt wird. Er unterscheidet sich von natürlichem Zucker, der in Obst, Milch und anderen Lebensmitteln vorkommt. Typische Beispiele sind Haushaltszucker (Saccharose), Maissirup mit hohem Fruchtzuckergehalt und Honig.

Obwohl Zuckerzusätze in unserer Ernährung verpönt sind, lohnt sich ein differenzierter Blick. Beispielsweise kann man aufgrund einer Vielzahl aktueller Daten verlässlich schließen, dass Zucker und Zuckerzusatz in der Ernährung nicht zu einer erhöhten Krebssterblichkeit führen (Huang C., 2023).

Ein schwacher Zusammenhang ergab sich zwischen dem Zuckergehalt der Ernährung und dem Sterblichkeitsrisiko, das sich nur gering, um rund 10 %, erhöhte.

Interessant in diesem Zusammenhang: Es macht keinen Unterschied, ob der Zucker oder Fruchtzucker bereits in der Nahrung enthalten ist oder als Zuckerzusatz während der Verarbeitung zugesetzt wird (Huang C., 2023). Weitere verlässliche Daten liefert auch eine Studie mit mehr als 100.000 weiblichen Teilnehmerinnen über eine Beobachtungszeit von etwa 18 Jahren. Diese Studie untersuchte den Einfluss von Zuckerzusatz in der Ernährung und den Konsum von zuckerhaltigen Getränken auf das Auftreten von Herz-Kreislauf-Erkrankungen.

Ergebnisse:

- Der Konsum von mehr als 15 % der täglichen Kalorien über Zuckerzusatz erhöhte das Risiko einer Herz-Kreislauf-Erkrankung lediglich um 8 %.
- Der Konsum von mindestens einem zuckerhaltigen Getränk pro Tag erhöhte das Risiko moderat um 30 % (Yang B., 2022).

Daten aus anderen Untersuchungen ergaben ähnlich geringe Effekte für Zuckerzusatz in festen Nahrungsmitteln, während zuckerhaltige Getränke durchweg deutlich schlechter abschnitten.

Aus diesen Daten ergibt sich, dass der Zuckergehalt der Nahrung offensichtlich nur ein untergeordnetes Problem darstellt. Viel entscheidender ist der absolute Gehalt an Kalorien. Denn Zuckerzusatz oder der Konsum von zuckerhaltigen Getränken führen zu einer allgemeinen Erhöhung der Kalorienmenge. Der Rest der Mahlzeit wird nämlich nicht in dem Maße reduziert, wie zusätzlich Kalorien durch Zucker zugeführt werden (Malik, 2022).

Und obwohl Zucker, wie gezeigt, das Risiko für Herz-Kreislauf-Erkrankungen leicht erhöhen kann, ist das durch die erhöhte Kalorienzufuhr entstehende Übergewicht der weitaus entscheidendere Faktor für Folgeerkrankungen und Sterblichkeit.

Dies wird auch durch eine Studie mit mehr als 10.000 chinesischen Probanden gestützt, die den Zusammenhang zwischen Körpergewicht und der Entwicklung von Typ-2-Diabetes untersuchte. Die Auswertung ergab, dass die Entwicklung der Zuckerkrankheit maßgeblich durch einen erhöhten BMI beeinflusst wird (Liu Y., 2023).

Zuckerersatzstoffe

Non-nutritive Süßstoffe (NNS) sind Süßstoffe, die wenig bis keine Kalorien enthalten und oft als Ersatz für Zucker verwendet werden. Sie sind wesentlich süßer als Zucker, sodass nur geringe Mengen benötigt werden.

Beispiele sind: Aspartam, Sucralose, Stevia, Saccharin, Acesulfam-K

Sie werden in Lebensmitteln, Getränken und Medikamenten eingesetzt, um den Geschmack zu verbessern, ohne die Kalorienaufnahme zu erhöhen.

Es gibt eine Vielzahl von wissenschaftlichen Studien, die eine mögliche schädliche Wirkung von Süßstoffen untersuchen. Der Trend ist zumindest nicht schlecht: Süßstoffe haben offenbar keinen akuten, negativen Effekt auf unseren Stoffwechsel wie kürzlich eine Meta-Analyse von 36 Studien zu diesem Thema ergab (Zhang R., 2023). Auch langfristig sind eher geringe negative gesundheitliche Auswirkungen zu befürchten. Eine Analyse der Daten von 130.000 Personen ergab pro Teelöffel zusätzlicher künstlicher Süßstoffe ein um 1,2-3,5 % erhöhtes Risiko für Herzkreislauferkrankungen (Sun T., 2024), während die Daten von etwas mehr als 100.000 Personen allerdings ein um 13 % erhöhtes Krebs-Risiko ergaben (Debras, 2022).

Überraschenderweise gibt es keine verlässlichen Hinweise darauf, dass diese Zuckerersatzstoffe einen negativen Effekt auf unser Darmmikrobiom haben (Conz, 2023). Eine Untersuchung der Daten von 1.500 Kindern und Jugendlichen zeigte außerdem, dass die Verwendung von Süßstoffen im Vergleich zu gezuckerten Getränken mit einer geringeren Zunahme des BMI verbunden war (Espinosa, 2023).

Fazit

Zucker ist für sich genommen wenig problematisch, sofern der Konsum nicht mit einer erhöhten Kalorien-Menge insgesamt einhergeht. Zucker-Ersatzstoffe sollte man lieber weglassen, auch wenn mit dem Konsum nur geringe Risiken verknüpft sind.

Food Environment

Unser **Home Food Environment** – also die Art und Weise, wie Lebensmittel und Essen in unserem Zuhause verfügbar, sichtbar und organisiert sind – spielt eine entscheidende Rolle für unsere Ernährungsgewohnheiten und damit auch für unsere Gesundheit und Langlebigkeit. Studien zeigen, dass wir vor allem das essen, was leicht zugänglich ist. Wenn frisches Obst auf dem Tisch steht, greifen wir eher dazu, während ungesunde Snacks in Sichtweite die Versuchung erhöhen. Auch die Art, wie wir Lebensmittel lagern, portionieren oder präsentieren, beeinflusst unbewusst unser Essverhalten. Ein bewusst gestaltetes Home Food Environment kann daher helfen, gesündere Entscheidungen zu treffen – beispielsweise durch das Platzieren nährstoffreicher Lebensmittel in greifbarer Nähe, das Vermeiden von verarbeiteten Snacks oder das Vorbereiten gesunder Mahlzeiten im Voraus. Wer langfristig gesund und leistungsfähig bleiben möchte, sollte sein Zuhause so gestalten, dass es gute Entscheidungen unterstützt. Einer kürzlich erschienenen Befragung von fast 5000 Personen zufolge sollten Sie:

- Nie vor dem Fernseher essen
- Keinen Fernseher im Essbereich haben
- Keine ungesunden Getränke (Zucker!) haben
- Weniger Essen gehen
- Gemüse und Früchte zu Hause haben
- Öfter Früchte einkaufen gehen
- Öfter selber kochen
- Keine salzigen Snacks oder Süßigkeiten zu Hause haben

Denn all das führt offenbar eher zu Übergewicht und einer fettreichen Ernährung (Kegler, 2021).

Und noch etwas zum Schmunzeln... Nicht nur der Apfel auf dem Küchentisch beeinflusst, wie gesund wir essen – sondern auch, wie weit der nächste Supermarkt mit frischem Gemüse oder der Dönerladen um die Ecke entfernt ist. Studien zeigen: Wer in der Nähe von gesunden Lebensmittelgeschäften wohnt, greift eher zu Obst und Gemüse. Wer hingegen nur drei Schritte bis zur nächsten Pizza-Bude hat, entwickelt plötzlich ein erstaunliches Talent für "spontane Ausnahmen".

Also, wenn Sie sich wundern, warum Ihre Ernährung aus mehr Croissants als Karotten besteht – vielleicht liegt es weniger an Ihrem Willen als an Ihrer Wohngegend. (Clynes, 2023).

Meal Sequencing

Meal Sequencing ist im Grunde die Kunst, Ihre Mahlzeiten in der richtigen Reihenfolge zu genießen – gewissermaßen das kulinarische Pendant zu „erst die Arbeit, dann das Vergnügen". Indem Sie zunächst Gemüse und Proteine zu sich nehmen und die Kohlenhydrate erst zum Schluss verzehren, steigt Ihr Blutzuckerspiegel langsamer an, anstatt sich rasant in die Höhe zu schrauben (Sun L. , 2020). Ihr Körper profitiert von einer stabileren Insulinreaktion, und Sie vermeiden das bekannte Mittagstief. Daher könnte es sich lohnen, beim nächsten Mal mit dem Salat zu beginnen – auch wenn Ihr innerer Genießer vielleicht flüstert: „Die Pasta zuerst!"

ABER: Die Effekte sind zwar in Studien recht gut nachgewiesen, allerdings lohnt sich ein genauer Blick: Gemüse wird teilweise 15 Minuten vor den Kohlehydraten gegessen. Sie müssen also erstmal das Gemüse verputzen und dann eine Pause machen…das geht mir entschieden zu weit und zusehr auf Kosten des Genusses. Aus meiner Sicht sind solche Ansätze eher theoretischer Natur. Aber wenn Sie sich für das Meal Sequencing begeistern können, gefällt Ihnen bestimmt auch diese Erkenntniss: Wenn Sie Ihr Essen unzerkaut herunterwürgen, kann das ebenfalls positive Effekte auf Ihre Insulin-Ausschüttung haben, die dann geringer ausfälle (Kamemoto, 2024).

Das Mikrobiom

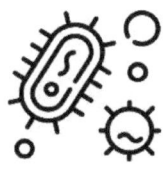 Nachdem wir einiges über die Ernährung gehört haben, bleiben wir beim Thema Darm: Das Mikrobiom des Darms, auch Darmflora genannt, ist die Gemeinschaft aller Mikroorganismen, die in unserem Verdauungstrakt leben. Diese Mikroorganismen bestehen hauptsächlich aus Bakterien, aber auch Viren, Pilze und andere Mikroben gehören dazu. Der größte Teil dieser Gemeinschaft befindet sich im Dickdarm.

Das Darmmikrobiom spielt eine zentrale Rolle für unsere Gesundheit. Es hilft uns, Nahrung zu verdauen, indem es Stoffe wie Ballaststoffe in Energie und nützliche Moleküle umwandelt. Dabei muss man sich das Mikrobiom wie ein hochflexibles Gebilde vorstellen, das variabel und schnell auf das reagiert, was wir als Nahrung zuführen (David, 2014). Außerdem produziert es wichtige Vitamine (z. B. Vitamin K und einige B-Vitamine) und kurzkettige Fettsäuren, die gut für unsere Darmzellen sind.

Ein vitales Darmmikrobiom ist ein Gleichgewicht zwischen verschiedenen Arten von Mikroorganismen. Wenn dieses Gleichgewicht gestört wird – zum Beispiel durch eine unausgewogene Ernährung, Stress oder Antibiotika – können gesundheitliche Probleme wie Verdauungsstörungen, Entzündungen, Herz-Kreislauf-Erkrankungen (Tang, 2013), Stoffwechselstörungen (Cani, 2007) oder sogar Krebs (Yu, 2010) entstehen.

Ein gesundes Mikrobiom ist essenziell für gesundes Altern.

Kurz gesagt: Das Mikrobiom des Darms ist ein komplexes, flexibles Netzwerk von Mikroben, das für die Verdauung, den Schutz und die allgemeine Gesundheit des Körpers unverzichtbar ist – und damit auch für die Longevity-Therapie ein wichtiger Aspekt.

Wissenschaftliche Erkenntnisse zum Mikrobiom

2021 hat eine Gruppe von Wissenschaftlern das Darmmikrobiom von über 1000 Personen analysiert. Neben der Zusammensetzung verschiedener Bakterienarten wurden die Essgewohnheiten sowie die Stoffwechselreaktionen auf Hunderte von Mahlzeiten erfasst. Dabei zeigte sich ein enger Zusammenhang zwischen unserem Ernährungsstil und den Bakterien in unserem Darm.

Unsere Ernährung steuert offenbar die Zusammensetzung unseres Darmmikrobioms. Besonders eine gesunde, pflanzenbasierte und faserreiche Ernährung förderte in dieser Untersuchung eine günstige Zusammensetzung des Darmmikrobioms.

Aber warum ist das wichtig? Ganz einfach: Wie unser Körper auf eine Mahlzeit reagiert, hängt maßgeblich von der Art unseres Darmmikrobioms ab.

So fanden die Wissenschaftler einen engen Zusammenhang zwischen einem vitalen Darmmikrobiom, einer normalen Blutzuckerreaktion auf eine Mahlzeit sowie verminderten Blutmarkern für entzündliche und krankheitsauslösende Faktoren (Asnicar, 2021).

Denken Sie an die Hallmarks of Ageing: Ein gestörtes Darmmikrobiom ist eine davon. Daher sollten wir im Rahmen unserer Longevity-Bestrebungen darauf achten, unsere Darmflora zu hegen und zu pflegen.

Bevor wir über mögliche Mikrobiom-Therapien sprechen, noch ein paar Anmerkungen zur Darm-Hirn-Achse und zur Darm-Muskel-Achse:

Die Darm-Hirn-Achse

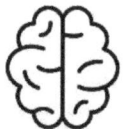 Es gibt eine enge Verzahnung zwischen Darm und Gehirn: die Darm-Hirn-Achse. Sie beschreibt die wechselseitige Verbindung zwischen dem Verdauungssystem und dem zentralen Nervensystem. Neueste wissenschaftliche Erkenntnisse zeigen, dass der Darm nicht nur für die Nahrungsverwertung zuständig ist, sondern auch eine zentrale Rolle in der Regulation von Emotionen, kognitiven Funktionen und dem allgemeinen Wohlbefinden spielt (Lang, 2024).

Untersuchungen an Personen im Alter von 65 Jahren haben gezeigt, dass ein vitales Mikrobiom sowohl schlaffördernd wirkt als auch die Gehirnleistung verbessert (Anderson, 2017).

Über ein komplexes Netzwerk aus Nervenbahnen, Hormonen und Immunbotenstoffen kommunizieren Darm und Gehirn kontinuierlich miteinander.

Störungen in der Darm-Hirn-Achse werden zunehmend mit neurologischen, psychischen und entzündlichen Erkrankungen in Verbindung gebracht. Beispielsweise haben 60–80 % der Patienten mit einer Parkinson-Erkrankung (= Erkrankung des Gehirns) auch Verdauungsstörungen (Barone, 2009).

Nehmen Sie diese Erkenntnisse als Anlass, Ihre Ernährung auf Longevity-Kurs zu bringen und sie mit Polyphenolen und Ballaststoffen anzureichern (siehe unten).

Die Darm-Muskel-Achse

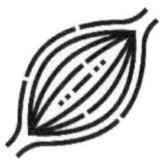 Aus vielen Untersuchungen an Tieren weiß man, dass eine enge Verbindung zwischen dem Mikrobiom des Darms und der Muskelgesundheit besteht. Wie bereits in den Kapiteln zu den Hallmarks of Ageing und der Ernährung erwähnt, kommt es im Alter und durch falsche Ernährung zu einer Störung des Darmmikrobioms und in der Folge zu erhöhtem Entzündungsstress in der Blutbahn – unter anderem durch zirkulierende Bakterienbestandteile. Diese wirken sich negativ auf den Stoffwechsel menschlicher Muskelzellen aus (Liang, 2013) und führen zu einer gestörten Glukoseverwertung. Außerdem gibt es offenbar eine enge Verbindung zwischen diesen systemischen Entzündungsreizen und dem altersbedingten Muskelschwund (Sarkopenie)

(Jensen, 2008). Ein geschädigtes Mikrobiom begünstigt die Entstehung altersbedingter Gebrechlichkeit.

Spannend sind in diesem Zusammenhang Ergebnisse einer Tierstudie, bei der die Tiere einen bestimmten Bakterienstamm zugeführt bekamen, von dem man annahm, dass er die Qualität des Darmmikrobioms verbessern könnte. Tatsächlich führte diese Therapie nicht nur zu Veränderungen im Mikrobiom, sondern auch zu einem Rückgang der Entzündungsparameter im Blut und gleichzeitig zu einer Verbesserung von Parametern des Muskelschwunds in untersuchten Muskelzellen (Bindels, 2012).

Ähnliches beobachteten Forscher bei Tieren, die nach einer mehrwöchigen Gabe von Laktobazillen verschiedenen Leistungstests unterzogen wurden. Die Versuchstiere hatten eine verbesserte Muskelausdauer, und es wurde eine Zunahme der Muskelmasse verzeichnet (Chen Y.-M., 2016). Die direkte Beeinflussung der Muskelgesundheit über das Mikrobiom des Darms konnte somit eindrucksvoll gezeigt werden.

Dass diese Ergebnisse offenbar teilweise auch auf den Menschen übertragbar sind, zeigte eine Analyse der Darmbakterien von älteren Patienten mit diagnostizierter Gebrechlichkeit. Bei diesen Patienten fand man eine deutlich reduzierte Anzahl der „guten" Laktobazillen und eine starke Vermehrung der „schlechten" Enterobakterien und anderer Mikroorganismen im Darmmikrobiom (Tongeren, 2005). Wesentlich scheint dabei eine Verminderung der sogenannten Butyrat-produzierenden Bakterienstämme zu sein.

Butyrat-produzierende Darmbakterien, wie *Faecalibacterium prausnitzii, Roseburia spp.* und *Eubacterium rectale*, fermentieren **Ballaststoffe** zu Butyrat, einer kurzkettigen Fettsäure mit entzündungshemmenden und darmgesundheitsfördernden Eigenschaften (Cox, 2009). Butyrat dient den Darmzellen als Energiequelle, stärkt die Darmbarriere, reguliert das Immunsystem und kann Stoffwechselerkrankungen positiv beeinflussen.

Passend dazu konnte eine Untersuchung an über 100 älteren Personen zeigen, dass in Pflegeeinrichtungen lebende Senioren weniger Butyrat-produzierende Bakterienstämme im Darmmikrobiom aufwiesen als eine aktivere Vergleichsgruppe (Claesson, 2012). Allerdings bleibt unklar, was Ursache und was Wirkung ist.

- Führt Inaktivität zu einer Veränderung des Mikrobioms?
- Oder vermindert ein „schlechtes" Mikrobiom die körperliche Aktivität?

Auch ohne eine klare Antwort auf diese Frage ist offensichtlich, dass wir unser Mikrobiom als wichtigen Longevity-Faktor begreifen müssen, den es zu pflegen gilt.

Das Zusammenspiel von Gehirn, Darm und Muskeln

Zum Abschluss noch ein Beispiel dafür, dass Gehirn, Darm und Muskeln eine echte „Dreiecksbeziehung" unterhalten:

In einer Studie an Mäusen stellte man fest, dass die Lust und Befriedigung, die die Tiere durch körperliche Aktivität empfanden, unter anderem auch von einem gesunden Mikrobiom abhing (Dohnalová, 2022).

Denn offenbar werden im Darm Botenstoffe produziert, die im Rahmen von körperlicher Aktivität zu einem gesteigerten Lustempfinden führen. Das heißt: Wer ein gesundes Mikrobiom hat, empfindet Sport angenehmer und wird sich leichter tun, auch morgen wieder die Laufschuhe zu schnüren oder in die Klickpedale zu steigen!

Schauen wir uns daher unbedingt einige Möglichkeiten an, wie wir unser Mikrobiom in einem gesunden Zustand halten können.

Ballaststoffe pflegen das Mikrobiom

 Warum sind Ballaststoffe eigentlich so wichtig? Lassen Sie uns das genauer betrachten.

Ballaststoffe sind pflanzliche Nahrungsbestandteile, die vom menschlichen Verdauungssystem nicht vollständig abgebaut oder verdaut werden können. Sie bestehen hauptsächlich aus komplexen Kohlenhydraten wie Zellulose, Pektin, Inulin oder Hemizellulose und kommen vor allem in Vollkornprodukten, Hülsenfrüchten, Gemüse, Obst, Nüssen und Samen vor. Das bedeutet, dass eine Longevity-Diät zu einem erheblichen Teil aus Ballaststoffen besteht.

Obwohl sie keine direkten Nährstoffe liefern, erfüllen Ballaststoffe wichtige Funktionen für die Verdauung.

Grundsätzlich werden Ballaststoffe in zwei Gruppen unterteilt:

- Lösliche Ballaststoffe (z. B. Pektin, Inulin, Beta-Glucane) binden Wasser, bilden eine gelartige Substanz und dienen als Nahrung für die Darmbakterien. Sie fördern die Produktion von **kurzkettigen Fettsäuren** (SCFAs).

- Unlösliche Ballaststoffe (z. B. Zellulose, Lignin) erhöhen das Stuhlvolumen, beschleunigen die Darmbewegung und unterstützen eine gesunde Verdauung, indem sie Verstopfung vorbeugen.

Ballaststoffe tragen nicht nur zur Darmgesundheit bei, sondern beeinflussen auch den Stoffwechsel. Eine ausreichende Zufuhr – empfohlen sind etwa 30–40 g pro Tag – kann durch eine pflanzenbasierte, abwechslungsreiche Ernährung leicht erreicht werden und zeigt positive Effekte auf das Mikrobiom und die Stoffwechsellage (Chen L. , 2023), (Myhrstad, 2020). Ebenfalls positive Ergebnisse zeigte eine Studie mit einer 6-wöchigen Einnahme von 16 g Inulin/Fructose-Pulver pro Tag. Die Produktion an SCFAs stieg an und es war eine Vermehrung von positiv bewerteten Bifidobakterien zu verzeichnen (Birkeland, 2020).

Die Bedeutung kurzkettiger Fettsäuren (SCFAs)

Die bereits erwähnten kurzkettigen Fettsäuren (Short-Chain Fatty Acids, SCFAs) sind Fettsäuren mit weniger als sechs Kohlenstoffatomen, die durch die mikrobielle Fermentation von Ballaststoffen im Dickdarm entstehen.

Die wichtigsten Vertreter sind:

- Acetat (C_2)
- Propionat (C_3)
- Butyrat (C_4)

Butyrat ist besonders wichtig für die Darmzellen (Kolonozyten), da es deren Hauptenergiequelle darstellt, entzündungshemmend wirkt und die Darmbarriere stärkt.

Neben ihrer Funktion im Darm haben SCFAs weitreichende gesundheitliche Effekte im ganzen Körper.

- Sie regulieren den Stoffwechsel
- Sie unterstützen das Immunsystem
- Sie haben entzündungshemmende Eigenschaften (Birkeland, 2023)
- Sie beeinflussen über die Darm-Hirn-Achse das Gehirn und könnten eine Rolle in der Prävention neurodegenerativer Erkrankungen spielen

Forschungen legen nahe, dass eine höhere Produktion von SCFAs mit einem geringeren Risiko für Stoffwechsel- und Entzündungserkrankungen verbunden ist. Eine ballaststoffreiche Ernährung, die reich an Präbiotika wie resistenter Stärke und Inulin ist, kann die Produktion dieser wertvollen Fettsäuren gezielt fördern.

Der positive Longevity-Effekt von Ballaststoffen über die Darm-Muskel-Achse wurde in einer Studie an 60 Personen über 65 Jahren nachgewiesen. Die Versuchspersonen erhielten als Therapie jeden Morgen lediglich einen Teelöffel einer Mischung aus den Ballaststoffen Inulin (Stärke) und Fructooligosacchariden. Nach einer 13-wöchigen Therapiephase wurden sie auf ihre Gebrechlichkeit anhand mehrerer Parameter untersucht.

Ergebnis: Die Therapie führte sowohl zu einer Verbesserung der Erschöpfung als auch zu einer gesteigerten Griffstärke (Buigues, 2016). Das bedeutet: Über eine ballaststoffreiche Ernährung können Sie direkt Einfluss auf wichtige Faktoren des Alterns nehmen.

Polyphenole pflegen das Mikrobiom

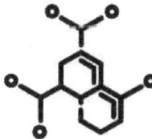

Im Kapitel über die exogenen Moleküle lernen wir die Polyphenole noch genauer kennen. Kurz gesagt handelt es sich dabei um wertvolle Mikronährstoffe aus Gemüse und Früchten mit hauptsächlich entzündungshemmenden (antiinflammatorischen) und antioxidativen Eigenschaften.

Wir wissen aber inzwischen auch, dass Polyphenole das Mikrobiom des Darms positiv beeinflussen, indem „schlechte" Darmbakterien gehemmt und „gute" Darmbakterien in ihrem Wachstum gefördert werden (Rodríguez-Daza, 2021). Da Polyphenole diese beiden Eigenschaften vereinen, werden sie auch als **Duplibiotika** bezeichnet.

Durch ihre positive Wirkung auf das Darmmikrobiom fördern Polyphenole die Produktion von Short-Chain Fatty Acids (SCFAs), entzündungshemmenden Mediatoren, Neurotransmittern und Hormonen, die über die Darm-Hirn-Achse wirken. Dadurch haben sie auch einen protektiven Effekt auf die Entstehung neurodegenerativer Erkrankungen (Zhang Y., 2022). Mit einer Ernährungsweise, die hauptsächlich Pflanzen-basiert ist, tun Sie also auch aktiv etwas für die Vitalität Ihres Mikrobioms.

Probiotika pflegen das Mikrobiom?

Aber auch die direkte Einnahme von förderlichen Bakterienstämmen (= Probiotika) ist möglich, auch wenn die Studiendaten dazu weniger eindeutig sind.

So fördert die Gabe verschiedener Bifidobakterien- und Laktobakterienstämme die im Blut gemessenen Vitaminspiegel (Valentini, 2015) und kann zum Beispiel bei Patienten mit Lebererkrankungen die Entzündungsparameter im Blut positiv beeinflussen (Loguercio, 2005).

Allerdings sind solche Veränderungen meistens nur von kurzer Dauer – sobald die Einnahme der Probiotika beendet wird, enden auch die Effekte (Tannock, 2020). Eine kürzlich veröffentlichte Analyse verschiedener Studien zur positiven Wirkung der Einnahme von Probiotika auf die geistige Funktion älterer Personen mit kognitiven Einschränkungen konnte tatsächlich einen positiven Effekt nachweisen (Handajani, 2022).

Ein Beispiel dazu ist eine Studie an 63 Personen über 65 Jahren mit Einschränkung der geistigen Leistungsfähigkeit, die für 12 Wochen zwei Bifidobacterium-Stämme einnahmen. Die Analyse zeigte, dass durch die Behandlung die geistige Leistungsfähigkeit positiv beeinflusst wurde. Zudem stiegen die BDNF-Spiegel an – ein Wachstumsfaktor mit Wirkung auf Nervenzellen (Maldonado-Gómez, 2016). Dennoch bleiben die Erkenntnisse zur Einnahme von Probiotika uneindeutig, insbesondere bei ansonsten gesunden Personen.

Eine Analyse von insgesamt 45 Studien aus den Jahren 1990 bis 2017 ergab, dass eine Probiotika-Therapie ihre Wirksamkeit zwar für verschiedene Erkrankungen gezeigt hat, daraus aber nicht automatisch abzuleiten ist, dass auch gesunde Menschen von einer Einnahme profitieren.

- Zwar erhöht die Probiotika-Einnahme zumindest vorübergehend den Anteil der eingenommenen Bakterien im Mikrobiom,
- die tatsächlichen positiven Effekte auf die Gesundheit lassen sich jedoch nicht eindeutig feststellen (Khalesi, 2019).

Sicherheitsbedenken

Es gibt neben den fraglichen, positiven Wirkungen leider auch einige Bedenken bezüglich der Einnahme von Probiotika (Merenstein, 2023). Folgende potenzielle Risiken werden diskutiert:

- Übertragung von DNA und Genen: Bakterien besitzen die Fähigkeit, Genmaterial durch horizontalen Gentransfer auszutauschen. Dies bedeutet, dass Probiotika potenziell Antibiotika-Resistenzgene oder andere Gene an andere Darmbakterien weitergeben könnten.
- Beeinflussung von Medikamentenwirkungen: Probiotika können die Bioverfügbarkeit und Wirksamkeit von Medikamenten beeinflussen, indem sie die Resorption von Arzneistoffen im Darm verändern, den pH-Wert im Darm modulieren, was die Aufnahme bestimmter Medikamente beeinträchtigen kann oder Enzyme produzieren, die Arzneistoffe abbauen oder umwandeln.
- Risiko von Infektionen: Obwohl Probiotika für gesunde Menschen meist sicher sind, können sie bei immungeschwächten Personen oder schwer kranken Patienten Infektionen verursachen.
- Langzeitkolonisierung und ungewollte Veränderungen des Mikrobioms: Während viele Probiotika nach kurzer Zeit wieder aus dem Darm ausgeschieden werden, gibt es Hinweise darauf, dass einige Stämme den Darm langfristig besiedeln können. Mögliche Folgen wären ein Ungleichgewicht im Mikrobiom (Dysbiose).

Mindeststandards für sichere Probiotika

Um diese Risiken zu minimieren, fordern Wissenschaftler und Behörden bestimmte Mindeststandards für Probiotika, die es aber aktuell noch nicht gibt. Dazu würde beispielsweise auch gehören, dass zu jedem Probiotikum eine komplette Angabe des Erbgutes der verwendeten Bakterien gehört. Außerdem werden Studien gefordert, die das Mikrobiom von Testpersonen vor und nach der Gabe eines Probiotikums analysieren, um tatsächliche Effekte beurteilen zu können.

Mikrobiom-Analyse

Inzwischen kann jeder über kommerzielle Angebote sein Darmmikrobiom untersuchen lassen. Dazu senden Sie einfach eine Stuhlprobe ins Labor und erhalten nach kurzer Zeit das Ergebnis, zusammen mit Analysen zu Immunfunktion, Fitness, Abnehmen sowie konkreten Ernährungsempfehlungen.

Ich habe mir die Anbieter solcher Tests, die diese im Internet bewerben, näher angesehen. Alle bieten zufällig auch Nahrungsergänzungsmittel an – ein Schelm, wer Böses dabei denkt!

Sind Stuhl-Analysen sinnvoll?

 Vorneweg: Ich halte eine Stuhl-Analyse nicht für kompletten Unsinn. Allerdings sollte man im Hinterkopf behalten, dass die Anbieter ein gewisses kommerzielles Interesse verfolgen und der Wert einer Stuhl-Analyse dementsprechend möglicherweise positiv überzeichnet wird.

Was ist ein gesundes Mikrobiom?

Wenn wir das Mikrobiom analysieren und das Ergebnis bewerten wollen, stellt sich die Frage nach einem „Normalwert" für ein gesundes Mikrobiom. Und diese ist gar nicht so leicht zu beantworten, wie man vielleicht denkt.

Erst Ende 2018 fand sich eine Gruppe von mehr als 40 amerikanischen Wissenschaftlern zusammen, um sich damit zu befassen, wie man eigentlich ein gesundes Mikrobiom charakterisieren kann. Denn bisher wusste eigentlich niemand genau, was ein „gesundes" Mikrobiom ausmacht.

Die Schlussfolgerung der Konferenz war, dass wir aktuell gar nicht in der Lage sind, ein „gesundes" Mikrobiom zu definieren. Wir wissen zwar, dass im Rahmen von Erkrankungen Veränderungen des Mikrobioms auftreten, aber ob dies Ursache oder Folge von Erkrankungen ist, bleibt nicht vollständig geklärt.

Weiterhin gibt es eine sehr hohe Variabilität zwischen den Mikrobiomen verschiedener Personen, während das Mikrobiom einzelner Personen meist über lange Zeit stabil bleibt (McBurney, 2019). Und: Das Mikrobiom ist sehr resilient gegenüber Veränderungen. Einerseits reagiert es flexibel auf die Nahrungszusammensetzung, hat aber grundsätzlich die Eigenschaft, immer wieder zu seiner ursprünglichen Struktur zurückzukehren.

Was bedeutet das für Ihre persönliche Mikrobiom-Analyse?

- Ihr Mikrobiom unterscheidet sich in jedem Fall von dem anderer Personen. Aber ob das „gut" oder „schlecht" ist, lässt sich aktuell nicht beantworten.
- Ihr Mikrobiom ist sehr stabil, eine Veränderung zu erreichen, ist schwierig – zumal wir eigentlich gar nicht wissen, in welche Richtung.
- Daraus resultierende personalisierte Ernährungsempfehlungen haben derzeit keine wissenschaftliche Grundlage.

Was wir immerhin relativ sicher wissen, ist, dass eine hohe Diversität des Mikrobioms „gut" ist – also das Vorhandensein vieler verschiedener

Bakterienarten (Yassour, 2016). Passend dazu ergab eine Untersuchung des Mikrobioms von etwa 3.000 Personen, dass körperlich weniger fitte Teilnehmer eine geringere Diversität des Mikrobioms aufwiesen als fittere Personen (Markus, 2025). Allerdings fehlt uns noch konkretes Wissen über gezielte Interventionen – abgesehen von einer gesunden Ernährung, um die Diversität des Mikrobioms positiv zu beeinflussen.

Personalisierte Ernährungsempfehlungen auf Basis des Mikrobioms?

Viele Anbieter von Mikrobiom-Analysen werben mit personalisierten Ernährungsempfehlungen basierend auf der Mikrobiom-Zusammensetzung. Allerdings fehlt derzeit die wissenschaftliche Grundlage für solche Empfehlungen. Wir wissen einfach noch zu wenig, welche positiven oder negativen Effekte einzelne Details einer Mikrobiom-Komposition haben und wie wir sie zuverlässig individuell beeinflussen können.

Nach heutigem Stand der Forschung ist eine pflanzenbasierte, ballaststoffreiche Ernährung besser als jede personalisierte Ernährung (Moradell, 2025; Sanchez-Rodriguez, 2020). Ich vermute, dass die meisten „personalisierten" Empfehlungen letztlich auf diese Ernährungsweise hinauslaufen.

Fazit

Ein vitales Mikrobiom ist ein essenzieller Longevity-Faktor. Die wichtigste Einflussmöglichkeit ist eine tägliche, pflanzenbasierte Ernährung mit ausreichend Ballaststoffen. Über die Muskel-Darm-Achse können wir sowohl das Mikrobiom als auch die körperliche Fitness positiv beeinflussen. Die Einnahme von Probiotika ist möglicherweise mit Vorteilen verbunden, sichere Daten gibt es dazu aber beim Gesunden nicht. Risiken von Probiotika sind aktuell kaum beurteilbar. Eine Mikrobiom-Analyse können Sie interessehalber durchführen, sie ist jedoch nicht essenziell für Ihre Longevity-Strategie.

Schlusswort Ernährung

Eine gesunde Ernährung muss weder kompliziert noch streng reglementiert sein. Wer die grundlegenden Prinzipien einer pflanzenbasierten, mediterran orientierten Ernährung versteht, kann seine Mahlzeiten flexibel und genussvoll gestalten – ohne jeden Tag starr an einem Ernährungsplan festzuhalten. Entscheidend ist die Balance: wenig Fett, ausreichend Proteine und Kohlenhydrate aus vollwertigen Quellen, kombiniert mit einer Vielfalt an pflanzlichen Lebensmitteln.

Eine gute Orientierung sind die 10 Ernährungsregeln der Deutschen Gesellschaft für Ernährung, die sich hinter dem QR-Code verbergen.

Wer sich an einfachen, alltagstauglichen Richtlinien orientiert, macht bereits vieles richtig. Ein täglicher Grundbaustein könnte sein: **800 g Gemüse und Obst, 225 g Vollkornprodukte und 15–20 g Nüsse.** Diese Mengen liefern essenzielle Nährstoffe, sättigen nachhaltig, fördern die langfristige Gesundheit und ergaben in einer Analyse von einigen Hundert Studien mit mehreren Hunderttausend Teilnehmern die günstigsten Effekte (Aune, 2019). Denken Sie jeden Tag an ein wenig Oliven-Öl und haben Sie immer Früchte, Gemüse und Walnüsse zu Hause.

Nutzen Sie die CG-Messung, um mehr über Blutzucker und Lebensmittel zu lernen. Machen Sie es zu einer persönlichen Herausforderung, eine hohe TIR zu erreichen. Starten Sie immer mal wieder einen „U140-Tag", an dem Sie versuchen, den Blutzucker durch bewusste Ernährung konstant unter 140 zu halten.

Letztlich geht es nicht um Perfektion, sondern um eine bewusste, genussvolle und abwechslungsreiche Ernährung – Tag für Tag, Mahlzeit für Mahlzeit.

Fitness & Kraft

Sport spielt eine zentrale Rolle bei der Förderung von Langlebigkeit, da regelmäßige körperliche Aktivität zahlreiche gesundheitliche Vorteile bietet.

Durch Sport wird das Herz-Kreislauf-System gestärkt, der Blutdruck gesenkt und die Durchblutung verbessert, was das Risiko von Herz-Kreislauf-Erkrankungen reduziert. Zudem unterstützt Bewegung die Erhaltung der Muskelmasse, die Knochengesundheit und die Beweglichkeit im Alter, wodurch Stürze und Verletzungen vermieden werden können. Sport wirkt auch positiv auf den Stoffwechsel, fördert die Gewichtskontrolle und reduziert die Wahrscheinlichkeit von chronischen Krankheiten wie Diabetes oder bestimmten Krebsarten.

Nicht zuletzt trägt Bewegung zur mentalen Gesundheit bei, da sie Stress abbaut, die Schlafqualität verbessert und das allgemeine Wohlbefinden steigert – alles Faktoren, die zur Lebensverlängerung beitragen. Entsprechend gibt es eine Vielzahl von Studien, die eine positive Wirkung von Sport belegen.

Eine der bedeutendsten Untersuchungen basiert auf einer Beobachtung von über 120.000 Patienten (durchschnittlich 53 Jahre alt). In dieser Studie wurde der Fitness-Stand der Teilnehmer erfasst und dann über einen Zeitraum von etwas mehr als 8 Jahren beobachtet.

Wer würde sterben, wer würde überleben?

Tatsächlich gab es zunächst Bedenken, dass ein „Zuviel" an Fitness irgendwann negative Auswirkungen haben könnte. Die Ergebnisse der Studie zeigten jedoch ein eindeutiges Ergebnis in die gegenteilige Richtung:

- Je fitter die Studienteilnehmer waren, desto höher war die Wahrscheinlichkeit, den Beobachtungszeitraum lebend zu überstehen (Mandsager, 2018).

Die Ergebnisse bestätigten damit, was wir alle intuitiv fühlen: Je fitter wir im Alter sind, desto besser sind unsere Chancen, lang und gut zu leben!

Tatsächlich hatten die Personen mit der niedrigsten Fitness im Vergleich zu den fittesten Personen ein mehr als **fünffach** erhöhtes Risiko, innerhalb der nächsten 8 Jahre zu versterben – das ist doch eine ziemlich gute Motivation für die nächste Trainingseinheit!

Schrittzahl und Lebenserwartung

Sehr anschaulich wird dieser Zusammenhang auch durch Schrittzähler-Auswertungen belegt. Eine entsprechende Analyse der Daten von mehr als 200.000 Personen über eine Beobachtungszeit von etwa 7 Jahren ergab:

- Eine Steigerung der täglichen Schrittzahl um 1.000 war mit einer Senkung der Sterblichkeit um 15 % verbunden.

- Personen mit einer durchschnittlichen täglichen Schrittzahl von 3.867 hatten eine dreimal höhere Sterblichkeit im Vergleich zu Personen mit täglich 11.529 Schritten (jeweils Mittelwerte) (Banach, 2023).

Natürlich müssen Sie nicht jeden Tag 10.000 Schritte schaffen, aber die Richtung ist klar: Je mehr, desto besser!

Wir sind nicht inaktiv, weil wir krank sind, sondern wir werden krank, weil wir inaktiv sind.

Wesentlich für die positiven Auswirkungen von körperlicher Aktivität scheint der zelluläre Mechanismus der Autophagie zu sein (Zhou X.-H., 2025).

Sport fördert diese Autophagie, einen natürlichen zellulären Reinigungsprozess, bei dem beschädigte oder funktionslose Zellbestandteile abgebaut und recycelt werden (Ashford, 1962).

Milde bis moderate sportliche Aktivität erreicht das über eine Vielzahl von Signalwegen, verbessert die Funktion der Mitochondrien – den „Kraftwerken der Zelle" – und wirkt dem Auftreten vieler altersbedingter Krankheiten entgegen, darunter Neurodegeneration, Krebserkrankungen, Diabetes und Herz-Kreislauf-Erkrankungen (Condello, 2019).

Zudem unterstützt sie die Regeneration des Körpers und die Anpassung an körperliche Belastung, wodurch Sport nicht nur die allgemeine Gesundheit, sondern auch die Zellfunktionen auf molekularer Ebene optimiert.

Autophagie und Sport: Drei Mechanismen der Aktivierung

Auf zellulärer Ebene ist die Aktivierung der Autophagie ein wichtiger Ansatzpunkt des körperlichen Trainings. Sie wird durch drei verschiedene Arten sportlicher Aktivität aktiviert:

- Mechanischer Stress: Die Bewegung selbst aktiviert zelluläre Signalwege, die unter anderem das bereits bekannte Enzym AMPK aktivieren und mTOR deaktivieren. Beide Mechanismen fördern die

Autophagie und spielen auch bei anderen Longevity-Maßnahmen eine wichtige Rolle.

- Blutfluss und Scherkräfte: Durch den vermehrten Blutfluss bei sportlicher Aktivität entstehen Scherkräfte innerhalb der Blutbahn, die ebenfalls zur AMPK-Aktivierung und mTOR-Hemmung führen.
- Ausschüttung von Myokinen: Die Arbeit der Muskelzellen führt zur Ausschüttung spezieller Botenstoffe, den Myokinen. Diese hormonähnlichen Signalproteine wirken entzündungshemmend, stoffwechselregulierend und neuroprotektiv und fördern zusätzlich die Autophagie in verschiedenen Geweben.

Sport: Die beste Medizin für Longevity

Sport ist also wirklich die beste Medizin!

Er beugt Erkrankungen vor, fördert die Regenerationsfähigkeit und heizt die Autophagie als wichtigen Longevity-Mechanismus an. Übrigens ist es tatsächlich wichtig, bereits möglichst früh im Leben an seiner Fitness zu arbeiten.

Eine bedeutende Untersuchung aus den USA begleitete Personen über mehrere Jahrzehnte und erfasste nicht nur, wie fit sie als junge Menschen waren, sondern auch, ob es ihnen gelang, diese Fitness im weiteren Leben zu erhalten. Die Ergebnisse waren – wie zu erwarten – eindeutig:

Je fitter in der Jugend, desto besser.

Wer es schaffte, seine Fitness auch im mittleren Lebensalter zu bewahren, hatte die besten Chancen auf ein krankheitsfreies Überleben (Gabriel, 2023).

Die Ergebnisse zu Sport und Langlebigkeit sind also eindeutig: Wir müssen lebenslang an unserer Fitness arbeiten und im Alter gezielt Gebrechlichkeit entgegenwirken, um den bestmöglichen Longevity-Effekt zu erzielen.

Im Januar 2025 veröffentlichte ein Expertengremium aus über 30 hochrangigen Wissenschaftlern eine globale Empfehlung zu Sport und Longevity (Izquierdo, 2025). Demnach sollte Sport gerade im fortgeschrittenen Alter wie jedes andere „Medikament" verschrieben und angewendet werden, da es einen klaren Zusammenhang zwischen sportlicher Aktivität und Langlebigkeit gibt.

Die Experten empfehlen:

3-5 x pro Woche mindestens 25 Minuten moderaten bis intensiven Sport

Sport wirkt nicht nur therapeutisch positiv auf viele Erkrankungen, sondern auch prophylaktisch.

Das sportliche Training sollte daher aus einer Kombination von Ausdauertraining, Kräftigung, Gleichgewichtstraining und Dehnungsübungen bestehen. Die herausragende Wirkung von körperlicher Aktivität auf die Entstehung und den Verlauf alterstypischer Erkrankungen, auf die Sturzgefahr und Gebrechlichkeit im Alter – mit ihren potenziell fatalen Folgen – wird in dieser Empfehlung nochmals deutlich betont.

Ähnliches empfiehlt auch eine kanadische Expertengruppe in ihren 24-Hour Movement Guidelines: Mindestens 150 Minuten moderaten bis anstrengenden Ausdauersport und mindestens 2 x pro Woche Übungen zur Muskelkräftigung sowie ab einem Alter von 65 Jahren zusätzlich einmal pro Woche Balance-Übungen (Canadian Society for Exercise Physiology, 2020).

Für alle: Blutdruckmessung

 Der Blutdruck ist ein wichtiger Faktor der Herz-Kreislaufgesundheit. Sie sollten Ihren durchschnittlichen Blutdruck in jedem Fall kennen. Der Blutdruck ist ein wichtiger Parameter auf lange Sicht. Das heißt, ein kurzfristig moderat erhöhter Blutdruck spielt keine Rolle, während er Sie auf lange Sicht umbringen kann. Langfristig erhöhter Blutdruck kann zu erheblichen gesundheitlichen Problemen führen, indem er das Risiko für Herz-Kreislauf-Erkrankungen wie Herzinfarkt, Herzinsuffizienz und Schlaganfall erhöht, die Nierenfunktion durch Schädigung der Blutgefäße beeinträchtigt, Netzhautschäden verursacht, die das Sehvermögen einschränken, die Bildung von Aneurysmen begünstigt und kognitive Beeinträchtigungen wie Demenz und Gedächtnisstörungen fördern kann. Ihr Blutdruck sollte auf die Dauer unter 140/90 mmHg liegen (Deutsche Herzstiftung, 2023). Geringfügige Erhöhungen müssen noch kein Problem darstellen, aber wenn Sie auf Dauer erhöhte Werte haben, sollten Sie das ärztlich abklären lassen. Und falls Sie sich ein Gerät anschaffen wollen, sollten Sie überlegen, ob Sie eines wählen, dass auch nachts im Schlaf messen kann. Die Geräte sind etwas teurer, liefern aber noch weitere Einsichten.

Für Nerds: Die Spirometrie

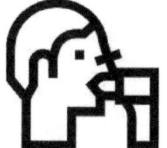 Wenn Sie weitere Einsichten in Ihren Körper und die kardiorespiratorische Fitness erhalten wollen, gönnen Sie sich ein Messgerät für Ihre Lungenfunktion, ein sogenanntes Spirometer. Diese gibt es inzwischen einigermaßen erschwinglich für zu Hause und Sie können Ihre Lungenfunktion per Smartphone und APP messen. Wichtig ist dabei der Parameter FEV1. Die FEV1 ist das Lungenvolumen, dass Sie innerhalb der ersten Sekunde ausatmen. Studien haben gezeigt, dass eine hohe FEV1 mit einer erniedrigten Sterblichkeit vergesellschaftet ist (Magnussen, 2017). Genauer: eine um 10 % reduzierte FEV1 geht mit einer um 10 % gesteigerten Sterblichkeit über einen Zeitraum von 26 Jahren einher (Stavem, 2005). Übrigens: Dass Rauchen die FEV1 verschlechtert, haben Sie sich wahrscheinlich auch schon selbst gedacht (Lee P. N., 2010). Wenn Sie Ihre FEV1 verbessern wollen, ist Ausdauersport das beste Mittel (Xing S. , 2023).

Alter	20-40	40-55	55-70	>75
Männer	5,2	5	4,7	4,2
Frauen	3,7	3,5	3,2	2,7

Diese Werte sind ungefähre Mittelwerte in Litern. Sie sollten 80 % davon erreichen, dann gilt Ihr Ergebnis als ok.

Nicht mal für Nerds: EKG

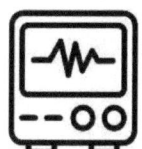 Wenn Sie schon dabei sind, sich einen Longevity-Fuhrpark anzulegen, stellt sich vielleicht auch die Frage nach einem EKG. Auch das gibt es inzwischen schon für Smartphones. Allerdings kann ich Ihnen versichern, dass diese Investition Geldverschwendung ist. Das EKG liefert Ihnen keine zusätzlichen Informationen, zumal es für Laien praktisch nicht auswertbar ist. Sparen Sie sich das Geld. Möglicherweise auftretende Herzrhythmusstörungen können Sie inzwischen auch mit einer Pulsuhr oder einem Fitness-Tracker aufspüren.

Fazit

Regelmäßige sportliche Aktivität sollte ein fester Bestandteil jedes Longevity-Programms sein.

Empfohlene Richtwerte:

- 120–150 Minuten Ausdauertraining pro Woche
- 1–2 Einheiten Kräftigungstraining

Zusätzliche Koordinations-, Gleichgewichts- und Dehnungsübungen, um die volle therapeutische Wirkung auszuschöpfen.

Ggf. kann dieses Programm auch durch eine gezielte Kräftigungskur ausgebaut werden. Dazu sollten Sie sich in einem Fitnessstudio gezielt anleiten lassen und über 8–12 Wochen, 2× pro Woche, einen Kräftigungs-Zirkel durchführen. Gleichzeitig kann eine gezielte Ernährungssupplementation sinnvoll sein.

Mehr dazu im Abschnitt über Gebrechlichkeit. Achten Sie darauf, sich realistische Ziele zu setzen, die Sie langfristig einhalten können. Nichts ist demotivierender, als wenn wir unsere Ziele bereits nach 4–6 Wochen aus den Augen verlieren.

Digitale Unterstützung: Nutzen Sie Fitness-Tracker! (Siehe Bild)

Nutzen Sie auch die Möglichkeit, Ihre Aktivitäten digital zu verfolgen.

Die Verwendung sogenannter Fitness-Tracker hat in Studien einen deutlich motivierenden Effekt gezeigt (Auerswald, 2020). Eine Analyse der Daten von fast 200.000 Personen ergab, dass die Verwendung von Fitness-Trackern nicht nur die körperliche Aktivität steigert, sondern folgerichtig auch die Körper-zusammensetzung positiv beeinflusst und das Körpergewicht reduziert (Ferguson, 2022). In dieser Arbeit konnte man den Effekt sogar noch genauer qualifizieren: 1800 Schritte mehr, 40 Minuten mehr Laufen und ein Kilo weniger Körpergewicht!

Sport macht einfach mehr Spaß, wenn Sie eigene Fortschritte messen, sich mit anderen vergleichen oder

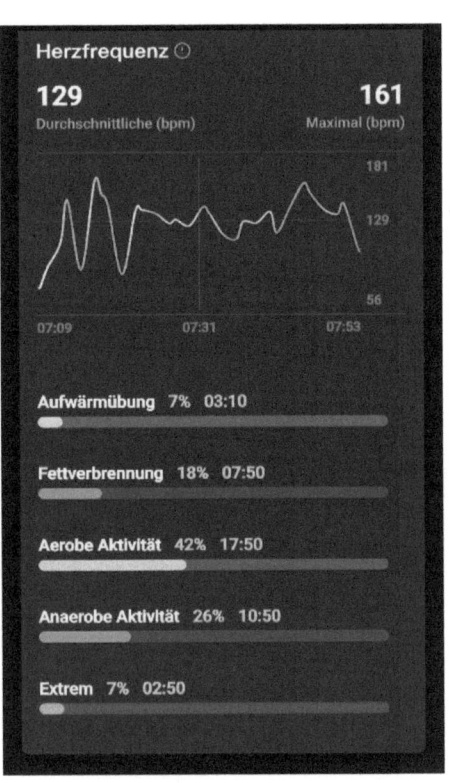

einfach Ihre täglichen Ziele verfolgen und erreichen können.

Cooper Test

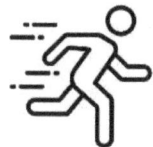 Messen Sie Ihren aktuellen Stand und Ihre Fortschritte. Eine gute Möglichkeit ist der sogenannte Cooper-Test. Der Cooper-Test ist ein einfacher Ausdauertest zur Messung der kardiovaskulären Fitness und aeroben Leistungsfähigkeit. Er wurde 1968 vom Sportmediziner Dr. Kenneth H. Cooper entwickelt und besteht darin, in 12 Minuten eine möglichst große Distanz laufend oder gehend zurückzulegen. Früher wurde der Test in Sportstadien absolviert, um die gelaufene Strecke möglichst einfach messen zu können. Heute können Sie den Cooper-Test mit den üblichen Fitness-Apps überall leicht durchführen. Die erreichte Strecke wird mit Referenzwerten für Alter und Geschlecht verglichen, wobei eine größere Distanz auf eine bessere kardiorespiratorische Fitness hinweist. Der Test wird häufig im Sport, Militär und zur gesundheitlichen Leistungsdiagnostik genutzt, da er einfach durchzuführen ist und eine gute Einschätzung der Leistungsfähigkeit liefert.

Führen Sie den Cooper-Test einmal im Jahr durch und protokollieren Sie Ihr Ergebnis. Vergleichen Sie sich mit den Werten der folgenden Tabelle und streben Sie immer ein überdurchschnittliches Ergebnis an.

Alter	Sehr schlecht	schlecht	ok	gut	super
20-29	<2,12	>2,12	>2,54	>2,7	>2,96
30-39	<2,07	>2,07	>2,25	>2,54	>2,86
40-49	<2,05	>2,05	>2,22	>2,46	>2,81
50-59	<1,78	>1,78	>2,07	>2,28	>2,7
60-69	<1,59	>1,59	>1,83	>2,07	>2,54
70-79	<1,44	>1,44	>1,59	>1,83	>2,3
80+	<1,3	>1,3	>1,49	>1,65	>2,07

KM-Werte für Männer, Quelle: https://www.whyiexercise.com/cooper-test.html

Alter	Sehr schlecht	schlecht	ok	gut	super
20-29	<1,75	>1,75	>2,07	>2,30	>2,73
30-39	<1,68	>1,68	>1,97	>2,22	>2,65
40-49	<1,65	>1,65	>1,91	>2,14	>2,59
50-59	<1,59	>1,59	>1,77	>2,07	>2,54
60-69	<1,43	>1,43	>1,59	>1,83	>2,25
70-79	<1,27	>1,27	>1,44	>1,60	>2,07
80+	<1,19	>1,19	>1,36	>1,49	>1,81

KM-Werte für Frauen, Quelle: https://www.whyiexercise.com/cooper-test.html

Herzfrequenzvariabilität

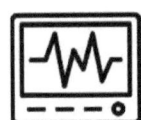 Die Herzfrequenzvariabilität (HRV) beschreibt die Schwankungen im Zeitintervall zwischen aufeinander-folgenden Herzschlägen. Diese Variabilität wird durch das autonome Nervensystem gesteuert und spiegelt das Gleichgewicht zwischen Sympathikus (Stressreaktion) und Parasympathikus (Erholung & Regeneration) wider.

Eine hohe HRV deutet auf eine gute Anpassungsfähigkeit des Körpers, Stressresistenz und eine starke kardiovaskuläre Gesundheit hin.

Eine niedrige HRV kann dagegen auf chronischen Stress, Überlastung oder gesundheitliche Probleme hindeuten.

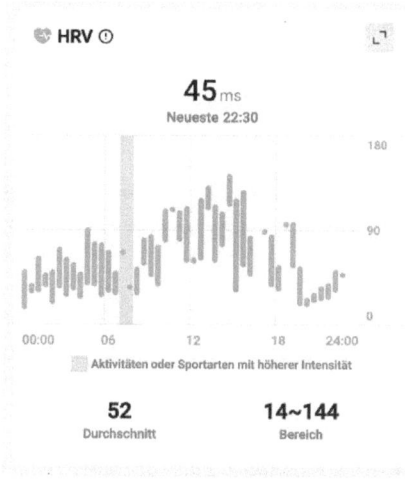

HRV ⏱

45ms
Neueste 22:30

180

90

0

00:00   06   12   18   24:00

Aktivitäten oder Sportarten mit höherer Intensität

52
Durchschnitt

14~144
Bereich

Die HRV wird oft in der Sportmedizin, Longevity-Forschung und Stressbewertung genutzt, um den allgemeinen Gesundheitszustand und die Erholungsfähigkeit zu beurteilen. Im Alter nimmt die HRV üblicherweise ab, während eine anhaltend hohe HRV ein Parameter für Vitalität und Longevity ist (Zulfiqar, 2010; Umetani, 1998).

Sie können Ihre HRV einfach mit einem üblichen Pulsmesser und einer entsprechenden App messen. Inzwischen gibt es sogar Apps, die mit der Kamera des Handys die HRV bestimmen können. Im Bild oben sehen Sie exemplarisch meine Werte über 24 Stunden.

Studienlage

Es gibt eine direkte Beziehung zwischen der HRV und der Sterblichkeit: Erst kürzlich wurden die Ergebnisse einer Studie mit mehreren zehntausend Personen aus den Niederlanden publiziert. Bei diesen wurde die Herzfrequenzvariabilität gemessen und die weitere Entwicklung beobachtet.

Ergebnis:

- Je niedriger die HRV, desto höher war die Sterblichkeit im Beobachtungszeitraum von etwa 8 Jahren (Tegegne, 2023).

- Beachten Sie jedoch: Die Effektstärke mit 1,3 ist gering bis moderat – nicht optimale Werte sind also kein Grund zur Sorge, sondern allenfalls ein Ansporn, daran zu arbeiten!

Die Herzfrequenzvariabilität wird mittels verschiedener Methoden berechnet. Eine der gängigsten, die in Apps häufig verwendet wird, ist SDNN.

Folgende Werte können Sie als Orientierung nutzen:

Domäne	Verbesser-ungsfähig!	Unter-durchschnittlich	gut	Sehr gut
SDNN	<113	<136	>136	>160

Die Daten stammen von einer Gruppe weiblicher Personen ohne schwere Vorerkrankungen im Alter von knapp 60 Jahren. Der Mittelwert lag bei 136 ms (Zeid, 2024).

Ähnliche Werte ergeben sich aus der Übersicht von SDNN-Werten, die ich zusammengetragen habe. Es handelt sich um Werte einer kontinuierlichen Messung über 24 Stunden. Damit Sie Ihre Werte vergleichen können, müssen Sie auch 24 Stunden messen.

Sollten Sie unter diesen Werten liegen, besteht auf jeden Fall Luft nach oben:

Alter	Weiblich	Männlich
20-30 Jahre	140 ms	185 ms
31-40 Jahre	140 ms	165 ms
41-50 Jahre	135 ms	155 ms
51-60 Jahre	135 ms	150 ms
>60 Jahre	115 ms	140 ms

Der positive Effekt von sportlicher Aktivität auf die HRV wurde inzwischen in einer Vielzahl von Studien nachgewiesen (Navarro-Lomas, 2024).

Allerdings lässt sich nur mit Ausdauertraining eine Verbesserung erzielen – Krafttraining ist nicht geeignet. Beispielsweise konnten Teilnehmerinnen einer Studie (Frauen mit Typ-2-Diabetes) ihre HRV (SDNN) durch ein Sportprogramm über 12 Wochen von 109 auf 129 ms steigern (Su, 2022).

Sie können diesen Parameter auf einfache Weise nutzen, um Ihre Fitness und die Reagibilität Ihres Herz-Kreislauf-Systems zu erfassen und zu verfolgen. Es kann sehr motivierend sein, wenn Sie schnelle Erfolge messen können. Nutzen Sie die Mittelwerte aus der obigen Tabelle als Orientierung.

Außerdem ist die HRV ein guter Parameter, um Ihren aktuellen Stress einschätzen zu können (Kim H.-G. , 2018). Wenn Sie einige Erfahrung mit Ihrer HRV gesammelt haben, wird die HRV für Sie zu einem freundlichen Berater, der Ihnen im täglichen Leben über die Schulter schaut. Und wenn die HRV Ihnen dann verkündet, dass es wirklich Zeit für eine kleine Pause ist, werden Sie zähneknirschend einlenken, weil Sie wissen, dass die HRV leider recht hat.

Leider sind die Werte jedoch nicht immer einheitlich. Selbst in wissenschaftlichen Studien tragen die Werte teilweise denselben Namen, sind aber offenbar unterschiedlich berechnet.

Beispiele für Abweichungen:

- Eine Untersuchung an über 1.000 gesunden Personen gibt einen Mittelwert von 24 ms für die SDNN an (O'Neal, 2016).

- Auf der Webseite einer HRV-App werden Mittelwerte von etwa 140 ms angegeben, während die App selbst einen „Normalbereich" von 30–96 ms nennt.

Fazit: Wenn Ihre Werte deutlich von den in der Tabelle gezeigten Werten abweichen, sollten Sie dies mit Vorsicht interpretieren und im Zweifel hinterfragen. Letztendlich bleibt die HRV aber für Sie ein verlässlicher Verlaufs-Parameter für die langfristige körperliche Fitness und den kurzfristigen Stress-Zustand.

Gebrechlichkeit

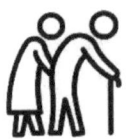 Nachdem wir uns im letzten Kapitel mit der sportlichen Fitness beschäftigt haben, möchte ich in diesem Kapitel ein Thema besprechen, das oft mit sportlicher Aktivität oder Fitness vermischt oder als Bestandteil davon betrachtet wird.

Wie wir gleich sehen werden, gibt es zwar Überschneidungen mit rein körperlichen Aspekten. Darüber hinaus bezeichnet Gebrechlichkeit aber nicht nur eine körperliche Eigenschaft, sondern umfasst einen ganzen Symptomkomplex, der so wichtig für unsere Longevity ist, dass ein eigenes Kapitel dazu dringend nötig ist.

Aber was ist Gebrechlichkeit (englisch: Frailty) eigentlich?

In einer großen Studie an fast 400.000 Personen aus Großbritannien erfolgte eine Einstufung bezüglich Gebrechlichkeit anhand von sieben Faktoren:

- Gewichtsverlust
- Erschöpfung
- Körperliche Aktivität
- Schritttempo
- Griffkraft
- Soziale Isolation
- Einsamkeit

Die Wissenschaftler ordneten die beobachteten Personen anhand eines komplexen Punktesystems in verschiedene Ausprägungen der Gebrechlichkeit ein. Je mehr Punkte, desto gebrechlicher. Anschließend beobachteten die Forscher die Personen über einen Zeitraum von etwa 13 Jahren und untersuchten, wie sich die Gebrechlichkeit auf das Überleben auswirkte.

Wie würde es für eine einsame, körperlich kaum mehr leistungsfähige und erschöpfte Person weitergehen? Und wie sähe es für einen rüstigen Herren aus, der mitten in der Blüte des Alters steht und jede Woche seine Enkel auf den Knien balanciert?

Die Ergebnisse waren eindeutig:

Je mehr Gebrechlichkeits-Punkte eine Person „gesammelt" hatte, desto höher war die Wahrscheinlichkeit, während des Beobachtungszeitraums zu versterben.

Eine Person mit hoher Gebrechlichkeit hatte dabei ein fast dreimal so hohes Sterblichkeitsrisiko im Vergleich zu einer Person mit 0 Punkten, also einem ideal verlaufenden Alternsprozess.

Die Forscher untersuchten nicht nur die gesamte Gebrechlichkeit, sondern betrachteten auch die einzelnen Faktoren und ihre Auswirkung auf die Sterblichkeit.

Frage:
Gehen Sie nun zurück zur Liste der Faktoren und überlegen Sie mal: Welche zwei haben wohl den größten Einfluss auf das Überleben?

Letztendlich sind alle sieben Faktoren natürlich relevant, aber ein langsames Schritttempo und die soziale Isolation hatten in der Studie die stärkste Vorhersagekraft für das Überleben (Zhou J., 2025).

Nebenbei bemerkt: Alter, Rauchen, niedriges Körpergewicht und eine qualitativ schlechte Ernährung hatten (natürlich) ebenfalls einen Einfluss auf das Überleben.

Körperliche Gebrechlichkeit

 Gebrechlichkeit müssen wir als ein komplexes Syndrom begreifen, das durch die Wechselwirkung körperlicher, psychologischer und sozialer Faktoren entsteht. Körperliche Faktoren spielen dabei eine zentrale Rolle, darunter:

- Der altersbedingte Verlust an Muskelmasse und Muskelkraft (Sarkopenie). Im Alter ist es völlig normal, pro Jahr 1 % der Muskelmasse und 3 % der Kraft zu verlieren (Goodpaster, 2006).
- Verminderte körperliche Ausdauer
- Ein erhöhtes Risiko für Stürze aufgrund der Gebrechlichkeit (Yang Z.-C., 2023).

Diese körperlichen Einschränkungen führen außerdem zu einer eingeschränkten Mobilität und Belastbarkeit, wodurch alltägliche Aktivitäten schwerer fallen.

Im Jahr 2025 bestätigte eine Untersuchung an über 1.000 Personen über 70 Jahre die Ergebnisse der oben gezeigten Studie: Eine erhöhte Gebrechlichkeit ging mit einem vierfach erhöhten Mortalitätsrisiko einher! (Damanti, 2025).

Werden Sie also aktiv, bevor die körperliche Gebrechlichkeit einsetzt und der Weg unumkehrbar wird. Studiendaten sind vielversprechend:

Eine Übersichtsarbeit aus dem Jahr 2009 zeigte, dass Kräftigungsübungen bei Älteren eine signifikante Verbesserung von Alltagsaktivitäten bewirken, wie etwa Gehen oder Aufstehen aus einem Stuhl (Liu C.-J., 2009).

Eine weitere Studie aus 2024 untersuchte, wie 150 Minuten wöchentlicher Sport im mittleren bis höheren Anstrengungsbereich bestimmte Blutmarker für spätere Gebrechlichkeit beeinflussen. Das Sportprogramm senkte die Marker massiv und reduzierte damit mutmaßlich das Risiko für Gebrechlichkeit (Liu F., 2024).

Körperliche Gebrechlichkeit erfassen

SARC-F Score

Im Anhang des Buches finden Sie den Fragebogen zur Erfassung des SARC-F-Scores. Er enthält fünf verschiedene Fragen zur Erfassung der Sarkopenie und sollte von Ihnen einmal im Jahr ausgefüllt werden. Je mehr Punkte Sie dabei erhalten, desto höher ist die Wahrscheinlichkeit, dass bei Ihnen eine Sarkopenie vorliegt (Malmstrom, 2016). Anfangs werden Sie spielend 0 Punkte „erreichen" und gleichzeitig einen Eindruck davon bekommen, was sich im Alter verändern kann.

Ab einem Ergebnis von vier Punkten bestehen relevante Einschränkungen im täglichen Leben und erhöhte Gesundheitsrisiken. Warten Sie also nicht, sondern behalten Sie Ihre Scores im Auge und steuern Sie frühzeitig dagegen.

Wadenumfang

In großen Studien hat sich der Wadenumfang als wichtiger prognostischer Faktor für die Sterblichkeit herausgestellt. Ein verminderter Wadenumfang geht danach im Vergleich mit einem normalen Wadenumfang mit einer mindestens 2-3x so hohen Sterblichkeit einher (Wie J., 2002). Der Wadenumfang ist offensichtlich ein verlässlicher Parameter, um die Gesamtmenge der Muskeln an Beinen und Armen bei Älteren abzuschätzen (Landi, 2022). Als Schwellenwerte für den Wadenumfang haben sich 34 cm bei Frauen und 36 cm für Männer im Alter von Mitte 70 herausgestellt (Kerminen, 2024), je nach Studie finden sich aber auch Werte von 33 cm für Männer und Frauen Mitte 70 (Bahat, 2016). Auch wenn man denken mag, dass so ein einzelner Parameter sicher unzuverlässiger ist als andere Methoden, eine Sarkopenie zu erfassen, ist das Gegenteil richtig: Im Vergleich zu verschiedenen Score-Systemen hat der verminderte Wadenumfang die beste Vorhersagekraft für das Bestehen einer Sarkopenie (Lim, 2020) und ist auch ein Hinweis auf eine erhöhte Sturzgefahr (Rodrigues, 2023).

Messen Sie also jährlich Ihren Wadenumfang. Sollte er abnehmen, ist es spätestens Zeit, etwas zur Kräftigung zu tun! Korrekt messen Sie den Wadenumfang mit einem Maßband horizontal an der Stelle mit dem größten Umfang.

Griffstärke

Auch die Griffstärke ist ein wichtiger prognostischer Faktor für das Entstehen einer Gebrechlichkeit. Eine umfassende Analyse von 500.000 Personen im Alter von 40-69 Jahren hat ergeben, dass eine verminderte Griffstärke mit einer erhöhten Sterblichkeit und einem erhöhten Auftreten von Herz-Kreislauferkrankungen, Krebserkrankungen und Lungenerkrankungen einhergeht (Celis-Morales, 2018). Die mittlere Griffstärke lag in dieser Untersuchung bei 30,7 kg. Im Anhang finden Sie ausführliche Tabellen über die Griffstärke und welche Werte als kritisch einzuordnen sind.

Messen Sie die Griffstärke mit einem Messgerät, diese gibt es günstig zu Kaufen.

Kraftkur gegen Sarkopenie

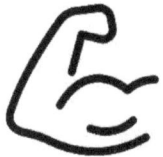 Spätestens wenn Sie den ersten Punkt im SARC-F-Bogen erzielen oder Ihr Wadenumfang sich verringert, sollten Sie konkrete Schritte für Muskelaufbau und Stabilitätssteigerung unternehmen. Sie können sich mit einem häuslichen Programm aus Übungen für den ganzen Körper behelfen, aber ich empfehle dringend die Mitgliedschaft in einem Fitnessstudio.

Dort haben Sie die Möglichkeit, mit einem Fachmann ein Trainingsprogramm zu erstellen, Geräte gezielt zu nutzen, und nebenbei eine Sauna zu besuchen – ein weiterer Longevity-Hack, den Sie nutzen sollten.

Ihr Kraft-Programm:

- Ganzkörper-Kräftigungsprogramm mit Gewichten 2–3× pro Woche
- 30–45 Minuten pro Einheit reichen völlig aus

- Führen Sie jede Übung mit 3 Sätze zu je 8-12 Wiederholungen bis zur muskulären Erschöpfung aus.

Ernährungssupplemente sinnvoll einsetzen

- (1,5–) 2 g Protein pro kg Körpergewicht (Moradell, 2025)
- Magnesium
- Kreatin & Leucin einsetzen
- Ashwagandha als potenzielle Ergänzung erwägen
- Falls Sie starke antioxidative Nahrungsergänzungsmittel (z. B. Resveratrol) nehmen, sollten Sie diese pausieren.

Den Proteinkonsum können Sie durch Proteinpulver oder angereicherte Produkte steigern.

Verzweigtkettige Aminosäuren (BCAA) bringen übrigens keine zusätzlichen Vorteile (Plotkin, 2021), auch wenn sie entsprechend vermarktet werden.

Soziale Gebrechlichkeit

 Neben den körperlichen Faktoren tragen auch soziale und emotionale Faktoren maßgeblich zur Entstehung und Verschärfung von Gebrechlichkeit bei. Folgende Faktoren machen die soziale Gebrechlichkeit aus:

- Isolation
- Eingeschränktes soziales Netzwerk
- Fehlende Unterstützung im Alltag

Die Folgen sind gravierend:

- Einsamkeit beeinträchtigt psychische Gesundheit und begünstigt Einschränkungen der geistigen Leistungsfähigkeit (Zhang H. , 2024).
- Weniger soziale Kontakte reduzieren die Motivation zur Bewegung.
- Der physische Verfall beschleunigt sich, körperliche Gebrechlichkeit schreitet voran (Hanlon, 2024)
- Depressive Syndrome entstehen (Qi, 2022)

Im Gegensatz zur körperlichen Gebrechlichkeit ist die Forschung zur sozialen Gebrechlichkeit längst nicht so differenziert. Es gibt weniger Studien, die konkrete Maßnahmen oder Interventionen untersucht haben. Das ist umso bedenklicher, weil wir wie oben gezeigt wissen, dass körperliche Gebrechlichkeit durch die soziale Isolation weiter voranschreitet und letztendlich fatale Folgen haben kann. Passend dazu ergab eine Analyse von

15 Studien zu dieser Thematik, dass Ältere beim Vorhandensein einer sozialen Gebrechlichkeit eine mehr als doppelt so hohe Sterblichkeit aufweisen (Li X. , 2023).

Was kann man tun? Eine japanische Studie aus 2025 untersuchte, wie ein wöchentliches Sportprogramm soziale Isolation beeinflusst. Nach acht Wochen fühlten sich die Teilnehmer signifikant weniger einsam (Gen, 2025). Insgesamt ist der Bereich der sozialen Gebrechlichkeit sicher derjenige, den man am schwersten beeinflussen kann. Zumal aktuell international noch gar kein Konsens besteht, wie man soziale Gebrechlichkeit überhaupt richtig erfassen kann (Montayre, 2024).

Denken Sie an Gruppenaktivitäten oder die Mitgliedschaft in (Sport-)Vereinen, um sozialer Gebrechlichkeit aktiv entgegenzuwirken. Kombinieren Sie das mit dem Wissen über kognitives Training (siehe dort) als wichtigen Longevity-Faktor.

Fazit

Ob solche Maßnahmen gegen die soziale Gebrechlichkeit ausreichen, um tatsächlich einen Einfluss auf das Sterblichkeitsrisiko zu haben, muss erst noch bewiesen werden. Aber die Botschaft ist klar: Körperliche und soziale „Fitness" müssen immer in einem Atemzug genannt werden. So wie wir es gewohnt sind, an körperlicher Ertüchtigung teilzunehmen, sollte auch im Alter die soziale Fitness gepflegt und trainiert werden, wenn wir uns ein langes und gesundes Leben wünschen.

Schlaf

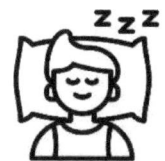 Zu kurzer oder qualitativ schlechter Schlaf ist nicht nur ein Faktor, der uns am nächsten Tag in unserer körperlichen und geistigen Leistungsfähigkeit einschränkt. Inzwischen gibt es eine Vielzahl von Studien und Analysen, die sich mit der Bedeutung von gesundem und ausreichendem Schlaf für Longevity und gesundem Altern beschäftigen.

Eine schlechte Schlafqualität erhöht bei Älteren beispielsweise das Risiko, insgesamt eine gebrechliche Konstitution zu entwickeln und einen Rückgang von Muskeln und Muskelkraft im Alter zu erleiden (Cacciatore, 2025) – mit entsprechenden Risiken für Stürze und Verletzungen, die möglicherweise fatale Folgen haben. Eine Übersichtsarbeit aus dem Jahr 2017 konnte anhand der Daten von über fünf Millionen Menschen zeigen, dass ein nächtlicher Schlaf von weniger als sechs Stunden mit einer erhöhten Sterblichkeit einhergeht. Umso erschreckender sind die Daten einer Befragung von fast einer halben Million Amerikaner. Danach schlafen etwa 30 % der Befragten regelmäßig zu kurz (Liu Y., 2016).

Zu kurzer Schlaf führt außerdem auf Dauer nicht nur zu einer höheren Sterblichkeit, sondern auch zu einem vermehrten Auftreten von Herz-Kreislauf-Erkrankungen, Diabetes, Bluthochdruck und Übergewicht (Itani, 2017). Insbesondere die Verbindung von zu kurzem Schlaf und Übergewicht ist interessant und eindeutig: Zu kurzer Schlaf beeinflusst maßgeblich unser Essverhalten: Wer kürzer Schläft, isst durchschnittlich mehr, ungesünder und nimmt zu (Chaput, 2014).

Ein adäquater Schlaf ist außerdem ein effektives Mittel, um inflammatorische Prozesse, die mit dem Alter zunehmen, zu reduzieren. Zudem kann er neurodegenerativen Erkrankungen wie Alzheimer-Demenz vorbeugen oder deren Fortschreiten verlangsamen (Musiek, 2015).

Auf zellulärer Ebene lässt sich zeigen, dass Schlafmangel bereits ab einer Dauer von sechs Stunden pro Nacht mit einem Anstieg von Entzündungswerten einhergeht. Und nicht nur das: Tierexperimentelle Studien zeigen, dass Schlafentzug Organschäden an Leber, Herz, Nieren und anderen Organen verursachen kann (Periasamy, 2015). Ein wesentlicher Faktor scheint dabei der oxidative Stress zu sein, der im Wachzustand durch den zellulären Metabolismus entsteht und während des Schlafs abgebaut werden muss.

Auch zu langer Schlaf ist ein Risiko

Doch nicht nur zu kurzer Schlaf birgt Risiken für unsere Longevity – auch zu langer Schlaf kann problematisch sein. Eine Schlafdauer von neun Stunden oder mehr geht mit einer deutlich erhöhten Sterblichkeit einher:

In einer Gruppe von über 25.000 Personen lag die Sterblichkeit bei Langschläfern (mehr als zehn Stunden pro Nacht) doppelt so hoch wie bei Personen, die sieben Stunden pro Nacht schliefen. Ein ähnlicher Effekt zeigte sich beim Auftreten von Durchblutungsstörungen am Herzen – sowohl zu langer als auch zu kurzer Schlaf erhöht offenbar das Risiko (Ayas, 2003). Gleiches gilt für den Abbau der geistigen Leistungsfähigkeit: Personen, die zu viel oder zu wenig Schlaf bekommen, hatten in einer Untersuchung von 20.000 Personen ausgeprägtere kognitive Einschränkungen (Ma Y. , 2020). Die beeindruckende Größe dieser analysierten Personengruppen verdeutlicht, wie essenziell ein geregelter und gesunder Schlaf für Longevity ist. Deshalb sollten Sie in Ihrem Longevity-Programm einen geregelten Nachtschlaf von sieben Stunden als zentralen Baustein etablieren. Das beugt zudem der Entwicklung von Gebrechlichkeit vor.

Eine chinesische Studie befragte rund 7.000 Erwachsene über 70 Jahre zu ihren Schlafgewohnheiten und untersuchte deren Gebrechlichkeit. Ergebnis: Ein Nachtschlaf von 7,5 Stunden war mit der geringsten Gebrechlichkeit assoziiert. Wer mehr oder weniger schlief, war häufiger gebrechlich.

Und noch etwas Beruhigendes: Wer tagsüber ein kurzes Nickerchen macht, hat keine Nachteile in Bezug auf Gebrechlichkeit. (Song Y., 2025).

Schlaf verändert sich

Übrigens verändert sich der Schlaf im Laufe des Lebens und verliert an Effizienz. Personen über 65 gehen im Schnitt eine Stunde später ins Bett und stehen eineinhalb Stunden früher auf als junge Erwachsene (Duffy, 1998). Allerdings ist das völlig natürlich und nicht ungesund. Die ideale Schlafdauer von 7–8 Stunden ist nämlich altersabhängig. In jungen Jahren ist ein kurzer Schlaf „gefährlich", während im Alter ein zu langer Schlaf problematisch sein kann (Liao, 2025).

Ursächlich für die kürzere Schlafdauer im Alter ist eine Veränderung des zirkadianen Rhythmus. Dies erkennt man unter anderem daran, dass bei älteren Menschen die Körpertemperatur morgens bereits eine Stunde früher wieder ansteigt (Dijk, 2000). Zudem besteht eine höhere Empfindlichkeit gegenüber Licht. Und wir kennen es alle: Man steht nachts auf, geht zur Toilette und kann sich am nächsten Morgen an nichts erinnern. Verantwortlich dafür sind Schutzmechanismen des Körpers, der aktiv daran arbeitet, dass wir schnell wieder in den Schlaf finden. Mit zunehmendem Alter nimmt dieser Schutz jedoch ab, sodass selbst kleine Unterbrechungen dazu führen können, dass wir länger wach bleiben und schlechter wieder einschlafen. Außerdem verringert sich der tiefe Schlaf im Laufe des Lebens um etwa 2 % pro Jahr (Landolt, 1996).

Schlaf optimieren

Folgende Maßnahmen können Ihnen helfen, einen gesunden und regelmäßigen Schlaf von 7–8 Stunden pro Nacht zu erreichen (Vitale, 2020):

- Zu-Bett-Geh-Routine: Machen Sie in den letzten 30 Minuten vor dem Schlafengehen immer dieselben Aktivitäten – z. B. ein Buch lesen.
- Vermeiden Sie blaues Licht: Der blaue Lichtanteil von Handys oder Tablets hemmt die abendliche Melatonin-Synthese. Vermeiden Sie daher 60 Minuten vor dem Schlafengehen digitale Geräte. Alternativ: Nutzen Sie Brillen mit Blaulichtfilter – Studien zeigen, dass sie Schlafstörungen reduzieren können (Shechter, 2018).
- Kühle Schlafumgebung: Senken Sie die Raumtemperatur auf 17–19 Grad Celsius. Eine reduzierte Umgebungstemperatur unterstützt natürliche schlaffördernde Prozesse.
- Licht- und Schallschutz: Dunkeln Sie Ihr Schlafzimmer ab und sperren Sie Lärm aus. Schon geringes Licht kann den zirkadianen Rhythmus und die Schlafqualität beeinträchtigen (Cho, 2015). **Artificial Light at Night (ALAN)** hat inzwischen eine eigene medizinische Bezeichnung erhalten, da es ein relevanter gesundheitsgefährdender Faktor ist. Eine kürzlich erschienene Analyse von etwa 2,5 Millionen Patientendaten bestätigte ALAN als Risikofaktor für verschiedene Krebserkrankungen (Palomar-Cros, 2024). Fazit: Ihre Schlafumgebung sollte möglichst dunkel sein!
- Schlafen Sie ggf. allein.
- Halten Sie feste Schlafenszeiten ein: Gehen Sie jeden Tag zur gleichen Zeit ins Bett und sorgen Sie dafür, dass 7–8 Stunden Schlaf möglich sind. Stehen Sie möglichst auch zur gleichen Zeit auf.
- Wenn Sie Schlafprobleme haben, verzichten Sie möglichst auf Nickerchen am Tag. Falls das nicht geht, dann höchstens eine Stunde und nicht nach 15 Uhr.
- Ihr Bett ist nur zum Schlafen da! Fernsehen, Handy-Daddeln, Lesen können Sie woanders.
- Mahlzeiten: Verlässliche Daten 7.000 Personen sagen aus, dass ein spätes Abendessen öfter mit schlechtem Schlaf assoziiert ist (Yan L.-M., 2024). Außerdem gibt es Hinweise, dass fettreiche Mahlzeiten schlechter sind für die Schlafhygiene als Kohlehydrat-reiche Mahlzeiten (St-Onge, 2016). Essen Sie daher entsprechend nicht zu spät und nicht zu fettig.
- Trinken Sie keinen Alkohol vor dem Schlafen. Alkohol hat negative Effekte auf die Schlafqualität, führt zu mehr Schlaf-Unterbrechungen und verringert REM-Schlafphasen (Ebrahim, 2013).
- Kaffee verlängert die Dauer von leichtem Schlaf im Schnitt um einige Minuten, verkürzt aber den tiefen Schlaf dafür mehr als doppelt so

lang. Laut einer Auswertung von 24 Studien zu dem Thema sollten Sie den letzten Kaffee 8,8 Stunden vor dem Zubettgehen konsumieren (Gardiner, 2023).

- Melatonin als Unterstützung: Falls nötig, können Sie 1–3 mg Melatonin in Betracht ziehen. Melatonin kann die Schlafqualität verbessern und den zirkadianen Rhythmus stabilisieren. Sie können Tabletten oder Nasenspray verwenden (Abdellah, 2023).

- Starten Sie ein Sportprogramm: Eine Studie an Männern über 60 Jahre zeigte, dass ein Ausdauertraining über zwölf Wochen zu einer deutlichen Verbesserung des Schlafs führte: Wachzeiten wurden reduziert. REM-Schlafphasen wurden früher erreicht. (Melancon, 2015). Extrem anstrengender Sport direkt vor dem Schlafen kann jedoch zu erhöhten Cortisol-Spiegeln führen und so dem Schlaf entgegenwirken und REM-Schlaf-Phasen verkürzen (Yue, 2022).

- Ersetzen Sie Ihre Matratze alle 10 Jahre. Die Qualität leidet und die Matratzen können auf Dauer Allergene/Staub ansammeln.

- Bleiben Sie strukturiert und aktiv! Eine spannende US-amerikanische Studie untersuchte, wie sich eine geregelte soziale und körperliche Aktivität morgens (9:00–10:30 Uhr) und abends (19:00–20:30 Uhr) auf die Bewohner eines Pflegeheims auswirkte. Ergebnis: Obwohl die Intervention nur 14 Tage dauerte, ergaben sich deutliche positive Effekte: Der Schlaf der Teilnehmer verbesserte sich und auch die geistige Leistungsfähigkeit stieg (Naylor, 2000). Geregelte Routinen fördern nicht nur den Schlaf, sondern auch die kognitive Gesundheit.

Fazit

Ein gesunder, regelmäßiger Schlaf ist ein unverzichtbarer Bestandteil eines effektiven Longevity-Programms. Sowohl zu kurzer als auch zu langer Schlaf beeinträchtigen die Gesundheit und erhöhen das Sterberisiko. Ein strukturierter Alltag, regelmäßige Bewegung, eine optimale Schlafumgebung und feste Schlafzeiten sind die besten Maßnahmen, um eine maximale Schlafqualität zu erreichen und somit die Lebenserwartung positiv zu beeinflussen.

Schlaf messen

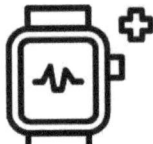

Sleep-Tracking bezeichnet die Erfassung und Analyse des Schlafverhaltens mithilfe von Wearables, Smartwatches, Smartphone-Apps oder speziellen Schlafsensoren.

Dabei werden Parameter wie:

- Schlafdauer,
- Schlafzyklen (Tief-, REM- und Leichtschlaf),
- Herzfrequenzvariabilität,
- Atemfrequenz und
- nächtliche Bewegungen

gemessen, um die Schlafqualität zu bewerten. Nebenstehend sehen Sie eine beispielhafte Auswertung einer meiner Nächte.

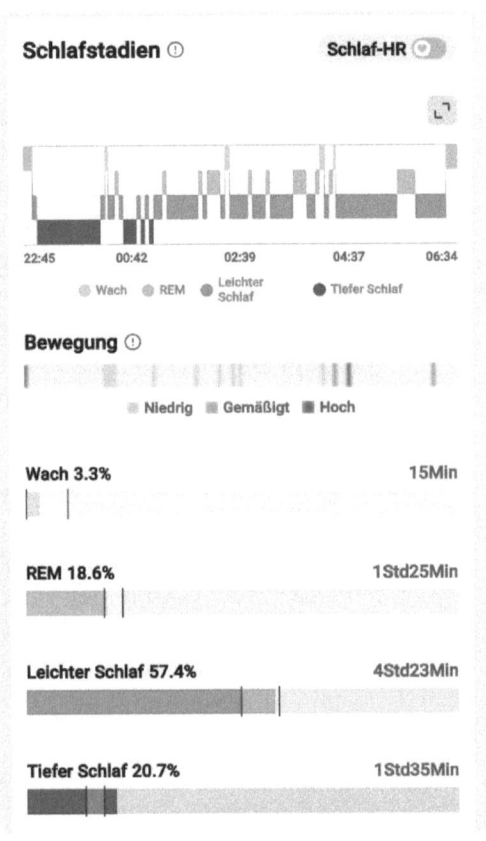

Moderne Geräte nutzen Algorithmen, um individuelle Schlafmuster zu erkennen, Schlafstörungen zu identifizieren und Empfehlungen zur Schlafoptimierung zu geben.

Studien haben gezeigt, dass frei erhältliche Schlaf-Tracker ähnlich exakt sind wie die in Kliniken angewandte Polysomnographie (Chinoy, 2021). Kostspielige Ringe scheinen aber etwas genauer zu sein als Tracker im Armbanduhren-Format (Robbins, 2024).

Ein guter Grund, Ihren Schlaf zu messen ist: Allein das Erfassen und Messen eines Parameters führt meistens dazu, dass wir darin „besser" werden. Das konnte bereits für die CG-Messung und für die Sporterfassung mittels Fitness-Trackern gezeigt werden (siehe dort). Für

Sleep Tracker gibt es dazu noch keine Daten, aber ich bin sicher, dass diese bald folgen werden.

Sleep-Tracking kann Ihnen helfen,

- Ihren Schlaf besser kennenzulernen
- Ihre Schlafhygiene zu verbessern
- Ihr allgemeines Wohlbefinden zu steigern, und
- langfristig die kognitive und körperliche Regeneration zu unterstützen.

Ein normaler Schlaf besteht übrigens aus Zyklen von je 10-30 Minuten leichten und 20-40 Minuten tiefen Schlafes sowie 10-60 Minuten REM-Schlaf (Sleepfoundation, 2025).

Wichtig sind die Phasen tiefen Schlafes (Slow-Wave Sleep, SWS) und der REM-Schlaf:

- **Tiefschlafphase (SWS)**: Die tiefste und erholsamste Schlafphase, in der Zellregeneration, Muskelwachstum und Immunsystemstärkung stattfinden. Sie ist entscheidend für die körperliche Erholung.
- **REM-Schlaf (Rapid Eye Movement)**: Eine Phase intensiver Gehirnaktivität mit schnellen Augenbewegungen und lebhaften Träumen. REM-Schlaf ist essenziell für kognitive Prozesse wie Lernen, Gedächtniskonsolidierung und emotionale Verarbeitung.

Es gibt leider bisher nur wenige Erkenntnisse, wie Sie konkreten Einfluss auf Ihre Schlafphasen nehmen können. Ein paar Fakten bezüglich Sport und REM-Schlaf haben Sie bereits weiter oben bekommen. Ein weiterer gesicherter Faktor ist der Konsum von Koffein, der in einer Studie zu einem verzögerten Beginn des REM-Schlafes und einem schlechteren morgendlichen Erwachen sowie einer schlechteren Schlafqualität führte (Weibel, 2021).

Da Sleep-Tracker auch die Herzfrequenzvariabilität messen können, sollten Sie sich dieses Gadget gönnen!

Für Nerds: OSAS im Schlaf diagnostizieren

Ein weiterer Grund, einen Schlaf-Tracker zu nutzen, ist die Messung des Sauerstoffgehalts im Blut. Dieser wird von fast allen Sleep-Trackern erfasst.

Warum ist das wichtig? Durch bemerktes oder unbemerktes Schnarchen kann dieser Wert im Schlaf abfallen, da Sie nicht genügend Luft bekommen. Das dazugehörige Krankheitsbild nennt sich Obstruktive Schlafapnoe (OSA). Obstruktive Schlafapnoe ist eine ernsthafte Schlafstörung, bei der es durch eine Blockade der Atemwege während des Schlafs zu wiederholten Atemaussetzern kommt. Die Rachenmuskulatur entspannt sich und kann kollabieren, wodurch die Luftzufuhr behindert wird, da der Atemweg nicht mehr offengehalten wird. Ein Abfall des Sauerstoffgehaltes im Blut ist die Folge.

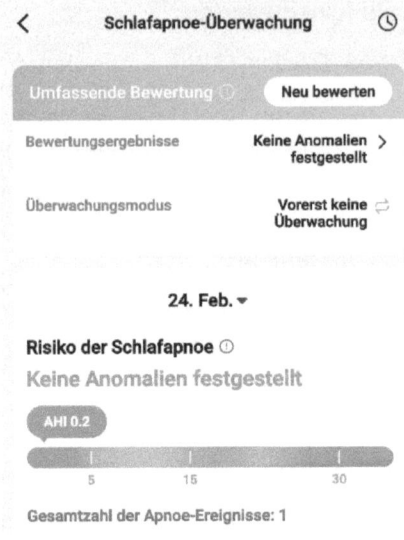

Typische Symptome von OSA:

- Lautes Schnarchen
- Atempausen im Schlaf
- Starke Tagesmüdigkeit
- Morgendliche Kopfschmerzen
- Konzentrationsprobleme

Warum ist die Sauerstoffversorgung im Schlaf so wichtig? Eine Studie an fast 1.500 Personen über 70 Jahre, die keine bekannte OSA-Diagnose hatten, ergab:

- Bei fast der Hälfte wurde ein leichtes OSAS festgestellt. 30 % der Personen hatten sogar ein moderates bis schweres OSAS. Diese Schlafstörung war zudem mit einem Rückgang der kognitiven Leistungsfähigkeit verbunden (Ward, 2025).

Warum ist OSAS so gefährlich?

Unbehandelt kann OSA das Risiko für Bluthochdruck, Herz-Kreislauf-Erkrankungen, Diabetes, Schlaganfälle, und erhöhte Sterblichkeit erheblich steigern (Zhang Q., 2024).

Einen interessanten Zusammenhang zeigt eine aktuelle Studie: Patienten mit OSAS weisen häufiger eine eingeschränkte Diversität der Darmflora sowie eine geringe Menge an SFA-bildenden Bakterien auf (Guo, 2024). Je schwerer die nächtlichen Phasen der verminderten Sauerstoffsättigung, desto stärker waren die Veränderungen im Mikrobiom. Die nächtliche Sauerstoffsättigung ist also möglicherweise wichtig für das Wohlbefinden unseres Mikrobioms.

Sleep-Tracker & OSA-Erkennung – Wie zuverlässig sind sie?

Aktuell gibt es wenige wissenschaftliche Daten, die zeigen, dass eine nächtliche Messung der Sauerstoff-sättigung mit Wearables oder Sleep-Trackern zuverlässig ist. Die Technik ist noch neu. Eine der ersten Studien ergab jedoch, dass ein Ringsensor gute Ergebnisse beim Erkennen von OSAS lieferte (Tisyakorn, 2024). Neues auf dem Markt: Ein neuer Ring (RingConn Gen 2) wurde 2024 veröffentlicht und wird explizit damit beworben, OSAS erkennen zu können.

Fazit

Sleep-Tracking kann wertvolle Einblicke in Ihre Schlafqualität bieten und helfen, Schlafstörungen frühzeitig zu erkennen. Wearables können erste Hinweise auf eine OSA liefern, ersetzen aber (noch) keine klinische Diagnose. Falls Sie starke Tagesmüdigkeit oder Atemaussetzer bemerken, kann eine medizinische Untersuchung sinnvoll sein. Tipp: Falls Sie sich einen Sleep-Tracker zulegen, achten Sie darauf, dass er auch die Sauerstoffsättigung messen kann, um mögliche Atemprobleme im Schlaf zu erkennen.

Kognitives Training

- Longevity-Potenzial: hoch
- Datenqualität: gut
- Risiko: gering
- Kosten: gering

 Das menschliche Gehirn ist ein faszinierendes und wandelbares Organ – ein wahres Wunder der Natur. Es passt sich fortlaufend an neue Herausforderungen an, lernt stetig dazu und speichert Erinnerungen über Jahrzehnte hinweg. Ähnlich einem Muskel, der durch Training stärker wird, bleibt auch das Gehirn durch gezielte geistige Stimulation leistungsfähig. Bleibt diese aus, verliert es an Flexibilität.

Die sogenannte Gehirnplastizität, besonders ausgeprägt in Kindheit und Jugend, ermöglicht diese Anpassungsfähigkeit. Mit zunehmendem Alter nimmt sie jedoch ab – vor allem dann, wenn das Gehirn nicht ausreichend gefordert wird. Fehlt es an geistiger Stimulation, verlangsamt sich die Umstrukturierung neuronaler Verbindungen, was langfristig zu kognitivem Verfall führen kann (Chapman, 2015).

Experimente zeigen: Mäuse, die in einer stimulierenden Umgebung leben, steigern die Neubildung von Synapsen drastisch, während dieser Prozess in reizarmen Umgebungen verlangsamt wird (Schneider, 2001). Beim Menschen lassen sich ähnliche Effekte beobachten. Neue Erlebnisse und Herausforderungen fördern die Bildung dendritischer Fortsätze und stärken damit die Fähigkeit, motorische, sensorische und kontextbezogene Aufgaben besser zu meistern.

Studien belegen, dass selbst alltägliches Lernen dauerhafte Spuren im Gehirn hinterlässt und langfristige Erinnerungen in stabilen synaptischen Netzwerken gespeichert werden (Trachtenberg, 2002). Die gute Nachricht: Auch im Erwachsenenalter ist geistige Weiterentwicklung möglich!

Ein gezieltes kognitives Trainingsprogramm mit mentalen Herausforderungen wie

- Kreuzworträtseln,
- Sudoku oder
- strategischen Spielen

kann die Gehirnfunktion nachhaltig verbessern. Die Forschung legt nahe, dass solche Übungen synaptische Schaltkreise stärken und die Neubildung von Nervenzellen im Hippocampus anregen (Holtmaat, 2005).

Untersuchungen mit EEG und funktioneller Magnetresonanztomographie (fMRT) zeigen, dass kognitive Übungen die elektrische Aktivität und den Stoffwechsel bestimmter Hirnareale verändern – und dass diese Effekte über lange Zeiträume erhalten bleiben. Entscheidende Rezeptoren wie Rac1 und NMDA spielen dabei eine Schlüsselrolle (Li, 2015).

Besonders spannend: Studien zeigen, dass gezieltes Gehirntraining auch Menschen mit ersten kognitiven Defiziten enorme Vorteile bringt. Gesunde Hirnregionen können geschädigte Bereiche teilweise kompensieren, wodurch sich Gedächtnis und Denkfähigkeit verbessern (Belleville, 2011).

Eine groß angelegte Untersuchung mit 2.832 älteren Teilnehmern ergab, dass bereits zehn Trainingseinheiten zur Förderung des:

- episodischen Gedächtnisses,
- logischen Denkens und
- der Verarbeitungsgeschwindigkeit

die kognitiven Fähigkeiten signifikant steigerten – Effekte, die noch fünf Jahre nach dem Training messbar waren (Willis, 2006).

Ein aktives Gehirn – der Schlüssel zu geistiger Fitness im Alter

Ein aktives Gehirn trägt entscheidend zur Lebensqualität im Alter bei. Menschen, die ihr Gehirn kontinuierlich fordern, bleiben nicht nur geistig fit, sondern reduzieren auch das Risiko für altersbedingte Erkrankungen wie Demenz.

Besonders komplexe Herausforderungen wie das Erlernen eines Musikinstruments, eine neue Sprache lernen, Tanzen oder Schachspielen stimulieren mehrere Gehirnbereiche gleichzeitig und fördern eine nachhaltige geistige Fitness (Sakai, 2005).

Dies kann sich sogar auf die Lebenserwartung auswirken: Eine Untersuchung von 5.000 Chinesen im Alter von etwa 80 Jahren zeigte, dass eine bessere kognitive Leistungsfähigkeit mit einem längeren Leben einhergeht (Li H., 2024).

Auch kreative Tätigkeiten wie Malerei oder Bildhauerei steigern die Gehirnplastizität, indem sie die Hand-Gehirn-Koordination verbessern (Schlegel, 2015).

Meditation

- Longevity-Potenzial: gering
- Datenqualität: gut
- Risiko: gering
- Kosten: gering

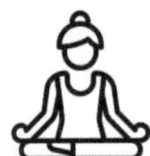 Meditation ist seit Jahrhunderten fester Bestandteil spiritueller und gesundheitlicher Praktiken. Erst in den letzten Jahrzehnten hat die moderne Wissenschaft begonnen, ihre tiefgreifenden Effekte auf die Langlebigkeit zu erforschen.

Zahlreiche Studien zeigen, dass regelmäßige Meditation nicht nur das allgemeine Wohlbefinden verbessert, sondern auch biologische Mechanismen beeinflussen kann, die direkt mit der Lebenserwartung zusammenhängen. Eine der faszinierendsten Entdeckungen der Longevity-Forschung ist der Einfluss von Meditation auf die Telomerlänge, die als eine der Hallmarks of Aging bekannt ist.

Eine Verkürzung der Telomere wird mit Zellalterung, chronischen Erkrankungen und einer verkürzten Lebensspanne in Verbindung gebracht. Studien zeigen, dass Meditation die Aktivität des Enzyms Telomerase erhöht, das für den Schutz und die Verlängerung der Telomere verantwortlich ist (Jacobs, 2010).

Tatsächlich liefern zahlreiche Studien Hinweise darauf, dass Meditation einen schützenden Effekt auf Telomere haben kann und ihre Länge positiv beeinflusst (Carlson, 2015; Mony, 2024). Fairerweise muss jedoch angemerkt werden, dass in diesen Studien oft Teilnehmer untersucht wurden, die mehrere Stunden täglich meditierten. Zahlreiche andere Studien belegen, dass Meditation positive Effekte auf die Sterblichkeit aufgrund von Herz-Kreislauf-Erkrankungen, den Blutdruck, die Blutfette und das Stresshormon Cortisol haben kann (Ray, 2014). Besonders bemerkenswert ist eine Analyse der Daten von etwa 60.000 Amerikanern hinsichtlich Meditation und kardiovaskulärer Erkrankungen.

Die Ergebnisse zeigten, dass meditierende Personen seltener an erhöhten Blutfettwerten, Bluthochdruck, Diabetes, Schlaganfällen oder koronarer

Herzerkrankung litten (Krittanawong, 2020). Ob Meditation tatsächlich aktiv zu einer Risikoreduktion führen kann, bleibt jedoch unklar.

Erst kürzlich wurden die Ergebnisse einer Studie veröffentlicht, in der Teilnehmer an einem 18-monatigen Meditationsprogramm teilnahmen. Nach Abschluss der Intervention wurde jedoch keine Verbesserung des kardiovaskulären Risikoprofils festgestellt (Garnier-Crussard, 2024). Relativ sicher sind hingegen die positiven Effekte auf das subjektive Stresserleben und die Fähigkeit, mit Stress umzugehen (Resilienz) (Weiss, 2024).

Fazit

Eine tägliche Meditation kann eine sinnvolle Ergänzung einer Longevity-Therapie sein. Allerdings lassen sich tatsächliche Effekte auf die Lebenserwartung derzeit nicht eindeutig durch Studien belegen.

Rauchen

- Longevity-Potenzial: hoch
- Datenqualität: gut
- Risiko: gering
- Kosten: null

Müssen wir wirklich darüber sprechen? „Man" weiß ja, dass Rauchen ungesund ist. Aber dennoch möchte ich Ihnen ein paar Daten dazu präsentieren.

Zigarettenrauch enthält eine Vielzahl toxischer Substanzen, die tief in den Körper eindringen und dort biochemische Prozesse beeinflussen. Die gesundheitlichen Schäden sind das Ergebnis komplexer Mechanismen, die auf zellulärer und molekularer Ebene ablaufen. Hier sind einige der wichtigsten Prozesse, durch die Rauchen den Körper negativ beeinflusst:

Oxidativer Stress und DNA-Schäden

Jede Zigarette setzt den Körper einer Flut von freien Radikalen und reaktiven Sauerstoffspezies (ROS) aus. Diese aggressiven Moleküle greifen die Zellmembranen an und führen zur Lipidperoxidation, einem Prozess, bei dem Zellfette oxidieren und geschädigt werden. Gleichzeitig können ROS direkt die DNA verändern und Mutationen in wichtigen Genen wie dem p53-Tumorsuppressorgen verursachen, was langfristig das Krebsrisiko erhöht.

Zudem verlieren Proteine durch Oxidation ihre Funktionalität, was Zellstress und vorzeitige Alterung beschleunigt.

Chronische Entzündungsreaktionen

Rauchen versetzt den Körper in einen ständigen Entzündungszustand. Schadstoffe wie Acrolein und aromatische Kohlenwasserstoffe aktivieren Immunzellen, die daraufhin entzündungsfördernde Botenstoffe freisetzen (Xing, 2020). Diese ständige Reizung trägt zur Schädigung der Blutgefäße bei und spielt eine zentrale Rolle in der Entwicklung von Arteriosklerose. Studien zeigen, dass Raucher deutlich erhöhte CRP-Werte (C-reaktives Protein) aufweisen – ein Marker für chronische Entzündungen, die mit einem erhöhten Risiko für Herz-Kreislauf-Erkrankungen verbunden sind (Dijk, 2013).

Schädigung der Lunge und der Atemwege

Die Lunge ist das erste Organ, das mit den toxischen Substanzen des Zigarettenrauchs in Kontakt kommt. Chemikalien wie Formaldehyd, Ammoniak und Benzopyren zerstören die Flimmerhärchen (Zilien) in den Atemwegen, die normalerweise für den Abtransport von Schleim und Fremdstoffen zuständig sind. Dadurch sammeln sich Schadstoffe und Krankheitserreger in der Lunge an, was das Risiko für chronische Bronchitis, COPD (chronisch obstruktive Lungenerkrankung) und Lungenkrebs drastisch erhöht (Upadhyay, 2023).

Herz-Kreislauf-Schäden durch Rauchen

Nikotin, eines der Hauptbestandteile von Zigaretten, beeinflusst direkt das sympathische Nervensystem, indem es die Ausschüttung von Adrenalin und Noradrenalin stimuliert (Grassi, 1992). Dies führt zu einer Erhöhung von Herzfrequenz und Blutdruck, was langfristig die Blutgefäße belastet. Gleichzeitig hemmt Zigarettenrauch die Produktion von Stickstoffmonoxid (NO), einem wichtigen Molekül zur Gefäßerweiterung (Messner, 2014). Ohne ausreichendes NO verengen sich die Blutgefäße, Zellen der Blutgefäße werden dysfunktional, und das Risiko für Bluthochdruck, Thrombosen und Herzinfarkte steigt erheblich. Außerdem vermindert Zigarettenrauch über diesen Mechanismus auch die Hirndurchblutung und kann neurodegenerative Erkrankungen wie Alzheimer begünstigen (Toda, 2016).

Schwächung des Immunsystems

Rauchen beeinträchtigt die Funktion wichtiger Immunzellen wie Makrophagen und neutrophile Granulozyten, die normalerweise für die Abwehr von Krankheitserregern zuständig sind (Mehta H., 2008). Dies führt zu einer erhöhten Anfälligkeit für Infektionen, insbesondere der Atemwege, wie Lungenentzündungen oder Bronchitis. Zudem verändert Rauchen die Zusammensetzung der Darmflora, was das Immunsystem zusätzlich schwächt und Entzündungsprozesse verstärkt (Savin, 2018).

Krebserzeugende Mechanismen

Zigarettenrauch enthält über 70 bekannte krebserregende Substanzen, darunter aromatische Kohlenwasserstoffe, Nitrosamine und Schwermetalle wie Cadmium. Diese Chemikalien können direkt in die DNA eingreifen und Mutationen verursachen, die die Zellteilung unkontrolliert ablaufen lassen (Tang M.-S., 2022). Inzwischen ist auch bekannt, dass Zigarettenrauch in die DNA-Methylierung und damit in die epigenetische Regulierung eingreift (Herzog, 2024). Besonders gefährlich ist dabei die Beeinträchtigung des p53-Tumorsuppressorgens, das normalerweise fehlerhafte Zellen in den programmierten Zelltod schickt (Liu X., 2013). Wenn dieses Gen durch Zigarettenrauch geschädigt wird, können entartete Zellen überleben und sich unkontrolliert vermehren – der Grundstein für die Entstehung von Krebs.

Sterblichkeit

Abseits von allen möglichen biochemischen Vorgängen kann man die negativen Folgen des Rauchens auch einfach auf die Mortalität herunterbrechen: Starke Raucher mit mehr als 40 Zigaretten pro Tag haben gegenüber Nichtrauchern ein dreimal so hohes Sterblichkeitsrisiko (Zhu D., 2021). In Lebensjahren ausgedrückt sterben Raucher 12 bis 13 Jahre früher als Nichtraucher! (Cho E. R., 2024).

Und falls Sie noch rauchen: Das Aufhören bringt Lebenszeit zurück, egal wann Sie aufhören. Wer 10 Jahre durchhält, gewinnt damit tatsächlich statistisch 10 Lebensjahre zurück – es lohnt sich also (Cho E. R., 2024). Übrigens sind Pfeifen- oder Zigarrenraucher nur unwesentlich besser dran – auch sie haben eine signifikant höhere Sterblichkeit als Nichtraucher (Christensen, 2018).

Und selbst wer wenig raucht, sollte aufhören. Nur eine Zigarette pro Tag erhöht geht mit einer um 60 % erhöhten Sterblichkeit und einem 9-fach erhöhten Risiko für Lungenkrebs einher! (Inoue-Choi, 2017)

Fazit

Die biochemischen Vorgänge, die durch Zigarettenrauch ausgelöst werden, sind komplex und weitreichend. Von oxidativem Stress über chronische Entzündungen bis hin zu DNA-Schäden – Rauchen wirkt auf vielen Ebenen zerstörerisch.

Besonders gefährlich ist die Kombination der schädlichen Prozesse, da sie sich gegenseitig verstärken und zu schwerwiegenden Erkrankungen wie Lungenkrebs, COPD, Herzinfarkt und Schlaganfall führen können. Der beste Schutz vor diesen Risiken ist der vollständige Verzicht auf Zigarettenrauch – eine Entscheidung, die sich langfristig in einer besseren Gesundheit und höheren Lebenserwartung widerspiegelt.

Cannabis

Cannabis enthält über 100 Cannabinoide, darunter die bekanntesten Wirkstoffe Tetrahydrocannabinol (THC) und Cannabidiol (CBD), die über das Endocannabinoid-System (ECS) wirken. Das ECS besteht aus CB1- und CB2-Rezeptoren, die in Gehirn, Nervensystem, Immunsystem und anderen Geweben vorkommen. THC bindet hauptsächlich an CB1-Rezeptoren, was psychoaktive Effekte wie Euphorie, Entspannung und gesteigerten Appetit auslöst. CBD, das nicht psychoaktiv ist, interagiert mit verschiedenen Rezeptorsystemen und wirkt entzündungshemmend, neuroprotektiv und angstlösend. Zudem beeinflusst Cannabis biochemische Prozesse wie die Neurotransmitter-Freisetzung, Immunmodulation und oxidativen Stress, wodurch potenzielle therapeutische Effekte, aber auch Nebenwirkungen entstehen können.

Studiendaten

Um Cannabis aus einer Longevity-Perspektive zu beurteilen, ist ein Blick auf große Studien bezüglich der Sterblichkeit hilfreich. Denn auch wenn, wie oben beschrieben, verschiedene biochemische Wirkungen möglicherweise auch hilfreich sein könnten, ist am Ende doch die Sterblichkeit entscheidend.

Eine Untersuchung aus den USA befragte etwas mehr als 120.000 Personen nach ihrem Cannabis-Konsum und beobachtete anschließend 10–14 Jahre den weiteren Verlauf.

- Die Sterblichkeit von Personen, die sehr viel Cannabis (täglich oder fast täglich) konsumierten, lag zwischen 30 % (Männer) und knapp 50 % (Frauen) über der Sterblichkeit von Cannabis-abstinenten Personen.
- Betrachtete man in dieser Untersuchung zusätzlich einen Tabak-Konsum, erhöhte sich die Sterblichkeit massiv um 120–145 % (Vallée, 2024).

Tröstlich an diesen Daten ist allerdings, dass ein geringer Cannabis-Konsum für Männer und Frauen zusammengenommen nicht zu einer erhöhten Sterblichkeit führte.

Eine möglicherweise schützende Wirkung von Cannabis auf die Entstehung von Herz-Kreislauf-Erkrankungen besteht leider nicht, wenn man den Daten aus einer Befragung von über 400.000 Amerikanern Glauben schenkt. In dieser Personengruppe traten entsprechende Komplikationen dosisabhängig auf: Es zeigt sich, dass ein höherer Cannabis-Konsum auch mit einem erhöhten Auftreten von Herz-Kreislauf-Erkrankungen einhergeht (Jeffers, 2024). Ähnliches gilt für das Auftreten von Psychosen (Marconi, 2016).

Passend dazu sind die Daten aus einer Studie aus Neuseeland, die feststellte, dass längerer Cannabiskonsum die Konsumenten biologisch voraltern lässt (Meier, 2022). Und nicht nur das: Langzeitkonsumenten haben auch ein höheres Risiko, ihre geistige Leistungsfähigkeit einzubüßen (Meier, 2022).

Fazit

Gelegentlicher Konsum von Cannabis scheint sich nicht wesentlich auf die Sterblichkeit auszuwirken. Hinweise auf eine positive Wirkung gibt es aktuell jedoch auch nicht. Dauerhafter Konsum ist auf jeden Fall ein Longevity-Risiko.

Alkohol

- Longevity-Potenzial: hoch
- Datenqualität: gut
- Risiko: niedrig
- Kosten: keine

 Wer sich ernsthaft mit dem Thema Longevity auseinandersetzt, stößt unweigerlich auf eine unbequeme Wahrheit: Alkohol und ein langes, vitales Leben passen nur bedingt zusammen. Denn so verlockend ein Glas Wein am Abend oder ein kühles Bier in geselliger Runde auch sein mag – unser Körper zahlt dafür einen Preis. Und dieser Preis ist hoch.

Alkohol als Saboteur der Fettverbrennung

Eines der zentralen Prinzipien eines gesunden Stoffwechsels ist eine effiziente Fettverbrennung. Ein gut funktionierender Fettstoffwechsel schützt uns nicht nur vor Übergewicht, sondern trägt auch dazu bei, Entzündungen im Körper zu reduzieren, die Zellalterung zu verlangsamen und das Risiko für zahlreiche chronische Erkrankungen zu minimieren.

Doch genau hier macht Alkohol uns einen Strich durch die Rechnung. Sobald wir Alkohol konsumieren, wird die Fettverbrennung praktisch gestoppt. Unser Körper betrachtet Alkohol als Gift, das so schnell wie möglich abgebaut werden muss – und stellt dabei alle anderen metabolischen Prozesse hintenan. Das bedeutet: Während die Leber damit beschäftigt ist, Ethanol abzubauen, bleibt die Fettverbrennung auf der Strecke. Doch das ist nur der Anfang. Langfristiger Alkoholkonsum kann gravierende gesundheitliche Folgen haben (Li Y., 2017):

- Leberverfettung und Leberzirrhose: Die Leber, unser zentrales Entgiftungsorgan, leidet besonders stark unter regelmäßigem Alkoholkonsum. Fette lagern sich ein, Entzündungsprozesse eskalieren, und im schlimmsten Fall kommt es zu einer unheilbaren Zirrhose.
- Bauchspeicheldrüsenentzündung: Chronischer Alkoholgenuss kann die Bauchspeicheldrüse so sehr schädigen, dass lebenswichtige Verdauungsenzyme nicht mehr richtig produziert werden.
- Herzschwäche und Gefäßschäden: Wer regelmäßig trinkt, erhöht sein Risiko für Herz-Kreislauf-Erkrankungen erheblich.

- Schwächung des Immunsystems: Alkohol macht unseren Körper anfälliger für Infektionen und beeinträchtigt die Fähigkeit des Immunsystems, sich gegen Krankheitserreger zu wehren.
- Osteoporose und Nervenschäden: Die negativen Auswirkungen von Alkohol reichen bis in unser Skelettsystem und das zentrale Nervensystem.
- Krebsentstehung: Es gilt als gut belegt, dass Alkoholkonsum langfristig verschiedene Krebsarten in der Entstehung begünstigt.

Und als wäre das nicht genug, verändert Alkohol auch unsere Ernährungsgewohnheiten in fataler Weise: Nach ein paar Drinks greifen wir mit Vorliebe zu fettigem, frittiertem oder übermäßig gesalzenem Essen – eine der Hauptursachen für Gewichtszunahme und Stoffwechselprobleme.

Hat Alkohol gesundheitliche Vorteile?

Lange Zeit galt ein niedriger bis moderater Alkoholkonsum dennoch als gesundheitlich vorteilhaft. Studien schienen darauf hinzudeuten, dass ein tägliches Glas Wein oder Bier sogar schützend wirken könnte – insbesondere für das Herz-Kreislauf-System (McEvoy, 2022). In niedrigen Mengen kann Alkohol tatsächlich Entzündungsprozesse in den Gefäßwänden reduzieren (Rajendran, 2023). Doch diese Sichtweise hat sich mittlerweile grundlegend geändert.

Die Deutsche Gesellschaft für Ernährung (DGE) hat 2024 ihre Empfehlungen drastisch angepasst und setzt die empfohlene tägliche Alkoholmenge nun auf genau: 0. Das bedeutet allerdings nicht, dass geringe Mengen Alkohol zwangsläufig schädlich sind. Laut DGE liegt das Risiko für alkoholbedingte Erkrankungen bei einem Konsum von 0,66 Litern Bier oder 280 Millilitern Wein pro Woche im niedrigen Bereich. Wer jedoch 2 Liter Bier oder 825 Milliliter Wein trinkt, fällt bereits in die Kategorie eines „moderaten Risikos" für alkoholbedingte Schäden (Deutsche Gesellschaft für Ernährung, 2024).

Diese strengeren Empfehlungen sind nicht aus der Luft gegriffen. Sie basieren auf der Global Burden of Disease Study 2020, einer der umfangreichsten Gesundheitsanalysen weltweit, finanziert von der Bill & Melinda Gates Foundation. Die Studie offenbarte eine unbequeme Wahrheit: Besonders in jüngeren Altersgruppen wird global betrachtet zu viel Alkohol konsumiert – mit gravierenden gesundheitlichen Folgen. Die Forscher kamen zu dem Schluss, dass der völlige Verzicht auf Alkohol wahrscheinlich die beste Wahl für die Gesundheit ist (GBD 2020 Alcohol Collaborators, 2022).

Die Auswirkungen dieser Erkenntnisse sind deutlich sichtbar: Internationale Gesundheitsbehörden ziehen die Zügel an. Während früher in Deutschland Männer täglich bis zu 24 Gramm Alkohol (etwa 0,5 Liter Bier) bedenkenlos trinken durften – Frauen die Hälfte –, haben sich die Grenzwerte in mehreren Ländern drastisch verschärft.

In den USA hält man sich allerdings noch zurück: Dort erlauben die Dietary Guidelines for Americans (2020–2025) weiterhin gelegentlichen Konsum – Frauen dürfen sich einen, Männer bis zu zwei Drinks gönnen. Allerdings betonen auch diese Richtlinien: Täglicher Konsum sollte vermieden werden.

Ein kleiner Funken Hoffnung auf Alkohol-Genuss bleibt, da in der oben zitierten Studie auch angemerkt wird, dass eine kleine Menge täglichen Alkohols insbesondere bei Personengruppen mit hohem Herz-Kreislauf-Risiko oder bei Älteren einen positiven Effekt haben könnte (GBD 2020 Alcohol Collaborators, 2022).

Die Botschaft ist dennoch klar: Die Zeiten, in denen ein tägliches Gläschen als gesund galt, sind vorbei. Wer langfristig auf seine Gesundheit setzt, sollte Alkohol als das betrachten, was es ist – ein Genussmittel, das mit Bedacht konsumiert werden sollte. Ganz ohne geht es vielleicht nicht – aber weniger ist definitiv mehr.

Die richtige Balance – Meine Empfehlung für Sie

Sollten Sie Alkohol also komplett aus Ihrem Leben verbannen? Nicht unbedingt. Wenn Sie sich langfristige Gesundheit und Vitalität wünschen, lautet die Faustregel:

Genießen Sie Alkohol bewusst und in Maßen. Ein Glas guten Weins oder ein kühles Bier hin und wieder ist durchaus vertretbar. Vermeiden Sie übermäßigen Konsum. Sobald der Alkohol zur Gewohnheit oder zum täglichen Begleiter wird, überwiegen die schädlichen Effekte. Setzen Sie auf Qualität statt Quantität. Hochwertiger Rotwein enthält z. B. Polyphenole wie Resveratrol, die antioxidativ wirken. Und interessanterweise ist ein beinahe tägliches Glas Rotwein ein Teil der so hochgelobten Mediterranen Diät. Wie kann das sein? Letztendlich bleibt es nicht ganz geklärt. Es gibt jedoch nach wie vor Hinweise darauf, dass das tägliche Glas Wein auch positive Wirkungen haben kann – insbesondere, wenn es langsam, Schluck für Schluck im Verlauf einer Mahlzeit konsumiert wird. In einer Simulationsstudie konnte durch den Zusatz von Rotwein die Bioverfügbarkeit von Polyphenolen/Flavonoiden verbessert und ein positiver Effekt auf das Darm-Mikrobiom erreicht werden (Tamargo, 2022).

Letztendlich bleibt es eine persönliche Entscheidung. Alkohol kann Genuss, Geselligkeit und sogar ein kleines Plus für die Gefäßgesundheit bedeuten – aber nur, solange er mit Bedacht und Verantwortung konsumiert wird. Ein langes Leben ist kein Zufall. Es ist das Ergebnis bewusster Entscheidungen. Also: Trinken Sie mit Verstand – oder lassen Sie es lieber sein.

Teil III Exogene Moleküle

 **Warnhinweis**: Die Einnahme von Nahrungsergänzungs-mitteln, Vitaminen und Mineralien ist im Allgemeinen als unbedenklich einzustufen. Es gibt allerdings bei den meisten Produkten keine Untersuchungen über die Sicherheit bei einer **Langzeiteinnahme**! Schwere Schäden bis hin zu Todesfällen sind schon für einzelne Nahrungsergänzungsmittel beschrieben worden! Wägen Sie daher jede Einnahme sorgfältig ab und informieren Sie sich über mögliche Risiken und übliche Dosierungen.

In diesem Abschnitt dreht sich alles um die Stoffe, die wir unserem Körper von außen zuführen können, um die Ziele einer Longevity-Therapie zu unterstützen.

Dabei verwenden wir den Begriff „exogene Moleküle". Das mag zunächst technisch oder sperrig klingen, hat aber seinen Grund: In der wissenschaftlichen Literatur wird dieser Begriff bereits genutzt und eignet sich hervorragend als Oberbegriff.

„Exogen" bedeutet schlicht und ergreifend „von außen".

Die spannendsten und wichtigsten Gruppen dieser exogenen Moleküle sind:

- Nahrungsergänzungsmittel
- Spurenelemente und Mineralien
- Vitamine
- Sonstige Substanzen
- Medikamente

Jede dieser Gruppen hat ihre eigene Bedeutung im Kontext der Longevity-Therapie und wird daher in einem eigenen Kapitel genauer beleuchtet.

Die meisten Substanzen basieren auf Erkenntnissen aus wissenschaftlichen Studien an Tieren oder Menschen. Allerdings gibt es auch einige Substanzen, die in dieses Kapitel aufgenommen wurden, ohne dass ein echter Longevity-Effekt nachgewiesen werden konnte.

Warum? Weil es wichtig ist, zu wissen, welche Stoffe tatsächlich wirken – und welche nicht. Oft wird im Produktmarketing etwas anderes suggeriert. Dieser Abschnitt soll Ihnen daher ein umfassendes Wissen über alle aktuellen Kandidaten der Longevity-Therapie vermitteln. Wie auch in anderen Kapiteln dieses Buches finden Sie zu jeder Substanz die entsprechenden wissenschaftlichen Hintergründe. Dadurch können Sie selbst einschätzen, welches Potenzial eine Substanz für Ihre persönliche Longevity-Strategie bietet – und ob sie für Sie infrage kommt.

Das Kapitel über Vitamine, Mineralien und Nahrungsergänzungsmittel soll Ihnen auch als Nachschlagwerk für die Zukunft dienen, falls Ihnen bei Ihrer eigenen Recherche oder im Austausch mit anderen die eine oder andere Substanz begegnet und Sie sich schnell einen Überblick über den wissenschaftlichen Hintergrund verschaffen wollen.

Wissenschaftliche Grundlage statt Marketingversprechen

Wenn Sie beginnen, sich intensiver mit Longevity zu beschäftigen, werden Sie im Internet auf eine Vielzahl von Empfehlungen und vermeintlichen „Wundermitteln" stoßen. Doch viele dieser Substanzen haben keine fundierte wissenschaftliche Basis. Um Ihnen die Unterscheidung zwischen „must-take", „sinnvoll" oder „nutzlos" zu erleichtern, habe ich auch einige Substanzen aufgenommen, die wenig oder gar keine belastbaren Studien vorweisen können. So behalten Sie den Überblick im Dschungel der Nahrungsergänzungsmittel und können sich gezielt auf die Stoffe konzentrieren, die wissenschaftlich fundiert sind und wirklich einen Unterschied machen können.

Bioverfügbarkeit: Warum sie entscheidend ist

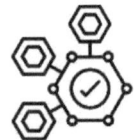 Die Bioverfügbarkeit beschreibt den Anteil eines Wirkstoffs oder Nährstoffs, der nach der Aufnahme tatsächlich in den Blutkreislauf gelangt und dort seine gewünschte Wirkung entfalten kann.

Oder vereinfacht gesagt: Wie viel von dem, was ich mir als Tablette in den Mund schiebe, kommt tatsächlich im Blutkreislauf und in den Organen an – und kann dort wirken?

Die Bioverfügbarkeit hängt von mehreren Faktoren ab:

- Aufnahme im Verdauungstrakt
- Chemische Stabilität der Substanz
- First-Pass-Effekt (Abbau in der Leber)
- Verteilung im Körper

Fettlösliche Substanzen benötigen oft Begleitstoffe wie Fette, um effizient absorbiert zu werden, während wasserlösliche Stoffe direkt ins Blut übergehen. Individuelle Unterschiede wie Alter, Darmflora oder Begleiterkrankungen beeinflussen ebenfalls die Bioverfügbarkeit.

Bei Medikamenten ist sie ein Maß für die Effektivität der Verabreichung, während sie bei Nährstoffen darüber entscheidet, wie gut diese vom Körper genutzt werden können. Daher ist die Optimierung der Bioverfügbarkeit ein zentraler Ansatz, um die Effizienz von Medikamenten und Nahrungsergänzungsmitteln zu verbessern.

Technologische Ansätze zur Verbesserung der Bioverfügbarkeit

Es gibt verschiedene Methoden, um die Aufnahme und Wirksamkeit von Substanzen deutlich zu erhöhen:

Verwendung von Mizellen

Mizellen sind winzige, kugelförmige Strukturen aus amphiphilen Molekülen (wasser- und fettlöslich). Sie umhüllen fettlösliche Wirkstoffe und machen sie wasserlöslich. Dadurch wird die Aufnahme im Darm verbessert und der Abbau durch Enzyme reduziert.

Einsatz von Liposomen

Liposomen bestehen aus einer oder mehreren Schichten von Phospholipiden und können sowohl wasser- als auch fettlösliche Wirkstoffe einschließen. Sie schützen Wirkstoffe vor Abbau und erleichtern die Aufnahme in die Zellen. Häufig eingesetzt bei Vitamin C oder Curcumin.

Nutzung von Nanopartikeln

Nanopartikel (1–100 nm) verkapseln oder binden Wirkstoffe. Sie ermöglichen eine kontrollierte Freisetzung, verbessern die Stabilität und erleichtern die Absorption durch die Darmwand. Besonders bei schwer löslichen Stoffen wie Polyphenolen oder Kräuterextrakten hilfreich.

Einsatz von Emulsionen

Nano- oder Mikroemulsionen transportieren fettlösliche Wirkstoffe in einer wasserlöslichen Form. Dies erleichtert die Aufnahme im Magen-Darm-Trakt. Häufig verwendet bei Omega-3-Fettsäuren oder Coenzym Q10.

Verwendung von Bioperine oder Absorptionsverstärkern

Piperin, ein Extrakt aus schwarzem Pfeffer, kann die Aufnahme bestimmter Wirkstoffe erheblich steigern. Es hemmt abbauende Enzyme und verlängert die Verweildauer der Substanz im Körper. Häufig verwendet bei Curcumin.

Optimierung der Formulierung

Die Wahl der Trägersubstanzen, Bindemittel oder Kapselmaterialien beeinflusst die Bioverfügbarkeit. Weiche Gelkapseln lösen sich schneller auf und können die Freisetzung im Magen beschleunigen.

Warum Bioverfügbarkeit wichtig ist

Die Bioverfügbarkeit ist entscheidend für eine erfolgreiche Therapie und die Auswahl des richtigen Produkts. Da es kaum Regulierungen gibt, in welcher Form Nahrungsergänzungsmittel vorliegen müssen, ist der Markt sehr heterogen. Viele Produkte haben eine stark eingeschränkte Bioverfügbarkeit, sodass sie vom Körper nur in geringen Mengen verwertet werden. Daher sollte man genau hinschauen und gezielt hochwertige Produkte wählen, die tatsächlich im Blut ankommen. Aus diesem Grund enthält dieses Buch für viele der besprochenen Substanzen einen Abschnitt zur Bioverfügbarkeit – mit Empfehlungen, welche Aufbereitung die beste Aufnahme gewährleistet.

Longevity-Infusionen

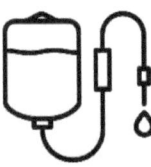 In den letzten Jahren erleben sogenannte Longevity-Infusionen einen regelrechten Boom. Viele Privatpraxen und Wellness-Zentren bieten diese Infusionen an, um das Altern zu verlangsamen, die Vitalität zu steigern und den Körper von innen heraus zu verjüngen.

Die Idee dahinter: Durch die intravenöse Gabe von Vitaminen, Mineralstoffen, Antioxidantien und anderen „verjüngenden" Substanzen sollen Zellfunktionen optimiert und Alterungsprozesse verlangsamt werden. Häufig enthalten solche Infusionen hochdosiertes Vitamin C, Glutathion, Coenzym Q10, NAD+ und verschiedene Aminosäuren. Diese Mischung soll laut Anbietern das Immunsystem stärken, die Entgiftung fördern und die Energieproduktion ankurbeln.

Doch die wissenschaftliche Basis für diese Infusionen ist dünn. Die meisten der verabreichten Substanzen sind auch über eine gesunde Ernährung oder Nahrungsergänzungsmittel zugänglich. Der Glaube, dass eine einmalige oder gelegentliche Infusion den Alterungsprozess spürbar verlangsamen kann, ist nicht durch Studien belegt – für keine einzige Substanz.

Langfristige Effekte auf die Langlebigkeit wurden in kontrollierten wissenschaftlichen Untersuchungen bisher nicht nachgewiesen.

Tatsächlich macht die regelmäßige Gabe solcher Substanzen allenfalls im Rahmen einer gut geplanten, langfristigen Longevity-Therapie Sinn. Wenn Sie langfristige Erfolge erzielen wollen, sind auch nur langfristige Therapien wirksam.

Aus diesem Grund gehe ich im Folgenden nur auf die orale Einnahme der verschiedenen Substanzen ein. Intravenöse Anwendungen werden höchstens am Rande erwähnt, wenn es relevante Hinweise auf mögliche Vorteile gibt.

Vitamine

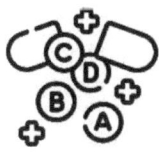

Eine ausreichende Versorgung mit Vitaminen und Mineralstoffen ist essenziell für ein langes und gesundes Leben. Besonders im Alter steigt das Risiko für Mangelzustände, da der Stoffwechsel langsamer arbeitet, die Nährstoffaufnahme abnimmt und sich die Essgewohnheiten häufig verändern. Betroffen sind vor allem Vitamine wie B12, D, K und Folsäure sowie Antioxidantien wie Vitamin C und E, die eine entscheidende Rolle für die Knochengesundheit, das Immunsystem, den Energiestoffwechsel und den Zellschutz spielen.

Dennoch ist es in den meisten Fällen nicht notwendig, sofort auf Nahrungsergänzungsmittel zurückzugreifen. Eine ausgewogene Ernährung mit viel frischem Gemüse, Obst, Vollkornprodukten, gesunden Fetten und hochwertigen Eiweißquellen kann den Vitaminbedarf in der Regel gut decken. Wer auf eine nährstoffreiche Ernährung achtet, unterstützt die Zellgesundheit, reduziert Entzündungen und kann Alterungsprozesse positiv beeinflussen.

Sollten jedoch bestimmte Nährstoffe nicht in ausreichender Menge über die Nahrung aufgenommen werden können, kann eine gezielte Nahrungsergänzung eine sinnvolle und sichere Lösung sein. Besonders häufig sind Vitamin D im Winter, B12 bei pflanzlicher Ernährung oder Magnesium für die Muskel- und Nervenfunktion Kandidaten für eine sinnvolle Supplementierung.

Im Rahmen Ihrer Longevity-Therapie empfehle ich, regelmäßig die Blutspiegel der wichtigsten Vitamine überprüfen zu lassen. So erhalten Sie einen präzisen Überblick über Ihre Versorgungslage und können gezielt Nährstoffe ergänzen, die möglicherweise in Ihrem Körper fehlen.

Im Folgenden werde ich auf die einzelnen Vitamine näher eingehen. Interessanterweise sind Mangelzustände gar nicht so selten, wie oft angenommen wird. Viele Menschen sind sich dieser Defizite nicht bewusst. Meine Empfehlung: Nutzen Sie kostengünstige Vitaminpräparate, um auszuprobieren, ob sich nach zwei bis vier Wochen Einnahme positive Veränderungen bemerkbar machen. Aus Erfahrung kann ich sagen, dass dies mitunter erhebliche Verbesserungen in Bezug auf körperliche und geistige Leistungsfähigkeit bewirken kann.

Vitamin A

- Longevity-Potenzial: gering
- Risiko: gering
- Datenqualität: gut
- Kosten: gering

Vitamin A ist ein fettlösliches Vitamin, das eine zentrale Rolle für die Sehfunktion, Zellgesundheit, Hauterneuerung und das Immunsystem spielt. Es kommt in zwei Formen vor: Retinol, das aus tierischen Quellen wie Leber, Eiern und Milchprodukten stammt, und Carotinoide wie Beta-Carotin, die in pflanzlichen Lebensmitteln wie Karotten, Süßkartoffeln und Spinat vorkommen und im Körper in aktives Vitamin A umgewandelt werden können.

Vitamin A ist essenziell für die Bildung des Sehpigments Rhodopsin, das insbesondere für das Nachtsehen benötigt wird. Zudem unterstützt es die Regeneration der Haut, fördert die Integrität der Schleimhäute und stärkt die Abwehrkräfte gegen Infektionen. Ein Mangel an Vitamin A kann zu

Nachtblindheit, trockener Haut und einem geschwächten Immunsystem führen.

Studienlage Ein Vitamin-A-Mangel ist bei Erwachsenen extrem selten (Song A., 2023). Es gibt zwar Hinweise darauf, dass ein Mangel im Alter mit der Entstehung von Alzheimer assoziiert sein könnte, doch diese Daten stammen bislang nur aus Tierversuchen (Zeng, 2017). Eine zusätzliche Einnahme von Vitamin A erscheint daher nicht sinnvoll, da in der Regel kein Mangel vorliegt.

Bleibt die Frage, ob eine Supplementierung im Rahmen einer Longevity-Therapie positive Effekte haben könnte. In diesem Zusammenhang sind die Ergebnisse einer Studie zur Aufnahme von Carotinoiden über die Ernährung und deren Einfluss auf die geistige Leistungsfähigkeit im Alter interessant (Zhong Q., 2023). Die Studie zeigte, dass ein höherer Konsum von Carotinoiden mit einer besseren kognitiven Leistungsfähigkeit assoziiert war.

Allerdings ist die Schlussfolgerung, dass eine Nahrungsergänzung mit Carotinoiden dieselben Vorteile bringt, irreführend. Nahrungsergänzungsmittel mit Carotinoiden stehen im Verdacht, das Risiko für bestimmte Krebserkrankungen zu erhöhen (Sui, 2024; Zhang Y., 2023) und könnten zudem die Sterblichkeit durch Herz-Kreislauf-Erkrankungen steigern (Yang J., 2022). Eine umfassende Analyse von 49 Studien mit fast 300.000 Teilnehmern ergab, dass eine alleinige Supplementierung mit Beta-Carotin die Sterblichkeit erhöhen und die Einnahme von Vitamin A sogar mit einem gesteigerten Krebsrisiko in Verbindung gebracht werden kann (Schwingshackl, 2017).

Fazit

Eine Nahrungsergänzung mit Vitamin A ist in der Regel nicht notwendig und kann potenziell schädliche Effekte haben.

Vitamin B-Gruppe

- Longevity-Potenzial: mittel
- Risiko: gering
- Datenqualität: gut
- Kosten: gering

Die B-Vitamine sind eine Gruppe wasserlöslicher Vitamine, die essenziell für den Energiestoffwechsel, die Nervenfunktion, die Blutbildung und die Zellgesundheit sind. Da sie – mit Ausnahme von Vitamin B12 – nicht langfristig gespeichert werden, müssen sie regelmäßig über die Nahrung aufgenommen werden.

Zu den wichtigsten B-Vitaminen gehören B1 (Thiamin) für die Nervenfunktion, B2 (Riboflavin) für die Zellgesundheit, B3 (Niacin) für den Stoffwechsel, B5 (Pantothensäure) für die Hormonproduktion, B6 (Pyridoxin) für den Neurotransmitter-Haushalt, B7 (Biotin) für Haut und Haare, B9 (Folat) für die Zellteilung und B12 (Cobalamin) für die Blutbildung und das Nervensystem.

B-Vitamine sind besonders wichtig für Menschen mit Stress, hoher körperlicher Belastung oder vegetarischer Ernährung. Sie kommen in Vollkornprodukten, Hülsenfrüchten, Fleisch, Fisch, Eiern und Milchprodukten vor. Eine ausgewogene Ernährung oder gezielte Nahrungsergänzung kann helfen, Mangelerscheinungen wie Müdigkeit, Konzentrationsprobleme und Nervenschäden zu vermeiden.

Bioverfügbarkeit

Die B-Vitamine haben eine hohe orale Bioverfügbarkeit (Wang H., 2018).

Studienlage

Ein erhöhter Homocysteinspiegel kann auf einen Vitamin-B-Mangel hinweisen und steht bei älteren Menschen in Zusammenhang mit einem erhöhten Risiko für kognitive Beeinträchtigungen. In einer Untersuchung an älteren Frauen zeigte sich, dass ein Drittel der Teilnehmerinnen einen B-Vitamin-Mangel aufwies, während fast 20 % erhöhte Homocystein-Werte hatten (Wolters, 2003).

Die Supplementierung mit B-Vitaminen kann in diesen Fällen sowohl Entzündungswerte im Blut als auch die kognitive Leistungsfähigkeit verbessern (Ma F., 2019). Allerdings zeigen nicht alle Studien eine eindeutige Verbesserung der geistigen Leistungsfähigkeit durch eine B-Vitamin-Supplementierung (Chang, 2023).

Im Zusammenhang mit sportlicher Aktivität konnte eine Studie aus dem Jahr 2023 nachweisen, dass die Einnahme eines Vitamin-B-Komplexes sowohl die körperliche Leistungsfähigkeit als auch die Ermüdungsresistenz verbessern kann (Lee M.-C., 2023).

Fazit

Angesichts der Häufigkeit eines Vitamin-B-Mangels im Alter und der einfachen Möglichkeit der Supplementierung durch ein Komplexpräparat, ist aus meiner Sicht eine regelmäßige Einnahme ab dem 60. Lebensjahr sinnvoll.

Vitamin B3 (Nicotinamid)

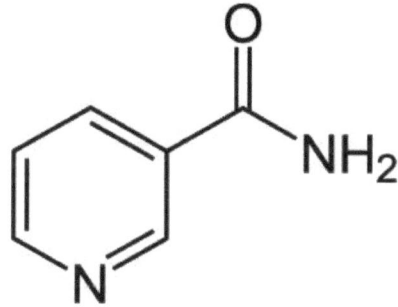

- Longevity-Potenzial: gering
- Risiko: gering
- Datenqualität: gut
- Kosten: gering

Vitamin B3 ist ein wasserlösliches Vitamin aus der B-Vitamin-Gruppe. Es spielt eine zentrale Rolle im Energiestoffwechsel des Körpers und ist essenziell für die Gesundheit von Haut, Nerven und dem Verdauungssystem. Es ist ein Hauptbestandteil der Coenzyme NAD+ und NADP+, die der Körper nutzt, um NAD+ herzustellen. Genau darauf zielt die Nahrungsergänzung mit Vitamin B3 ab. Zudem wird Nicotinamid (NA) bei verschiedenen Hauterkrankungen eingesetzt. Die Entstehung von aktinischer Keratose oder bestimmten Hautkrebsarten wird durch ultraviolettes Licht begünstigt, das DNA-Schäden verursacht und das Immunsystem der Haut unterdrückt. Eine NA-Einnahme kann diesen Prozessen entgegenwirken, indem sie den Energielevel in Hautzellen steigert, DNA-Schäden vorbeugt bzw. Reparaturmechanismen fördert und zudem die Immunabwehr der Haut stärkt (Huber R., 2020).

Bioverfügbarkeit

Die Bioverfügbarkeit nach oraler Einnahme ist gut (MacKay, 2012).

Studienlage

Eine 12-monatige Einnahme von 1.000 mg NA zeigte keine Verbesserung der kognitiven Leistung oder der selbst eingeschätzten Lebensqualität bei gesunden Erwachsenen (Martin, 2019). Allerdings reduzierte sich das Auftreten verschiedener Hautkrebsarten bei den Testpersonen um etwa 20 %. Die präventive Wirkung von NA wurde in zahlreichen Studien bestätigt. Eine Metaanalyse von fast 30 Studien kam zu dem eindeutigen Ergebnis, dass NA das Hautkrebsrisiko um bis zu 50 % senken kann und insbesondere bei Hochrisikopersonen empfohlen werden sollte (Mainville, 2022).

Während NA in Tiermodellen das Auftreten von Typ-1-Diabetes verhindern konnte, zeigte eine hochdosierte Gabe von 3.000 mg über fünf Jahre keine entsprechenden Effekte beim Menschen. Die Hoffnung, dass NA seine schützenden Effekte auf DNA-Schäden auch beim Menschen entfalten würde, hat sich somit nicht bestätigt (Gale, 2004).

Positive Effekte wurden hingegen bei einer Augenerkrankung beobachtet, die mit Nervenschäden einhergeht. Eine Gabe von 1,5 bis 3 g NA über sechs Wochen hinweg konnte das Sehvermögen der Studienteilnehmer verbessern und zeigte eine neuroprotektive Wirkung auf die Nervenzellen des Auges (Hui, 2020).

Dosierung und Toxizität

Eine häufige Nebenwirkung der Niacin-Einnahme (einer weiteren Vitamin-B3-Form) ist eine starke Hautrötung (Flushing), die bei Nicotinamid jedoch nicht auftritt. In seltenen Fällen und bei Dosierungen über 3 g pro Tag kann es zu Leberfunktionsstörungen oder einem Abfall der Blutplättchen kommen (Huber R., 2020).

Fazit

Die Einnahme von Nicotinamid ist eine etablierte Methode zur Prävention bestimmter Hautkrebsarten. Sie sollte insbesondere bei Menschen mit erhöhtem Risiko aufgrund ihres Hauttyps oder einer familiären Vorbelastung in Betracht gezogen werden. Abgesehen davon gibt es keine überzeugenden wissenschaftlichen Hinweise auf eine therapeutische Wirkung, die eine Einnahme im Rahmen einer Longevity-Therapie rechtfertigen würde. Achten Sie darauf, dass es sich beim gewählten Produkt um Nicotinamid und nicht um Niacin handelt – beide Formen werden oft verwechselt, obwohl sie unterschiedliche Wirkungen haben.

Vitamin C

- Longevity-Potenzial: mittel/hoch (Epigenetik)
- Risiko: gering
- Datenqualität: Gut
- Kosten: gering

Vitamin C (Ascorbinsäure) ist ein wasserlösliches Vitamin, das eine essenzielle Rolle für das Immunsystem, die Kollagenbildung, die Eisenaufnahme und den Zellschutz spielt. Es kommt vor allem in Zitrusfrüchten, Paprika, Kiwi, Beeren und grünem Gemüse vor. Der tägliche Bedarf liegt für Erwachsene bei etwa 95–110 mg, bei Rauchern und Schwangeren etwas höher. Ein Mangel kann zu Müdigkeit, Infektanfälligkeit, Zahnfleischbluten und im schlimmsten Fall zu Skorbut führen. Da überschüssiges Vitamin C über den Urin ausgeschieden wird, sind Überdosierungen selten. Bei extrem hohen Mengen kann es jedoch zu Durchfall oder einem erhöhten Risiko für Nierensteine kommen. Eine ausgewogene Ernährung reicht in der Regel aus, um den Vitamin-C-Bedarf zu decken. Dennoch haben Untersuchungen eine Häufigkeit von Vitamin-C-Mangel in Industrieländern von bis zu 26 % festgestellt (Rowe, 2020).

Bioverfügbarkeit

Vitamin C hat eine gute Bioverfügbarkeit nach oraler Einnahme, wobei deutliche Schwankungen des Serumspiegels messbar sind. Allerdings fallen diese geringer aus als bei einer intravenösen Gabe (Padayatty, 2004). Es gibt zahlreiche Vitamin-C-Präparate in verschiedenen Verarbeitungsformen, wie Micellen oder liposomale Varianten, die eine verbesserte Bioverfügbarkeit versprechen. Passende Studien dazu konnten jedoch nicht gefunden werden.

Studienlage

Vitamin C wird häufig als potenzielles Mittel gegen Krebserkrankungen diskutiert. Eine orale Gabe von 10 g Vitamin C bei etwa 60 Patienten mit fortgeschrittener Krebserkrankung zeigte jedoch keinen Vorteil gegenüber einer Vergleichsgruppe ohne Vitamin-C-Supplementierung (Creagan, 1979). Ähnliches wurde in einer weiteren Studie an 100 Krebspatienten bestätigt (Moertel, 1985).

Da durch Infusionen wesentlich höhere Serumspiegel erreicht werden, wurde untersucht, ob diese eine sinnvolle Alternative darstellen könnten. Studien zeigten, dass nur nach intravenöser Gabe ausreichend hohe Konzentrationen erreicht werden, um Krebszellen abzutöten (Duconge, 2008). Eine Studie mit 7,5 g Vitamin C pro Infusion ergab eine Verbesserung der Lebensqualität von Krebspatienten (Vollbracht, 2011). Allerdings wurde während der COVID-19-Pandemie festgestellt, dass intravenöses Vitamin C keinerlei Vorteile hinsichtlich Erkrankungsschwere oder Sterblichkeit brachte (Ao, 2022). Darüber hinaus haben Zellversuche gezeigt, dass zu hohe Vitamin-C-Dosen oxidativen Stress verursachen und somit schädlich sein können (Chakraborty, 2017).

Einige Studien untersuchten hochdosierte Vitamin-C-Infusionen bei kritisch kranken Patienten auf Intensivstationen. Leider konnte dabei kein therapeutischer Nutzen festgestellt werden (3rd A. A., 2019).

Immerhin kann eine tägliche Vitamin-C-Einnahme das Auftreten von Erkältungen verringern und die Erkrankungsdauer verkürzen (Hemilä, 2013). Dabei zeigte sich, dass eine präventive Einnahme wirksam ist, während eine nachträgliche Gabe keine therapeutischen Vorteile brachte.

Vitamin C und Longevity

Ein interessantes Thema in der Longevity-Forschung ist der Zusammenhang zwischen Vitamin C und Telomerlänge. Eine Analyse von über 7.000 Patientendaten fand Hinweise darauf, dass eine Vitamin-C-reichere Ernährung mit längeren Telomeren assoziiert sein könnte (Cai Y., 2023). Solche Ergebnisse sind jedoch nicht überzubewerten, da ähnliche Effekte auch für andere Vitamine festgestellt wurden. Die Ergebnisse deuten vielmehr auf die Bedeutung einer allgemein ausgewogenen Ernährung für die Longevity hin.

Studien zu Vitamin C als lebensverlängerndem Faktor bei Tieren zeigen keine einheitliche Tendenz. Eine umfassende Analyse ergab, dass kein klarer

Vorteil hinsichtlich der Lebensverlängerung nachweisbar ist (Pallauf, 2013). Untersuchungen am Menschen fehlen bislang.

Ein interessanter Aspekt der Vitamin-C-Therapie ist seine potenzielle Wirkung auf Enzyme, die DNA-Methylierung und -Demethylierung regulieren. Diese Prozesse spielen eine zentrale Rolle bei epigenetischen Veränderungen und der Messung des biologischen Alters. Konkret sind alpha-Ketoglutarat-abhängige TET-Dioxygenasen an der DNA-Demethylierung beteiligt und werden durch Vitamin C aktiviert. Diese Enzyme enthalten ein Eisen-Atom, das durch Vitamin C in der aktiven Eisen(II)-Form gehalten wird. Zellstudien zeigten, dass eine gestörte DNA-Methylierung durch Vitamin-C-Gabe korrigiert werden kann (Chu, 2021). Ähnliche Effekte wurden auch in Tierversuchen beobachtet (Yin, 2013). Die DNA-Demethylierung spielt eine entscheidende Rolle in der Regulation von Stammzellen während der Embryonalentwicklung (Kohli, 2013).

Obwohl dieser Ansatz experimentell ist, könnte er vielversprechende Möglichkeiten zur Verjüngung epigenetischer Marker bieten. Diese Methode verdient es, als Longevity-Hack betrachtet zu werden.

Longevity-Hack: Vitamin-C-Therapie zur aktiven Regulation der DNA-Methylierung und zur Reduktion des biologischen Alters.

Dosierung und Toxizität

Eine tägliche Dosierung von 500 bis 1.000 mg Vitamin C reicht aus, um einen Mangel zu vermeiden. In dieser Menge sind keine negativen Auswirkungen zu erwarten.

Fazit

Wer eine langfristige Longevity-Therapie verfolgt, sollte seinen Vitamin-C-Spiegel erfassen, um einen Mangel auszuschließen. Solange dieser nicht bekannt ist, sind Vitamin-C-Supplemente eine kostengünstige und gut verträgliche Option. Zudem nimmt der Vitamin-C-Spiegel im Alter ab, und niedrige Werte werden mit altersbedingten Erkrankungen in Verbindung gebracht. Dennoch scheinen Vitamin-C-Supplemente nur dann notwendig, wenn tatsächlich ein Mangel oder eine schwere Erkrankung vorliegt.

Regelmäßige intravenöse Vitamin-C-Therapien sind aus wissenschaftlicher Sicht nicht empfehlenswert, obwohl sie oft in Longevity-Kreisen beworben werden. Eine zusätzliche Einnahme von Vitamin C in Kombination mit alpha-

Ketoglutarat könnte jedoch sinnvoll sein, um die DNA-Methylierung positiv zu beeinflussen.

Vitamin D

- Longevity-Potenzial: hoch
- Risiko: gering
- Datenqualität: gut
- Kosten: gering

Vitamin D ist ein fettlösliches Vitamin, das eine zentrale Rolle für die Gesundheit spielt. Es wird auch als "Sonnenvitamin" bezeichnet, da es in der Haut durch UVB-Strahlung synthetisiert wird. Vitamin D fördert die Aufnahme von Kalzium und Phosphat aus dem Darm und ist essenziell für starke Knochen und Zähne. Dadurch beugt es Erkrankungen wie Rachitis bei Kindern sowie Osteomalazie und Osteoporose bei Erwachsenen vor. Darüber hinaus stärkt es das Immunsystem und unterstützt die Funktion von Muskeln und Nerven.

Natürlich kommt Vitamin D in fettigem Fisch wie Lachs, Makrele und Hering, in Eigelb sowie in angereicherten Lebensmitteln vor. Besonders in sonnenarmen Regionen oder bei erhöhtem Bedarf können Nahrungsergänzungsmittel sinnvoll sein. Ein Mangel an Vitamin D kann zu Symptomen wie Knochenschmerzen, Muskelschwäche, Müdigkeit und einer erhöhten Infektanfälligkeit führen.

Dosierung und Toxizität

Für eine gezielte Vitamin-D-Therapie ist die Unterscheidung zwischen Vitamin D2 und D3 wichtig. Vitamin D2 (Ergocalciferol) wird hauptsächlich in Pilzen und Hefen durch UV-Bestrahlung synthetisiert, während Vitamin D3 (Cholecalciferol) in tierischen Produkten wie Fisch, Lebertran und Eigelb vorkommt und in der menschlichen Haut durch Sonneneinstrahlung gebildet wird. Studien zeigen, dass Vitamin D3 im Körper biologisch aktiver und effizienter bei der Erhöhung des Vitamin-D-Spiegels im Blut ist als Vitamin D2 (Tripkovic, 2012).

Die Verträglichkeit von Vitamin D ist generell sehr gut. Dosierungen bis zu 2.800 Einheiten pro Tag gelten als sicher und führen auch bei längerer Einnahme nicht zu Nebenwirkungen (Malihi, 2019). Eine tägliche Dosis von 2.000 Einheiten Vitamin D3 erscheint sowohl sicher als auch effektiv. Studien zeigen, dass eine solche Dosierung den Serumspiegel um etwa 20 ng/ml anheben kann (Heaney, 2008).

Studienlage

Eine Übersichtsarbeit zur Wirkung von Vitamin D auf die Leistung von Athleten konnte insgesamt nur einen geringen Effekt feststellen. Dieser zeigte sich jedoch für Vitamin D3 – die Form von Vitamin D, die auch im Rahmen einer Longevity-Therapie eingenommen werden sollte (Chiang, 2017).

Weitere Studien deuten allerdings auf positive Effekte von Vitamin D hin. So scheint es vor Infektionen der Atemwege zu schützen (Martineau, 2019) und das Risiko für Knochenbrüche zu senken (Bischoff-Ferrari, 2005).

Besonders im Alter scheinen niedrige Vitamin-D-Spiegel ein relevanter Faktor für die Lebenserwartung zu sein, was insbesondere deshalb problematisch ist, da ein Mangel bei über der Hälfte der Personen in fortgeschrittenem Lebensalter auftreten kann, wie kürzlich eine Auswertung von über 100.000 Personen ergab (Holmannova, 2025).

Eine Analyse von Daten von mehr als 1.000 Personen über 65 Jahre zeigte, dass Personen mit einem sehr niedrigen Vitamin-D-Spiegel ein mehr als doppelt so hohes Sterberisiko innerhalb von sechs Jahren hatten als Personen mit einem hohen Spiegel (Semba R.D., 2010). Ähnliche Ergebnisse zeigte eine Untersuchung aus dem Jahr 2009 mit etwa 600 Personen über 65 Jahre (Pilz, 2009).

Allerdings ist die Frage, ob eine Vitamin-D-Supplementierung die Sterblichkeit direkt senkt, komplex. Mehrere Metaanalysen mit zehntausenden Patienten ergaben, dass eine Vitamin-D-Gabe die Gesamtsterblichkeit nicht oder nur in geringem Umfang reduziert (Autier, 2007; Zheng Y.T., 2015; Zhang Y., 2019). Lediglich für Vitamin D3 konnte eine leichte Senkung der krebsbedingten Sterblichkeit nachgewiesen werden, die jedoch nur eine minimale Reduktion der Gesamtsterblichkeit bewirkte. Dies beruht allerdings nicht auf einer geringen Rate an neuen Krebserkrankungen, sondern an einem längeren Überleben bei bestehender Krebserkrankung (Manson, 2020).

Die geringe Wirksamkeit einer Vitamin-D-Supplementierung auf die Sterblichkeit könnte darauf zurückzuführen sein, dass ein niedriger Vitamin-D-Spiegel nicht die Ursache einer erhöhten Sterblichkeit ist, sondern vielmehr ein Indikator für einen allgemeinen schlechten Gesundheitszustand. Eine isolierte Korrektur dieses Blutwertes führt daher vermutlich nicht zu einer Verbesserung des Gesamtgesundheitszustands.

Zudem berücksichtigen viele Studien zur Vitamin-D-Supplementierung nicht den Ausgangszustand der Patienten. Es bleibt also unklar, ob eine Supplementierung insbesondere bei Personen mit einem nachgewiesenen Mangel wirksam ist.

Vitamin D und Longevity

Trotz dieser Unsicherheiten gibt es Hinweise auf positive Effekte einer Vitamin-D-Einnahme im Rahmen der Longevity-Therapie. Eine Studie an 70 übergewichtigen Personen zeigte, dass eine 16-wöchige Einnahme von 2.000 bis 4.000 Einheiten Vitamin D3 pro Tag das epigenetische Alter der Testpersonen um fast zwei Jahre senken konnte (Chen L., 2019). Außerdem konnte kürzlich eine umfassende Übersichtsarbeit anhand der Daten von 30 Studien zeigen, dass eine Einnahme von einer Kombination aus Whey-Protein und Vitamin D stark positive Effekte auf die Muskelkraft und Leistungsfähigkeit bei älteren Gesunden und Personen mit Sarkopenie hat (Nasimi, 2023).

Derzeit laufen weitere große Studien mit mehreren zehntausend Teilnehmern (D-Health Trial, DO-HEALTH Trial, VIDAL Trial), die neue Erkenntnisse zur langfristigen Wirkung von Vitamin D liefern könnten.

Fazit

Vitamin D3 ist kostengünstig, selbst wenn es täglich in einer Dosierung von 2.000 Einheiten eingenommen wird. Die Prävalenz eines Vitamin-D-Mangels ist in vielen Bevölkerungsgruppen mit über 50 % sehr hoch (Farrokhyar, 2015), während gravierende Nebenwirkungen einer Supplementierung nicht zu befürchten sind.

Obwohl eine allgemeine Reduktion der Sterblichkeit durch Vitamin D nach aktueller Studienlage nicht gesichert ist, sind dennoch positive Effekte möglich. Insbesondere in Kombination mit Protein scheint eine Einnahme positive Effekte zu haben. Aus diesem Grund erscheint eine tägliche Nahrungsergänzung von 2.000 Einheiten als sinnvoll.

Vitamin E

- Longevity-Potenzial: gering
- Risiko: mittel
- Datenqualität: Gut
- Kosten: gering

Vitamin E ist ein fettlösliches Antioxidans, das die Zellen vor oxidativem Stress schützt und eine wichtige Rolle für das Immunsystem, die Hautgesundheit sowie die Herz-Kreislauf-Funktion spielt. Es hilft, freie Radikale zu neutralisieren, kann Alterungsprozesse verlangsamen und Entzündungen reduzieren.

Besonders reich an Vitamin E sind Nüsse, Samen, pflanzliche Öle (z. B. Sonnenblumen- und Olivenöl), Avocados und grünes Blattgemüse. Ein Mangel ist selten, kann aber zu Schwäche, Konzentrationsproblemen und trockener Haut führen. In der Regel liefert eine ausgewogene Ernährung ausreichend Vitamin E. Bei erhöhtem oxidativem Stress oder bestimmten Erkrankungen kann eine gezielte Supplementierung jedoch sinnvoll sein.

Studienlage

Ein Vitamin-E-Mangel ist äußerst selten. Eine Studie in China fand einen Mangel nur bei 0,47 % der untersuchten Personen (Shen, 2023), vergleichbare Raten wurden auch in den USA festgestellt (McBurney, 2015).

Wer dennoch hochdosierte Nahrungsergänzungsmittel mit mehr als 150 Einheiten Vitamin E pro Tag einnimmt, könnte damit möglicherweise gesundheitliche Nachteile riskieren. Eine umfassende Analyse zeigte bereits vor Jahren, dass eine hohe Dosierung mit einer erhöhten Sterblichkeit einhergehen kann (3rd E. R., 2005).

Eine neuere Untersuchung analysierte den Einfluss von Vitamin E auf das Auftreten und Fortschreiten von Alzheimer-Demenz. Dabei konnte weder ein positiver noch ein negativer Effekt nachgewiesen werden (Wang W., 2021).

Besonders aufschlussreich war die Selenium and Vitamin E Cancer Prevention Trial (SELECT), die untersuchte, ob Selen und/oder Vitamin E das Risiko für Prostatakrebs senken können. Die Ergebnisse waren überraschend: Während Selen wie erwartet einen positiven Effekt zeigte, erhöhte die Einnahme von 400 Einheiten Vitamin E pro Tag das Risiko, an Prostatakrebs zu erkranken, um 17 % (Klein, 2011).

Fazit

Ein Vitamin-E-Mangel ist äußerst selten, während eine hochdosierte Einnahme mit negativen gesundheitlichen Folgen verbunden sein kann. Im Rahmen einer Longevity-Therapie ist eine Supplementierung daher nicht erforderlich.

Vitamin K

- Longevity-Potenzial: gut
- Datenqualität: gut
- Risiko: gering
- Kosten: gering

Vitamin K ist ein fettlösliches Vitamin, das für zahlreiche essenzielle Körperfunktionen, insbesondere die Blutgerinnung, Knochengesundheit und Herz-Kreislauf-Funktion, von entscheidender Bedeutung ist. Es existiert in zwei Hauptformen: Vitamin K1 (Phyllochinon) und Vitamin K2 (Menachinon). Obwohl beide zur gleichen Vitaminfamilie gehören, unterscheiden sie sich in ihren Eigenschaften und Wirkungsweisen im Körper.

Vitamin K1 (Phyllochinon)

Vitamin K1 kommt überwiegend in grünen Blattgemüsen wie Spinat, Grünkohl, Brokkoli und Petersilie vor. Es spielt eine zentrale Rolle bei der Blutgerinnung, indem es die Produktion von Gerinnungsfaktoren in der Leber unterstützt. Ohne ausreichend Vitamin K1 könnte der Körper Blutungen nicht effektiv stoppen. Allerdings hat K1 eine relativ kurze Halbwertszeit im Körper und wird weniger effizient in andere Gewebe transportiert.

Vitamin K2 (Menachinon)

Vitamin K2 wird hauptsächlich durch bakterielle Fermentation in Lebensmitteln wie Natto (fermentierte Sojabohnen), Käse und Sauerkraut produziert. Zudem kann es in begrenzten Mengen von Darmbakterien synthetisiert werden. Der entscheidende Unterschied zu K1 liegt in seiner erweiterten Funktion über die Blutgerinnung hinaus:

- Knochengesundheit: Vitamin K2 aktiviert Proteine wie Osteocalcin, das Kalzium in die Knochen einlagert.

- Arterienschutz: Es aktiviert das Matrix-GLA-Protein (MGP), das Kalzium aus den Arterien fernhält und so das Risiko für Arterienverkalkung und Herz-Kreislauf-Erkrankungen senken kann (Simes, 2020).

Bioverfügbarkeit

Vitamin K2 wird effizienter vom Körper genutzt, da es eine längere Halbwertszeit hat und besser in Knochen und Gefäße transportiert wird. Beide Formen sind nach oraler Aufnahme gut bioverfügbar. Gleichzeitig ist die Einnahme sicher, da selbst hohe Dosen keine toxischen Effekte zeigen (Simes, 2020).

Vitamin-K-Mangel

Ein Vitamin-K-Mangel tritt insbesondere im höheren Lebensalter häufiger auf. Eine Studie mit durchschnittlich 80-jährigen Personen zeigte, dass 36 % der Teilnehmenden einen Vitamin-K-Spiegel unter 15 µg/l aufwiesen (Bultynck, 2020).

Mangelerscheinungen können sich in Blutgerinnungsstörungen, einem erhöhten Osteoporose-Risiko und einer beschleunigten Arterienverkalkung äußern. Besonders in Kombination mit Vitamin D3 spielt K2 eine Schlüsselrolle, indem es sicherstellt, dass Kalzium in die Knochen und nicht in die Arterien eingelagert wird (Kidd, 2010). Daher enthalten viele Vitamin-D3-Präparate auch Vitamin K2. Passend dazu konnte eine Analyse von insgesamt 16 Studien kürzlich den Schluss ziehen, dass eine Nahrungsergänzung mit Vitamin K2 sinnvoll ist zur Prävention und Therapie der postmenopausalen Osteoporose (Ma M.-L. , 2022).

Dosierung

Die Einnahme bei tatsächlichem Mangel ist komplex. Sie müssen das untercarboxylierte Osteocalcin (ucOC) bestimmen und danach dosieren. Wenn ucOC erhöht ist, fehlt Vitamin K2. 100-300 µg Vitamin K2 sind üblich.

Fazit

Während Vitamin K1 hauptsächlich für die Blutgerinnung verantwortlich ist, spielt Vitamin K2 eine Rolle für die Knochengesundheit und den Schutz des Herz-Kreislauf-Systems. Eine ausgewogene Ernährung mit grünem Gemüse und fermentierten Lebensmitteln kann eine ausreichende Versorgung gewährleisten.

Da eine Vitamin-D3-Supplementierung aus gesundheitlicher Sicht oft sinnvoll erscheint, empfiehlt sich die Kombination mit Vitamin K2. Letztendlich ist die wissenschaftliche Grundlage allerdings kontrovers (Zhang A. J., 2024). Ein zusätzlicher Ersatz von Vitamin K1 ist in der Regel nicht notwendig, solange keine Blutgerinnungsstörungen vorliegen.

Mineralien und Spurenelemente

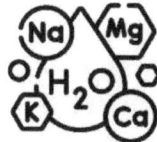 Auch für die Mineralien und Spurenelemente gilt: Grundsätzlich ist die Versorgung mit einer ausgewogenen Diät problemlos möglich. Es kann jedoch erforderlich sein, einzelne Substanzen zusätzlich einzunehmen, insbesondere wenn durch Blutanalysen ein Mangel aufgefallen ist. Sie sollten die Spiegel regelmäßig kontrollieren, wenn Sie damit Nahrungsergänzung betreiben. Ich gebe Ihnen keine Referenzbereiche für die einzelnen Substanzen an, da das individuell von Labor zu Labor unterschiedlich sein kann.

Magnesium

- Longevity-Potenzial: gut
- Datenqualität: gut
- Risiko: gering
- Kosten: gering

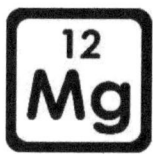 Magnesium ist ein essenzieller Mineralstoff, der an über 300 enzymatischen Reaktionen im Körper beteiligt ist. Es spielt eine zentrale Rolle bei der Energieproduktion (ATP-Synthese), der Protein- und DNA-Synthese sowie der Regulation des Muskel- und Nervensystems. Zudem stabilisiert Magnesium Zellmembranen, unterstützt die Funktion von Ionenkanälen und trägt zur Muskelentspannung bei. Darüber hinaus beeinflusst es die Signalübertragung im Nervensystem, wirkt entzündungshemmend und ist an antioxidativen Schutzmechanismen beteiligt.

Mit zunehmendem Alter steigt das Risiko eines Magnesiummangels, da sowohl die Aufnahme im Darm abnimmt als auch die Ausscheidung über die Nieren zunimmt (Barbagallo, 2021). Zudem nehmen viele Menschen zu wenig Magnesium über die Ernährung auf, was häufig mit erhöhten Entzündungswerten im Blut einhergeht (King, 2005).

Eine Untersuchung an fast 12.000 Frauen über 45 Jahren zeigte, dass eine geringe Magnesiumzufuhr mit erhöhten Entzündungsmarkern und einem höheren Risiko für das metabolische Syndrom assoziiert war. Besonders besorgniserregend ist der Zusammenhang zwischen niedrigem Magnesiumgehalt im Trinkwasser und einer erhöhten Sterblichkeit durch

Herz-Kreislauf-Erkrankungen (Jiang, 2016). Auch das Demenzrisiko scheint durch eine zu geringe Magnesiumaufnahme erhöht werden zu können (Ozawa, 2012).

Interessanterweise bleiben die Serum-Magnesiumwerte auch im Alter meist im Normbereich, selbst wenn im Körper ein Magnesiummangel besteht (Yang, 1990). Das zeigt, dass ein Mangel nicht immer im Labor nachweisbar ist, was die Notwendigkeit einer Nahrungsergänzung unterstreicht.

Magnesium Depletion Score

Da ein Magnesium-Mangel durch Blutabnahme nicht mit ausreichender Sicherheit zu diagnostizieren ist, gibt es ein Scoresystem, mit dem man die Wahrscheinlichkeit eines Magnesium-Mangels bestimmen kann, den Magnesium Depletion Score. Niedrigere Werte in diesem Score weisen auf vielfältige Risiken hin, so konnte kürzlich gezeigt werden, dass ein niedriger vs. Ein hoher Depletion Score mit einer um 30 % erhöhten Sterblichkeit und einem 3-fach erhöhten Risiko für Prostata-Krebs assoziiert ist (Song J. , 2024) (Gong, 2025). Sie finden den Magnesium Depletion Score im Anhang.

Magnesiummangel führt aber nicht nur zu entzündlichem Stress, sondern auch zu oxidativem Stress, da Magnesium eine entscheidende Rolle in antioxidativen Schutzmechanismen spielt, etwa bei der Glutathion-Synthese (Weglicki, 1996; Tohidi, 2011).

Ein moderater Magnesiummangel bleibt häufig symptomlos oder unspezifisch. Typische Beschwerden sind jedoch:

- Angstzustände
- Schlaflosigkeit
- Müdigkeit
- Depressive Verstimmungen
- Kopfschmerzen, Schwindel und Benommenheit

Gerade bei älteren Menschen können diese Symptome leicht mit altersbedingten Veränderungen verwechselt werden (Flink, 1981).

Magnesium und Longevity

Magnesium ist für die Longevity-Therapie besonders interessant, da es eine Schlüsselrolle für die genomische Stabilität spielt – eine der "Hallmarks of Aging" (Hartwig, 2001). Es stabilisiert nicht nur die DNA, sondern ist auch an nahezu allen enzymatischen Reparaturprozessen der Erbinformation beteiligt.

Zusätzlich hat Magnesium eine entscheidende Bedeutung für die Muskelfunktion im Alter. Eine Studie an 139 Frauen um die 70 Jahre zeigte, dass ein 12-wöchiges Fitnessprogramm in Kombination mit täglich 300 mg Magnesium zu einer signifikant besseren Leistungssteigerung führte als das Training allein (Veronese, 2014). Besonders Frauen mit zuvor niedriger Magnesiumzufuhr profitierten am meisten.

Auch bei Schlafstörungen könnte Magnesium hilfreich sein. Eine Analyse von drei Studien zur schlaffördernden Wirkung bei Personen über 50 Jahren zeigte zwar einen positiven Trend, jedoch noch keine statistisch signifikante Wirkung (Mah, 2021). Eine neuere Analyse dazu konnte ebenfalls keine Effekte finden, sodass eine Magnesium-Einnahme zur Schlafförderung wohl keinen Sinn macht (Zhao S. , 2025).

Dosierung und Sicherheit

Eine gut verträgliche Dosierung liegt bei 300–600 mg täglich. Mengen bis zu 1.000 mg pro Tag gelten als sicher (Mah, 2021).

Fazit

Die Liste der positiven Effekte von Magnesium ist lang – doch die Richtung ist eindeutig: Spätestens im fortgeschrittenen Alter macht eine Nahrungsergänzung mit Magnesium Sinn, selbst wenn die Serumwerte unauffällig erscheinen.

Natrium

- Longevity-Potenzial: gering
- Datenqualität: gut
- Risiko: gering
- Kosten: gering

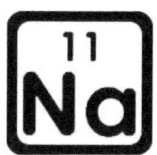

Natrium ist ein essenzieller Elektrolyt, der eine zentrale Rolle im Flüssigkeitshaushalt, der Nervenleitung und der Muskelkontraktion spielt. Es trägt zur Aufrechterhaltung des osmotischen Gleichgewichts bei und ist entscheidend für die Erzeugung von Aktionspotenzialen, die die Signalübertragung in Nerven- und Muskelzellen ermöglichen.

Die Regulation des Natriumhaushalts erfolgt hauptsächlich über die Nieren, gesteuert durch Hormone wie Aldosteron und das antidiuretische Hormon (ADH). Eine übermäßige Natriumzufuhr – meist durch eine salzreiche Ernährung – kann jedoch den Blutdruck erhöhen, die Nieren belasten und das Risiko für Herz-Kreislauf-Erkrankungen sowie Schlaganfälle steigern. Daher ist eine kontrollierte Natriumaufnahme essenziell für die langfristige Gesundheit, während ein Mangel bei gesunden Menschen in der Regel keine große Rolle spielt.

Die Gefahr einer übermäßigen Natriumaufnahme ist durch große Studien mit mehr als 60.000 Patientendaten gut belegt. Diese zeigen, dass eine zu hohe Natriumzufuhr das Sterblichkeitsrisiko durch Herz-Kreislauf-Erkrankungen deutlich erhöht (Yoon, 2024). Allerdings besteht kein linearer Zusammenhang, sondern eine U-förmige Beziehung:

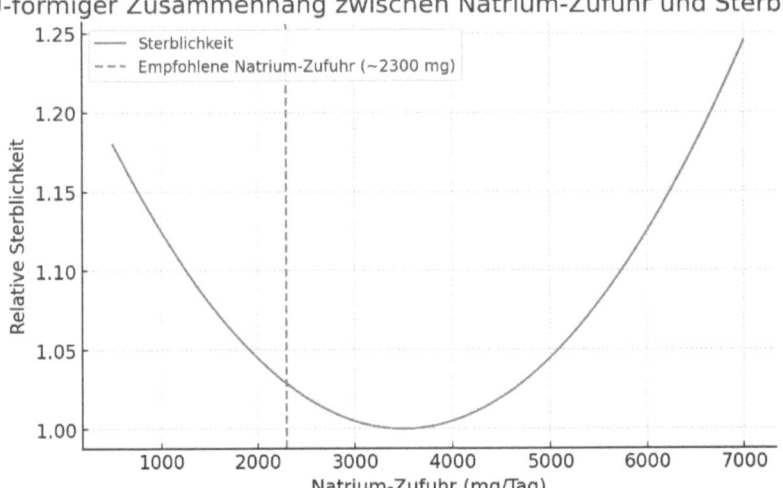

U-förmiger Zusammenhang zwischen Natrium-Zufuhr und Sterblichkeit

Sowohl eine zu hohe als auch eine zu niedrige Natrium-Zufuhr ist schädlich (Graudal, 2014).

Fazit

Den Natriumspiegel im Blick zu behalten, ist insbesondere im Hinblick auf Herz-Kreislauf-Erkrankungen sinnvoll – auch im Kontext der Longevity. Achten Sie auf eine ausgewogene Ernährung, insbesondere auf nicht zu salzhaltige Kost, um im optimalen Bereich zu bleiben – vorausgesetzt, es liegen keine Nierenerkrankungen vor und Sie nehmen keine Medikamente, die den Natriumhaushalt beeinflussen.

Calcium

- Longevity-Potenzial: mittel
- Datenqualität: gut
- Risiko: mittel
- Kosten: gering

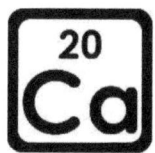 Calcium ist ein essenzieller Mineralstoff, der eine zentrale Rolle in zahlreichen biologischen Prozessen spielt. Es ist ein wichtiger Bestandteil von Knochen und Zähnen und sorgt für deren Stabilität und Festigkeit. Darüber hinaus ist Calcium essenziell für die Signalübertragung in Nervenzellen, die Muskelkontraktion, die Blutgerinnung sowie die Funktion vieler Enzyme.

In den Zellen dient es als sekundärer Botenstoff und reguliert Prozesse wie die Hormonfreisetzung und den Zellstoffwechsel. Der Calciumspiegel im Blut wird durch ein komplexes Zusammenspiel von Parathormon, Vitamin D und Calcitonin reguliert, um eine optimale Funktion der physiologischen Systeme sicherzustellen.

Reflexartig könnte man vermuten, dass eine Nahrungsergänzung mit Calcium ein selbstverständlicher Bestandteil der Longevity-Therapie sein sollte. Doch hier ist Vorsicht geboten:

Eine Analyse von fast 400.000 Patientendaten ergab, dass sowohl zu hohe als auch zu niedrige Calciumspiegel mit einer erhöhten Sterblichkeit assoziiert sind (Yang M., 2023).

Diese Ergebnisse werden durch eine weitere Studie mit etwa 30.000 Personen aus den USA gestützt: Eine tägliche Einnahme von 1.000 mg Calcium als Nahrungsergänzung führte über einen Beobachtungszeitraum von sechs Jahren zu einer mehr als 50 % höheren krebsbedingten Sterblichkeit (Chen F., 2019).

Fazit

Der Umgang mit Calcium in der Longevity-Medizin ist einfach: Lassen Sie Ihren Blutwert bestimmen und handeln Sie entsprechend der Befunde.

- o Ist der Wert zu niedrig, kann eine gezielte Supplementierung sinnvoll sein – zum Beispiel mit 2 × 500 mg pro Tag.
- o Keinesfalls sollte Calcium als Nahrungsergänzungsmittel eingenommen werden, wenn der Spiegel im Normbereich liegt.

- o Calcium-Einnahme kommt bei Osteoporose mit Vitamin D3+K2 in Betracht
- o Liegt der Calciumwert über dem Normbereich, sollte dies medizinisch abgeklärt werden.

Eisen

- Longevity-Potenzial: gering
- Datenqualität: gut
- Risiko: gering
- Kosten: gering

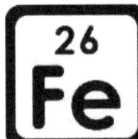 Eisen ist ein lebenswichtiger Mineralstoff, der für das Überleben, Wachstum und den Stoffwechsel von Zellen unerlässlich ist (Zeidan, 2021). Es spielt eine Schlüsselrolle im Sauerstofftransport, da es als zentraler Bestandteil von Hämoglobin den Sauerstoff im Blut bindet und verteilt. Doch seine Bedeutung reicht weit darüber hinaus:

Eisen ist an der Bildung von Kollagen, Myelin und Neurotransmittern beteiligt und unterstützt zahlreiche zelluläre Prozesse, darunter die Energieproduktion in den Mitochondrien sowie die DNA-Synthese (Zeidan, 2021).

Interessanterweise hat Eisen auch eine wichtige Funktion im Immunsystem. Der Körper nutzt es als Abwehrmechanismus gegen Krankheitserreger, indem er die Eisenverfügbarkeit für Bakterien einschränkt, um deren Vermehrung zu unterbinden (Johnson E. E., 2012).

Eisen – Ein zweischneidiges Schwert

Zu wenig Eisen kann die Blutbildung beeinträchtigen und zu Anämie führen, was Müdigkeit, Konzentrationsprobleme und Schwäche verursacht.

Zu viel Eisen hingegen ist gefährlich, da es hochreaktive Sauerstoffverbindungen (ROS) erzeugen kann, die Zellen und Organe schädigen (Cabantchik, 2005). Daher muss der Körper den Eisenspiegel streng regulieren und ein Gleichgewicht zwischen Speicherung und Transport wahren.

Eisen wird über die Nahrung aufgenommen, doch der Körper besitzt keinen effizienten Mechanismus, um überschüssiges Eisen aktiv auszuscheiden. Stattdessen wird es nur in geringen Mengen durch Hautabschilferung oder Blutverluste abgegeben. Dadurch kann sich Eisen über die Zeit im Körper ansammeln, was zu einer Eisenüberladung führen kann – ein Zustand, der mit Organschäden und Entzündungen verbunden ist. Deshalb ist eine ausgewogene Eisenaufnahme entscheidend für die Gesundheit.

Eisen und Longevity

Im Alter können sowohl Eisenmangel als auch Eisenüberladung gesundheitliche Probleme verursachen. Um den Eisenspiegel im Blick zu behalten, sollten die Laborwerte Ferritin und Transferrin regelmäßig kontrolliert werden.

Optimale Werte:

- Ferritin: 300–500 ng/ml
- Transferrinsättigung: 25–32 %

Diese Werte sind laut einer Auswertung mehrerer Tausend Patientendaten mit der geringsten Sterblichkeit assoziiert (Shen C., 2024). Sollte bei Ihnen eine Eisen-Überladung bestehen, muss das ärztlich abgeklärt werden.

Dosierung

Wichtig ist, Eisen in Dosierungen von 60-120 mg nur jeden zweiten Tag einzunehmen und nur in einer einzelnen Dosis (also nicht morgens und abends), das verbessert insgesamt die Aufnahme (Stoffel, 2017). Übrigens müssen Sie kein Vitamin C zusammen mit Eisen einnehmen. Dies hin und wieder als Empfehlung gefunden, hat jedoch keine positiven Auswirkungen auf einen Eisenmangel (Loganathan, 2023).

Fazit

Eisen ist kein direkter Longevity-Faktor, sollte jedoch im Normbereich gehalten und regelmäßig kontrolliert werden, um Abweichungen frühzeitig zu erkennen und zu behandeln.

Eine Eisensupplementierung ist nur bei nachgewiesenem Mangel erforderlich.

Lithium

- Longevity-Potenzial: hoch
- Datenqualität: gut
- Risiko: gering
- Kosten: mittel

 Lithium ist vor allem als Medikament zur Behandlung bipolarer Störungen und zur Anfallsprophylaxe bei depressiven Erkrankungen bekannt. Doch neuere Forschung deutet darauf hin, dass Lithium auch lebensverlängernde Effekte haben könnte.

Studien an Würmern, Fliegen und Hefen zeigen, dass Lithium durch Modulation des Stoffwechsels und erhöhte Stressresistenz die Lebensspanne verlängern kann (McColl, 2009; Castillo-Quan, 2016; Sofola-Adesakin, 2014). Bei Mäusen hingegen führte eine therapeutische Lithium-Konzentration, die mit der Anwendung beim Menschen vergleichbar ist, lediglich zu einer verbesserten Gesundheit, jedoch nicht zu einer messbaren Verlängerung der Lebensspanne (Nespital, 2021). Die Studienlage ist also noch nicht eindeutig.

Doch wie entstand überhaupt die Idee, dass Lithium lebensverlängernd wirken könnte?

Eine große japanische Studie entdeckte einen negativen Zusammenhang zwischen der Sterblichkeit der Bevölkerung und dem Lithiumgehalt im Trinkwasser. In Regionen mit einer höheren Lithiumkonzentration im Wasser war die Sterblichkeit signifikant geringer (Zarse, 2011). Eine spätere Untersuchung aus Texas bestätigte diesen Zusammenhang (Fajardo, 2018).

Noch aufschlussreicher ist eine Analyse von etwa 800 Patientendaten aus England (2022), die psychiatrische Patienten mit und ohne Lithium-Therapie verglich. Das Ergebnis: Die Sterblichkeit in der Lithium-Gruppe war um die Hälfte reduziert (Araldi, 2023). Leider wurde die Studie später aus Datenschutzgründen zurückgezogen, dennoch stützt sie den Verdacht, dass Lithium in niedrigen Dosen eine positive Wirkung auf die Lebenserwartung haben könnte.

Lithium kommt nicht nur im Trinkwasser vor, sondern wird auch als Medikament für psychiatrische Patienten eingesetzt. Bereits 2015 zeigte eine Langzeitstudie an psychiatrischen Patienten, dass eine Lithiumtherapie über

3,5 Jahre die Sterblichkeit um 50 % senkte, verglichen mit anderen Psychopharmaka.

Auch eine Untersuchung an über 40.000 US-Armeeangehörigen stützt diese Theorie: Die Probanden waren aufgrund psychischer Erkrankungen entweder mit Lithium oder Valproat behandelt worden. Als die Forscher die Sterblichkeitsraten nach Therapiebeginn untersuchten (Suizidfälle ausgeschlossen), zeigte sich eine signifikant reduzierte Mortalität unter Lithium (HR 0,62, p=0,002) (Smith E. G., 2015).

Bemerkenswert ist zudem, dass Lithium neuroprotektive Eigenschaften besitzt. Es gibt Hinweise darauf, dass es das Risiko für Alzheimer und andere Demenzformen senken kann (Chen S., 2022).

Lithium und Longevity

Lithium könnte auch eine Rolle bei der Erhaltung der Telomerlänge spielen – einer der „Hallmarks of Aging". Forschungen zeigen, dass Lithium die Expression von Genen reguliert, die eine normale Telomerlänge unterstützen (Coutts, 2019).

Da Telomerverkürzung mit Alterung und degenerativen Erkrankungen in Verbindung steht, könnte dies ein zentraler Mechanismus für die potenziell lebensverlängernden Effekte von Lithium sein.

Obwohl die aktuellen Daten vielversprechend sind, fehlen bislang Beobachtungsstudien an gesunden Menschen mit längeren Beobachtungszeiträumen. Zudem wurden die bisherigen Studien vor allem an psychiatrischen Patienten durchgeführt, sodass die Ergebnisse nicht ohne Weiteres auf die Allgemeinbevölkerung übertragbar sind. Idealerweise wären randomisierte Studien notwendig, die die Effekte von Lithium bei gesunden Personen untersuchen.

Lithium-Microdosing

Wenn Lithium im Trinkwasser mit einer geringeren Sterblichkeit assoziiert ist, warum sollte man dann nicht gezielt eine geringe Menge supplementieren? Doch welche Dosierung wäre sinnvoll?

Eine japanische Studie liefert hierzu interessante Hinweise. In der Region Oita wurden bis zu 50 Mikrogramm Lithium pro Liter Trinkwasser gemessen. Ein Mensch, der täglich 2 Liter Wasser trinkt, würde somit etwa 1 mg Lithium pro Woche aufnehmen – eine Dosis, die sich als potenziell schützend erweisen könnte. In der Longevity-Community werden derzeit Dosierungen zwischen 0,3 mg und 5 mg pro Tag diskutiert – also durchaus vergleichbare Mengen.

Lithium-Präparate sind entweder als Tropfen (z. B. 0,5 mg pro Tropfen) oder in Form von Lithium-Orotat erhältlich. 20–25 mg Lithium-Orotat entsprechen etwa 1 mg elementarem Lithium. Glücklicherweise sind Hersteller verpflichtet, den exakten Lithiumgehalt auf der Verpackung anzugeben, sodass eine individuelle Anpassung der Dosierung möglich ist.

Vorsicht: Lithium nur unter ärztlicher Aufsicht!

Trotz der vielversprechenden Forschung sollte eine Lithium-Supplementierung nur unter ärztlicher Aufsicht erfolgen. Auch handelsübliche Nahrungsergänzungsmittel können bei unsachgemäßer Anwendung zu Lithium-Intoxikationen führen (Pauzé, 2007). Während solche Überdosierungen meist nicht lebensbedrohlich sind, sollte dennoch mit Umsicht und Vorsicht gehandelt werden.

Fazit – Lithium als unterschätzter Longevity-Faktor?

Lithium zeigt vielversprechende Effekte auf Langlebigkeit, Gehirngesundheit und Zellschutz. Die beobachteten Mortalitätsreduktionen sind beeindruckend, doch fehlen bislang umfassende randomisierte Studien an gesunden Menschen.

Die Hinweise auf eine Verlängerung der Telomere und eine niedrigere Demenzrate machen Lithium jedoch zu einer interessanten Substanz für die Longevity-Forschung. Wer über eine Microdosing-Supplementierung nachdenkt, sollte sich an natürlichen Trinkwasserwerten orientieren und eine ärztliche Begleitung in Betracht ziehen.

Jod

- Longevity-Potenzial: gut
- Datenqualität: gut
- Risiko: gering
- Kosten: gering

 Jod ist ein essenzielles Spurenelement, das eine Schlüsselrolle im Energiehaushalt, Zellstoffwechsel und der Körpertemperatur spielt. Es ist der zentrale Baustein der Schilddrüsenhormone Thyroxin (T4) und Trijodthyronin (T3), die nahezu alle Körperfunktionen regulieren.

Ein Jodmangel kann dieses fein abgestimmte System aus dem Gleichgewicht bringen. Die Folgen reichen von einer vergrößerten Schilddrüse (Kropf) bis hin zu einer Schilddrüsenunterfunktion (Hypothyreose), die sich durch Müdigkeit, Gewichtszunahme und Kälteempfindlichkeit äußern kann. Besonders kritisch ist eine unzureichende Jodversorgung in der Schwangerschaft, da sie die geistige Entwicklung des Kindes beeinträchtigen kann.

Jod und Lebenserwartung

Dass Jod nicht nur für die Schilddrüse, sondern auch für die Lebenserwartung eine Rolle spielt, zeigt eine bemerkenswerte dänische Studie, die vor fast 30 Jahren begann.

Forscher beobachteten die Bewohner zweier Städte, Randers und Skagen, über einen Zeitraum von fast 20 Jahren. Der entscheidende Unterschied? Während Randers einen extrem niedrigen Jodgehalt im Trinkwasser hatte, war er in Skagen außergewöhnlich hoch.

Das Ergebnis war verblüffend: Die Sterblichkeitsrate in Skagen war um beeindruckende 40 % niedriger als in Randers! (Riis, 2021).

Doch warum? Eine genauere Analyse zeigte, dass Jodmangel häufiger mit einer Schilddrüsenüberfunktion (Hyperthyreose) verbunden war, während eine ausreichende Jodzufuhr eher zu einer leichten Unterfunktion (Hypothyreose) führte (Andersen, 2009).

Überraschenderweise war eine leichte Schilddrüsenunterfunktion in dieser Altersgruppe offenbar mit einer höheren Lebenserwartung verknüpft.

Diese Erkenntnis wirft eine wichtige Frage auf: Sollte eine subklinische Schilddrüsenunterfunktion überhaupt behandelt werden? Eine aktuelle Meta-Analyse kommt zu dem Schluss, dass eine Therapie nur dann sinnvoll ist, wenn tatsächlich spürbare Symptome auftreten (Feller, 2018). Tatsächlich tritt eine milde Schilddrüsenunterfunktion im Alter häufiger auf und betrifft bis zu 20 % der über 65-Jährigen (Heemst, 2024).

Allerdings gibt es auch eine Kehrseite: Eine andere Studie zeigt, dass bei Hochbetagten niedrige Schilddrüsenhormone (fT3) mit erhöhter Gebrechlichkeit verbunden sind (Arosio, 2020). Es bleibt also eine individuelle Abwägung, ob eine Behandlung sinnvoll ist oder nicht.

Wie viel Jod brauchen wir?

Jod kommt natürlicherweise in Seefisch, Meeresalgen, Milchprodukten und jodiertem Speisesalz vor.

- Der tägliche Bedarf liegt bei 150 µg, für Schwangere und Stillende etwas höher.

- Ein ausgewogener Jodhaushalt ist entscheidend, denn sowohl Jodmangel als auch eine Überdosierung können gesundheitliche Risiken bergen.

Die einfachste und sicherste Methode, um einen Jodmangel zu vermeiden, ist die Verwendung von jodiertem Speisesalz. Studien bestätigen, dass Jodsalz eine effektive und sichere Maßnahme ist, ohne gesundheitliche Risiken (Li Y., 2020).

Fazit

Jod ist essenziell für Gesundheit und Langlebigkeit. Ein Mangel kann sich negativ auf die Lebenserwartung auswirken, wie Langzeitstudien belegen. Die Verwendung von Jodsalz ist eine einfache, sichere und effektive Methode, um eine optimale Versorgung zu gewährleisten. Eine Therapie mit Schilddrüsenhormonen sollte jedoch kritisch abgewogen und ärztlich überwacht werden – insbesondere, wenn es sich um eine subklinische Unterfunktion ohne ausgeprägte Symptome handelt.

Molybdän

- Longevity-Potenzial: gering
- Datenqualität: mittel
- Risiko: gering
- Kosten: gering

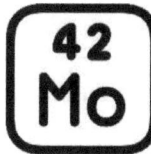 Molybdän ist ein essenzielles Spurenelement, das als Cofaktor für verschiedene Enzyme eine wichtige Rolle im Stoffwechsel spielt. Es ist insbesondere an der Entgiftung von Schwefelverbindungen, der Harnsäurebildung und dem Abbau von Aminosäuren beteiligt (Schwarz G., 2013).

Molybdän kommt in Hülsenfrüchten, Getreide, Nüssen und Innereien vor. Ein Mangel ist selten, da der Körper nur geringe Mengen benötigt. Eine ausreichende Versorgung ist jedoch essenziell für den Energiestoffwechsel und die Entgiftungsprozesse im Körper.

Studienlage & Fazit

Ein ausgewogener Molybdän-Spiegel ist wichtig, da ein zu niedriger Spiegel mit metabolischen Erkrankungen wie Übergewicht oder Bluthochdruck assoziiert sein kann (Li B., 2021). Darüber hinaus steht ein Molybdän-Mangel im Verdacht, das Entstehen von Alzheimer zu begünstigen (Botchway, 2023). Da ein Mangel jedoch insgesamt selten ist, ist in der Regel keine Substitution erforderlich.

Zielwert: Ein Molybdän-Spiegel von 1,0 – 1,5 µg/l.

Zink

- Longevity-Potenzial: hoch
- Datenqualität: gut
- Risiko: gering
- Kosten: gering

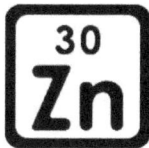 Zink ist ein essenzielles Spurenelement, das an über 300 enzymatischen Reaktionen beteiligt ist und eine Schlüsselrolle in zahlreichen biochemischen Prozessen spielt. Es ist unverzichtbar für die Protein- und DNA-Synthese, die Zellteilung, das Immunsystem sowie die Wundheilung.

Zink fungiert als Cofaktor für viele Enzyme, darunter die Superoxiddismutase (SOD), die vor oxidativem Stress schützt, sowie Enzyme des Kohlenhydrat-, Fett- und Proteinstoffwechsels. Zudem ist es entscheidend für die Hormonregulation, einschließlich der Schilddrüsen-, Insulin- und Testosteronproduktion.

Besonders zinkreiche Lebensmittel sind Fleisch, Nüsse, Samen, Hülsenfrüchte und Vollkornprodukte. Ein Zinkmangel kann das Immunsystem schwächen, die Wundheilung verzögern und Wachstumsstörungen verursachen. Eine ausreichende Zinkzufuhr ist daher essenziell für den Stoffwechsel, die Immunabwehr und die Zellgesundheit.

Studienlage

Zinkmangel ist häufiger als man denkt und kann bei bis zu 50 % der untersuchten Personen vorkommen (Maruyama, 2021).

Dies ist besonders problematisch, denn gerade im Alter wird Zink benötigt, um die normale Funktion des Immunsystems zu unterstützen (Mocchegiani, 2013). Zudem gibt es Hinweise auf einen Zusammenhang zwischen Zinkversorgung und der Entwicklung von Inflammaging (Bogden, 2004).

Eine mögliche lebensverlängernde Wirkung einer Zink-Einnahme im Alter konnte bereits 2007 in Tierexperimenten an Mäusen nachgewiesen werden (Mocchegiani, 2007). Allerdings sind die Ergebnisse beim Menschen weniger eindeutig, ein Zinkmangel sollte jedoch ausgeschlossen werden.

Kupfer-Zink-Ratio und Sterblichkeit

Wichtig im Zusammenhang mit Zink ist auch das Verhältnis zu Kupfer – die sogenannte Kupfer-Zink-Ratio.

- Ist das Verhältnis zu hoch, das heißt, es liegt zu viel Kupfer vor, steigt das Sterblichkeitsrisiko im Alter und die Wahrscheinlichkeit von Lungenerkrankungen (Mocchegiani, 2012; Malavolta, 2009).
- Die Kupfer-Zink-Ratio sollte unter 2 liegen.

Toxizität und Dosierung

Eine übliche Zink-Dosis liegt bei 20–30 mg pro Tag. Da Zink in zu hoher Dosierung toxisch sein kann, sollte eine langfristige Supplementierung unter gelegentlicher Kontrolle des Zinkspiegels erfolgen. Nebenwirkungen abseits von Magenbeschwerden sind in normalen Dosierungen nicht zu erwarten (Squitti, 2020).

Selen

- Longevity-Potenzial: hoch
- Datenqualität: gut
- Risiko: gering
- Kosten: gering

34 Se Selen ist ein essenzielles Spurenelement, das eine wichtige Rolle im antioxidativen Schutz, der Schilddrüsenfunktion und der Immunabwehr spielt.

Eine ausreichende Versorgung über die Nahrung ist entscheidend, da Selen an der Funktion von Selenoproteinen beteiligt ist. Diese unterstützen unter anderem Zellschutz und Entgiftungsprozesse. In Regionen mit selenarmen Böden oder bei bestimmten Ernährungsweisen kann eine Nahrungsergänzung sinnvoll sein, um Mangelerscheinungen wie Muskelschwäche, eine beeinträchtigte Immunfunktion oder Schilddrüsenprobleme zu vermeiden. Übrigens wird immer wieder berichtet, dass Deutschland ein Selen-Mangelgebiet wäre, da wenig Selen im Boden vorkommt. Eine Untersuchung der Daten von etwa 8000 Gesunden dazu kam jedoch zu dem Ergebnis, dass der Serumspiegel mit durchschnittlich 82µg/l Selen im Normbereich liegt. Eine Nahrungsergänzung ist also nicht „per se" nötig (Liaskos, 2023).

Wichtig ist die aktivierende Wirkung von Selen auf die antioxidative Funktion von Coenzym Q10, mit dem es in Studien häufig kombiniert wird (Aaseth, 2021). Diese Kombination konnte nachweislich die Sterblichkeit senken (siehe Abschnitt über Coenzym Q10), während ein niedriger Selen-Serumspiegel mit einer erhöhten Herz-Kreislaufsterblichkeit einhergeht (Xiang, 2020).

Eine Meta-Analyse von 20 Studien untersuchte den Zusammenhang zwischen Selen-Supplementierung und Entzündungswerten, konnte jedoch keine signifikanten anti-inflammatorischen Effekte nachweisen (Gholizadeh, 2023).

Selen wirkt antioxidativ innerhalb sogenannter Selenoproteine (Robberecht, 2019). Es ist bekannt, dass die Selenspiegel im Alter abnehmen. Da niedrige

Selenspiegel mit einem fortgeschrittenen epigenetischen Alter assoziiert sein können (Cheng, 2023), ist es sinnvoll, auf normale Serumwerte zu achten.

Zudem gibt es Hinweise darauf, dass ein niedriger Selenspiegel mit einem erhöhten Risiko für Alzheimer-Demenz zusammenhängen könnte. Studien zeigen, dass bei Alzheimer-Patienten niedrigere Selenspiegel gemessen wurden als bei gesunden Personen (Nascimento, 2021).

Dosierung

In Studien wird üblicherweise eine Dosierung von 200 µg Selen pro Tag verwendet. Diese Menge entspricht auch den gängigen Handelspräparaten und sollte nicht überschritten werden. Bezüglich einer möglichen Toxizität gibt es wenig Daten. In Studien wurde Selen bis zu 12 Monate gegeben ohne Nebenwirkungen (Sharabati, 2024).

Fazit

Selen besitzt antioxidative Eigenschaften und zeigt insbesondere in Kombination mit Coenzym Q10 eine positive Wirkung auf die Herz-Kreislauf-Gesundheit. Eine tägliche Einnahme von 200 µg Selen in Kombination mit Coenzym Q10 ist im höheren Alter oder bei kardialen Risikofaktoren sinnvoll. Im Zweifel lassen Sie Ihren Serum-Spiegel bestimmen und richten sich danach.

Vitamine & Mineralien – eine Kritik

Im vorangegangenen Abschnitt haben Sie eine Menge über Mineralien, Spurenelemente und Vitamine gelernt. Dass einige davon auch schädlich sein können, haben Sie ebenso erfahren wie die Tatsache, dass Mangelzustände bei anderen teilweise gar nicht so selten sind. Daraus folgt, dass ein individueller Blick auf jeden einzelnen Parameter erfolgen muss, der außerdem dazu noch Ihre persönlichen Eigenschaften mit berücksichtig. Nahrungsergänzung mag „gut" klingen, aber es gibt auch einen anderen Blick – besonders auf die Einnahme von Mineralien und Vitaminen. Professor Fang Fang Zhang aus Boston hat sich einen Namen gemacht, unseren Blick auf die Nahrungsergänzung von Mineralien und Vitaminen zu schärfen. Seine Sicht auf die Dinge möchte ich Ihnen nicht vorenthalten.

Werfen wir zuerst einen Blick auf die Häufigkeit, mit der in den USA Nahrungsergänzung mit Vitaminen und Mineralen oder Fischöl betrieben wird:

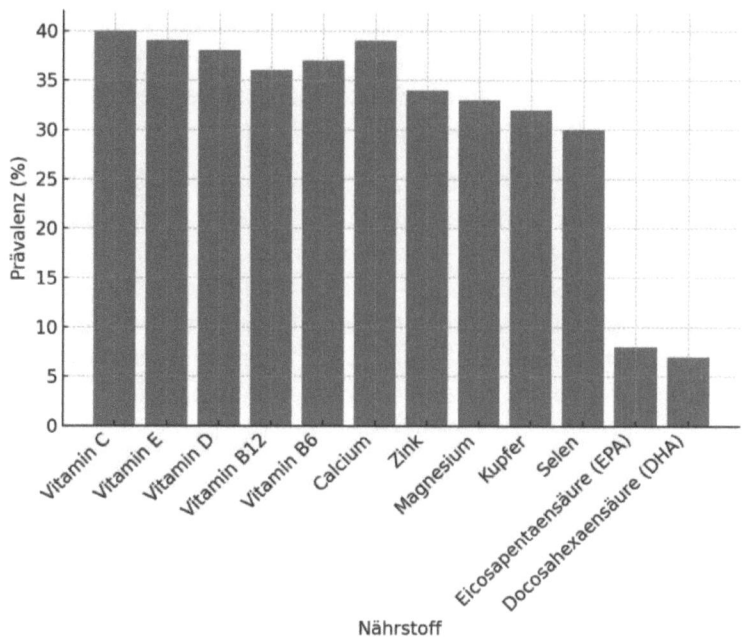

Sie erkennen, dass die meisten der angezeigten Substanzen von mehr als 30 % der Bevölkerung in den USA als Nahrungsergänzung „eingeworfen" wird (Chen F., 2019). Kann es wirklich sein, dass alle diese Personen einen

Mangel haben und diesen ausgleichen müssen? Oder ist es möglich, dass alle diese Vitamine und Mineralien eingenommen werden müssen, um Krankheiten abzuwenden? Sind das alles Longevity Experten?

Wir können diese drei Fragen sicher mit „nein" beantworten. Es ist vielmehr so, dass offenbar viel zu unkritisch mit diesen Nahrungsergänzungsmitteln umgegangen wird. Und wenn Sie daran denken, dass insbesondere Calcium oder auch Kupfer (über den Kupfer-Zink-Quotienten) auch negative Auswirkungen haben können, dann wird schnell klar, dass offenbar mit der Gießkanne Nahrung ergänzt wird.

Es mag Sie nicht überraschen, aber eine ausgewogene Ernährung schlägt jedes Nahrungsergänzungsmittel! Beispielsweise führt eine Nahrungsergänzung mit Calcium zu einer Erhöhung der Sterblichkeit, während eine vermehrte Calcium-Aufnahme mit der normalen Ernährung keine negativen Effekte hat (Yang B. , 2016). Und während in einer Beobachtungsstudie an 30.000 Amerikanern Mineralien und Vitamine aus der Ernährung zu einer Senkung der Sterblichkeit führten, hatten die gleichen Substanzen in Form von Nahrungsergänzungsmitteln keinen Effekt (Chen F. , 2019). Ähnliches geht aus einer kürzlich erschienenen Analyse der Verlaufsdaten von fast 400.000 Personen über 27 Jahre hervor: Die Einnahme von Multivitamin-Präparaten hatte keinen positiven Effekt auf die Sterblichkeit (Loftfield, 2024).

Gehen Sie daher bei der Nahrungsergänzung kritisch vor. Messen Sie im Zweifel Ihre Blutwerte, um entscheiden zu können, welche Präparate Sinn machen und welche nicht. Manchmal ist weniger mehr. Und optimieren Sie zu allererst Ihre Ernährung. Sollten Sie sich zu einer Nahrungsergänzung mit Mineralien oder Vitaminen entscheiden, verfolgen Sie die Effekte anhand von Laborwerten. Es ist nicht erforderlich, alle paar Wochen Laborwerte zu checken, aber Sie sollten alle ein bis zwei Jahre sicher sein, dass Sie keine Übertherapie betreiben.

Orientieren Sie sich an den Empfehlungen des Bundesinstitutes für Risikobewertung (Bundesinstitut für Risikobewertung, 2025):

Vitamin A	400mg
Beta-Carotin	3,5 mg
Vitamin B1	Keine
Vitamin B2	Keine
Nicotinamid	160 mg

Nicotinsäure	4 mg
Vitamin B5	keine
Vitamin B6	0,9 mg
Biotin	keine
Folsäure	200 µg
Vitamin B12	25 µg
Vitamin C	250 mg
Vitamin D	20 µg / 800 Einheiten
Vitamin E	30 mg
Vitamin K1	80 µg
Vitamin K2	25 µg
Kalium	500 mg
Calcium	500 mg
Magnesium	250 mg
Eisen	6 mg
Jod	100 µg
Zink	6,5 mg
Selen	40 µg

Was bedeuten diese Angaben? Das Bundesinstitut geht grundsätzlich davon aus, dass die Bevölkerung einerseits gut mit allen Nährstoffen über die Ernährung versorgt ist und andererseits eine Einnahme von Nahrungsergänzungsmitteln allgemein nicht erforderlich ist.

Die Formulierung der Empfehlung von Höchstmengen soll die Bevölkerung vor einer Überversorgung schützen. Das bedeutet jedoch nicht, dass dies verbindliche Grenzen sind, über die Sie nicht hinweggehen dürfen. Im Gegenteil: Diese Grenzen können bewusst überschritten werden, wenn ein Mangel besteht oder wenn ein gesundheitlicher Nutzen von einer höherdosierten Einnahme abzuleiten ist.

Behalten Sie die Liste im Kopf und gleichen Sie Ihre Nahrungs-ergänzungsstrategie immer wieder ab. Liegen Sie mit Ihren Werten auf Dauer deutlich über den genannten Höchstwerten, sollten Sie das gut begründen können und den betreffenden Wert durch regelmäßige Labor-Checks verfolgen.

Allgemein (Poly-)Phenole

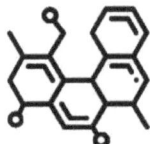 Die Polyphenole nehmen unter den Longevity-Nahrungsergänzungsmitteln den wichtigsten Platz ein. Ich würde behaupten, dass keine Longevity-Therapie dauerhaft auskommt, ohne auf ein oder zwei Substanzen aus dieser Gruppe zurückzugreifen, da sie vielfältig positive Effekte auf alle Hallmarks of Ageing entfalten können (Liu Y. , 2024).

Polyphenole sind eine Gruppe sekundärer Pflanzenstoffe, die in vielen pflanzlichen Lebensmitteln vorkommen und für ihre gesundheitsfördernden Eigenschaften bekannt sind. Sie zeichnen sich durch ihre antioxidativen, entzündungshemmenden und senolytischen Wirkungen aus. Scherzhaft könnte man die Polyphenole „Plant-Based-Diet Mimics" nennen – analog zu den Calorie-Restriction-Mimics, die Sie bereits kennengelernt haben. Durch die Nahrungsergänzung mit Polyphenolen können Sie einen Teil einer pflanzenbasierten Ernährung imitieren, ohne jeden Tag kiloweise Brokkoli oder Blaubeeren in sich hineinzustopfen. Das ist natürlich stark vereinfacht!

Hier eine Übersicht über die wichtigsten Polyphenole. Auf die bedeutendsten werde ich näher eingehen.

1. Flavonoide

- **Quercetin:** Äpfel, Zwiebeln, Beeren, Trauben, Grünkohl, Brokkoli.
- **Fisetin:** Erdbeeren, Äpfel.
- **Kaempferol:** Grünkohl, Spinat, Brokkoli, Beeren, Trauben.
- **Catechine:** Grüner Tee, schwarzer Tee, Kakao, Beeren, Äpfel.
- **Epigallocatechingallat (EGCG):** Grüner Tee.
- **Anthocyane:** Blaubeeren, Himbeeren, Brombeeren, schwarze Johannisbeeren, Kirschen, Rotwein.
- **Hesperidin:** Orangen, Zitronen, Grapefruits (v. a. in der Schale und im weißen Fruchtfleisch).
- **Naringenin:** Grapefruit, Orangen, Tomaten.

2. Phenolsäuren

- **Chlorogensäure:** Kaffee, Äpfel, Beeren, Artischocken, Kartoffeln.
- **Kaffeesäure:** Kaffee, Beeren, Pflaumen, Sonnenblumenkerne.
- **Ferulasäure:** Vollkorngetreide, Reis, Hafer, Weizen, Mais.
- **Gallussäure:** Tee (grün und schwarz), Beeren, Nüsse.

3. Stilbene

- **Resveratrol:** Trauben (vor allem in der Schale), Rotwein, Erdnüsse, Blaubeeren.

4. Lignane

- **Secoisolariciresinol:** Leinsamen, Sesamsamen, Vollkornprodukte, Gemüse wie Brokkoli und Karotten.
- **Matairesinol:** Leinsamen, Vollkornprodukte, Beeren.

5. Andere Polyphenole

- **Curcumin:** Kurkuma.
- **Ellagsäure:** Granatäpfel, Himbeeren, Erdbeeren, Walnüsse.
- **Tannine:** Rotwein, Tee, Kakao, Walnüsse, Granatäpfel.
- **Rutosid (Rutin):** Buchweizen, Äpfel, Zitrusfrüchte.

Polyphenole sind, wie Sie sehen, wichtige Bestandteile einer pflanzenbasierten Ernährung, die ja auch für eine Longevity-Therapie empfohlen wird.

Die Struktur der Polyphenole

Die Molekülstruktur der Polyphenole ist durch die Anwesenheit mehrerer phenolischer Gruppen charakterisiert. Diese Gruppen bestehen aus einem Benzolring (einem aromatischen Ring mit sechs Kohlenstoffatomen) und mindestens einer daran gebundenen Hydroxylgruppe (-OH). Die Vielfalt und biologische Aktivität der Polyphenole resultieren aus ihrer chemischen Struktur und ihrer Variabilität in Bezug auf die Anzahl und Position der Hydroxylgruppen sowie zusätzlicher funktioneller Gruppen.

Hier zwei Beispiele:

Curcumin

Fisetin

Antioxidative Wirkung

Polyphenole sind wahre Beschützer der Zellen: Ihre antioxidative Wirkung schützt den Körper auf beeindruckende Weise vor den schädlichen Angriffen freier Radikale. Diese instabilen Moleküle entstehen ständig im Körper – durch den normalen Stoffwechsel, UV-Strahlung oder Umweltgifte. Ihr Kennzeichen? Sie besitzen unvollständige Elektronenpaare, die sie extrem reaktionsfreudig und gefährlich machen. Sie greifen gezielt wichtige Biomoleküle wie DNA, Proteine und Lipide an, was Zellschäden verursacht und die *Hallmarks of Aging* vorantreibt.

Die antioxidative Kraft der Polyphenole ist eng mit ihrer chemischen Struktur verbunden. Sie sind reich an Hydroxylgruppen (-OH), die in der Lage sind, Elektronen oder Wasserstoffatome abzugeben. Dieser Mechanismus stabilisiert freie Radikale und verhindert, dass sie weitere Schäden anrichten. Doch Polyphenole unterbrechen nicht nur die Kettenreaktionen der Radikale – sie wirken auch vorbeugend.

Zusätzlich fördern sie die Aktivität körpereigener antioxidativer Enzyme wie Glutathionperoxidase, Superoxiddismutase und Katalase. Diese Enzyme sind die natürlichen Schutzmechanismen des Körpers gegen oxidative Schäden. Gleichzeitig hemmen Polyphenole pro-oxidative Enzyme wie NADPH-Oxidase, die zur Bildung freier Radikale beitragen.

Das Ergebnis? Eine deutlich reduzierte oxidative Belastung. Polyphenole wirken wie ein Schutzschild, das die Zellen nicht nur vor Schäden bewahrt, sondern auch Entzündungen lindert und das Risiko für altersbedingte Erkrankungen wie Herz-Kreislauf-Leiden, neurodegenerative Krankheiten und Krebs erheblich senkt. Die regelmäßige Aufnahme polyphenolreicher Lebensmittel ist daher ein einfacher, aber entscheidender Schritt zu einem gesunden und vitalen Altern.

Antiinflammatorische Wirkung

Entzündungen sind ein zweischneidiges Schwert: Einerseits sind sie eine lebensnotwendige Antwort des Immunsystems auf schädliche Reize wie Infektionen oder Verletzungen. Andererseits können chronische Entzündungen – die oft unbemerkt verlaufen – großen Schaden anrichten. Sie stehen in direktem Zusammenhang mit zahlreichen schweren Krankheiten wie Arthritis, Diabetes, Herz-Kreislauf-Leiden und neurodegenerativen Erkrankungen. Noch dazu gelten sie als zentraler Treiber der *Hallmarks of Aging*.

Polyphenole wirken wie eine spezialisierte Eingreiftruppe gegen chronische Entzündungen. Sie greifen an verschiedenen Stellen der Entzündungskaskade ein und unterbrechen deren zerstörerische Dynamik:

1. Hemmung von Entzündungsmediatoren: Polyphenole reduzieren die Produktion von Molekülen wie Interleukin-6 (IL-6), Tumornekrosefaktor-alpha (TNF-α) und Interleukin-1β (IL-1β). Diese Zytokine sind wie Treibstoff für Entzündungen: Sie verstärken die Reaktion und halten sie aufrecht. Durch ihre Hemmung wird der Entzündungsprozess stark abgeschwächt.

2. Regulation von Enzymen: Bestimmte Enzyme, wie Cyclooxygenase-2 (COX-2) und Lipoxygenase (LOX), spielen eine Schlüsselrolle bei der Bildung entzündungsfördernder Moleküle wie Prostaglandinen und Leukotrienen. Polyphenole blockieren diese Enzyme und nehmen so dem Feuer den Brennstoff.

3. Unterbrechung des NF-κB-Signalwegs: NF-κB ist ein Transkriptionsfaktor, der wie ein Dirigent die Aktivierung entzündungsfördernder Gene steuert. Polyphenole bringen diesen Signalweg gezielt zum Schweigen, wodurch die Entzündungskaskade effektiv unterbrochen wird.

4. Förderung eines gesunden Mikrobioms: Polyphenole beeinflussen die Darmflora, die eine entscheidende Rolle bei der Regulation von Entzündungen spielt. Sie fördern das Wachstum nützlicher Bakterien, die antientzündliche Substanzen wie kurzkettige Fettsäuren produzieren, und schaffen so ein stabiles, entzündungsfreies Umfeld.

5. Bekämpfung adipositasbedingter Entzündungen: Besonders Fettgewebe, das bei Übergewicht übermäßig vorhanden ist, setzt viele entzündungsfördernde Stoffe frei. Polyphenole reduzieren

diese Stoffe und bremsen so die stille, chronische Entzündung, die von überschüssigem Fettgewebe ausgeht.

Durch ihre breit gefächerte antiinflammatorische Wirkung tragen Polyphenole aktiv dazu bei, das Risiko für chronische Krankheiten zu senken und die Gesundheit nachhaltig zu verbessern. Lebensmittel wie Beeren, grüner Tee und Gemüse bieten eine schmackhafte Möglichkeit, die entzündungs-hemmende Wirkung der Polyphenole zu nutzen.

Senolytische Wirkung

Eine der faszinierendsten Eigenschaften der Polyphenole ist ihre senolytische Wirkung – die Fähigkeit, seneszente Zellen gezielt zu eliminieren oder ihre schädlichen Effekte zu minimieren.

Seneszente Zellen sind gealterte Zellen, die ihre Teilungsfähigkeit verloren haben, aber weiterhin aktiv Moleküle freisetzen, die als seneszenz-assoziierter sekretorischer Phänotyp (SASP) bezeichnet werden. Diese Moleküle fördern Entzündungen, verursachen Gewebeschäden und tragen erheblich zu altersbedingten Erkrankungen bei.

Polyphenole wirken auf mehreren Ebenen, um diese schädlichen Zellen zu bekämpfen:

1. Einleitung des Zelltods (Apoptose): Seneszente Zellen entziehen sich normalerweise dem programmierten Zelltod. Polyphenole wie Quercetin und Fisetin sind in der Lage, spezifische Signalwege zu aktivieren, die diese Zellen in den Zelltod treiben, während gesunde Zellen verschont bleiben.

2. Hemmung der SASP-Moleküle: Polyphenole dämpfen die Produktion der entzündungsfördernden SASP-Moleküle und reduzieren so die Schäden, die seneszente Zellen am umliegenden Gewebe anrichten.

3. Verhinderung oxidativer Schäden: Da oxidative Schäden eine Hauptursache für die Entstehung seneszenter Zellen sind, helfen Polyphenole, deren Bildung zu verhindern oder zu verzögern.

4. Förderung der Geweberegeneration: Indem Polyphenole die schädlichen Auswirkungen seneszenter Zellen reduzieren, schaffen sie ein förderliches Umfeld für gesunde Zellen, die Gewebe regenerieren und erneuern können.

Mit diesen Mechanismen bieten Polyphenole eine vielversprechende Perspektive zur Verlangsamung von Alterungsprozessen und zur Erhaltung gesunder Gewebe.

Anti-Tumorale Wirkung

Polyphenole agieren wie eine gezielte Taskforce gegen Tumorzellen. Sie unterbrechen frühzeitig die Entstehung und Ausbreitung von Krebs und wirken auf vielfältige Weise: Sie blockieren die Zellteilung, hemmen die Angiogenese – die Bildung neuer Blutgefäße, die Tumoren zur Versorgung benötigen – und treiben Tumorzellen in den programmierten Zelltod.

Zudem verhindern Polyphenole die Bildung von Metastasen und stärken das Immunsystem, indem sie Abwehrzellen wie natürliche Killerzellen aktivieren. Polyphenolreiche Lebensmittel bieten so eine natürliche und effektive Möglichkeit, den Körper präventiv zu unterstützen.

Anti-Virale Wirkung

Polyphenole schützen den Körper auch vor viralen Bedrohungen: Sie blockieren den Eintritt von Viren in die Zellen, hemmen deren Replikation und beruhigen überschießende Immunreaktionen. Dadurch schützen sie nicht nur vor Infektionen, sondern auch vor den oft schwerwiegenden Folgen viraler Erkrankungen.

Im nächsten Abschnitt gehen wir genauer auf die einzelnen Polyphenole und insbesondere auf die Studienlage ein.

Anthocyanin

- Longevity-Potenzial: mittel
- Datenqualität: mittel
- Risiko: gering
- Kosten: gering

Anthocyane sind wasserlösliche Pflanzenfarbstoffe aus der Gruppe der Flavonoide, die für die intensive rote, blaue und violette Färbung vieler Früchte, Gemüse und Blüten verantwortlich sind. Sie kommen besonders reichhaltig in Beeren (z. B. Heidelbeeren, Brombeeren, Aroniabeeren), roten Trauben, Kirschen, Rotkohl und Auberginen vor. Anthocyane besitzen starke antioxidative, entzündungshemmende und gefäßschützende Eigenschaften und werden mit zahlreichen gesundheitlichen Vorteilen in Verbindung gebracht.

Bioverfügbarkeit

Über die Bioverfügbarkeit gibt es wenige eindeutige Daten. Eine Übersichtsarbeit kam kürzlich zu dem wenig überraschenden Ergebnis, dass die Extrakte, z. B. aus Heidelbeeren, wahrscheinlich weniger effektiv sind als eine Ernährung mit anthocyan-reichen Komponenten (Kumkum, 2024). Allerdings beträgt die Bioverfügbarkeit aus natürlichen Quellen nur 1–2 % (Ayvaz, 2022). Es wird jedoch vermutet, dass nicht nur Anthocyane, sondern auch deren Abbauprodukte für die Wirkungen verantwortlich sind. Klare Aussagen lassen sich dazu leider nicht machen.

Studienlage

Eine Studie an älteren Personen untersuchte die Wirkung von 26 Gramm gefriergetrockneten Blaubeeren (= 302 mg Anthocyanin) auf verschiedene

Parameter des Blutflusses und der Blutgefäßgesundheit sowie der geistigen Leistungsfähigkeit (Wood, 2023). Die etwa 70 Jahre alten Teilnehmer hatten nach der 12-wöchigen Einnahme tatsächlich verbesserte Werte des Blutflusses, eine gesteigerte geistige Leistungsfähigkeit und einen leicht gesunkenen systolischen Blutdruck (-4 mmHg). Ebenfalls eine verbesserte kognitive Leistungsfähigkeit hatten Teilnehmer einer Studie, bei der täglich eine anthocyan-reiche Suppe konsumiert wurde (Wattanathorn, 2023).

Der Vollständigkeit halber sei aber auch eine Arbeit erwähnt, die den Effekt einer 24-wöchigen Einnahme von 300 mg Anthocyanin auf die Merkfähigkeit (episodisches Gedächtnis) untersuchte und keine Verbesserungen feststellte (Aarsland, 2023).

Eine Analyse von 41 Studien zur Wirkung der Anthocyane auf die Blutfettwerte kam zu dem Schluss, dass durch die Einnahme das LDL-Cholesterin gesenkt und das HDL-Cholesterin erhöht werden kann (Jang, 2023). Die Autoren einer anderen Studie zum Thema Herz- und Gefäßgesundheit kamen zu dem Schluss, dass ein sechsmonatiger, täglicher Konsum von 150 g Heidelbeeren das Risiko einer Herz-Kreislauf-Erkrankung um 12–15 % senken kann (Curtis, 2019).

Da Anthocyane im Verdacht stehen, positive Effekte auf das Mikrobiom des Darms zu haben, erschien 2023 eine Analyse der dazu vorhandenen Studien. Die Auswertung von insgesamt acht Arbeiten konnte jedoch keine entsprechenden Effekte feststellen (Shu, 2023).

Sicherheit und Toxizität

In den durchgeführten Studien werden keine relevanten Nebenwirkungen oder Toxizität beschrieben.

Fazit

Anthocyane haben vielversprechende Wirkungen auf die Gefäßgesundheit. Insbesondere bei erhöhtem Blutdruck oder Herz-Kreislauf-Risiko kann man über eine Einnahme nachdenken, ebenso wenn erhöhte LDL-Werte bestehen. Die Daten zur Wirkung auf die geistige Leistungsfähigkeit sind nicht eindeutig. Eine Einnahme bei ansonsten gesunden Personen ist zumindest aktuell nicht gerechtfertigt.

Apigenin

- Longevity-Potenzial: gering
- Datenqualität: schlecht
- Risiko: gering
- Kosten: gering

Apigenin ist ein natürliches Flavonoid, das in vielen Pflanzen vorkommt, insbesondere in Kamille, Petersilie, Sellerie und Zitrusfrüchten. Es zeichnet sich durch seine entzündungshemmenden, antioxidativen und krebshemmenden Eigenschaften aus. Zudem kann Apigenin die GABA-Rezeptoren im Gehirn modulieren, was beruhigende Effekte haben soll. Darüber hinaus zeigt es vielversprechende Wirkungen in der Longevity-Forschung, da es bestimmte Enzyme hemmt, die Zellalterung und Entzündungsprozesse fördern. Eine ausgewogene Ernährung mit apigeninreichen Lebensmitteln oder eine gezielte Supplementierung könnte daher positive Effekte auf Gesundheit, Langlebigkeit und kognitive Funktionen haben.

Studienlage

Bezüglich einer möglichen Wirkung gegen Krebserkrankungen hat Apigenin hohe Erwartungen geweckt. In Experimenten an Tieren und Zellkulturen konnte Apigenin auf verschiedenen Wegen eine antitumorale Wirkung entfalten. So hemmt Apigenin das Tumorwachstum, fördert die Autophagie und bringt Krebszellen zum Absterben (Yan, 2017).

Allerdings gibt es ein großes Problem: Die Datenlage ist extrem begrenzt. Es existieren kaum verlässliche Angaben zur Bioverfügbarkeit oder zu möglichen Wechselwirkungen mit Medikamenten, wenn diese gemeinsam mit Apigenin eingenommen werden (Salehi, 2019). Während Apigenin in Tierversuchen deutliche entzündungshemmende und antioxidative Effekte zeigte (Wang F., 2024) und die Lebensspanne verschiedener Organismen verlängern konnte (Kramer, 2024), fehlen bislang aussagekräftige Studien am Menschen vollständig.

Fazit

Aufgrund der fehlenden Studienlage am Menschen – sowohl hinsichtlich der Bioverfügbarkeit als auch der potenziellen Wirkungen – ist derzeit keine Longevity-Therapie mit Apigenin indiziert.

Curcumin

- Longevity-Potenzial: hoch
- Datenqualität: gut
- Risiko: mittel
- Kosten: gering

Curcumin ist eine bioaktive Verbindung, die hauptsächlich in Kurkuma (*Curcuma longa*), einer gelben Wurzel aus der Familie der Ingwergewächse, vorkommt. Es ist der Hauptbestandteil, der für die leuchtend gelbe Farbe von Kurkuma verantwortlich ist, und wird intensiv aufgrund seiner potenziellen gesundheitlichen Vorteile und antioxidativen Eigenschaften erforscht.

Bioverfügbarkeit

Die Bioverfügbarkeit von Curcumin ist leider problematisch. Studien zeigen, dass selbst hohe Dosen von bis zu 8.000 mg Standard-Curcumin kaum im Blut nachweisbar sind (Lao, 2006). Bevor ein relevanter Plasmaspiegel erreicht wird, wird Curcumin bereits in mehreren Schritten abgebaut und verliert dadurch seine Wirksamkeit.

Um dieses Problem zu lösen, wurden verschiedene Technologien zur Verbesserung der Bioverfügbarkeit entwickelt:

Piperin (schwarzer Pfeffer-Extrakt): Die gleichzeitige Einnahme mit Piperin kann die Bioverfügbarkeit von Curcumin um den Faktor 20 erhöhen (Shoba, 1998).

Curcumin-Galaktomannan-Komplex (CGM): Eine Kombination aus Curcumin und Galaktomannan aus Bockshornklee erhöhte die Bioverfügbarkeit um das 15-fache (Krishnakumar I., 2012).

Mizellen-Technologie: Eine in Mizellen verkapselte Form von Curcumin zeigte in einer Studie eine 180-fach verbesserte Bioverfügbarkeit (Schiborr, 2014).

Es gibt eine Vielzahl weiterer Studien zur Verbesserung der Bioverfügbarkeit von Curcumin, jedoch sind die Ergebnisse sehr unterschiedlich.

Produktwahl

Beim Kauf eines Curcumin-Präparats sollte darauf geachtet werden, dass es eine optimierte Formulierung enthält, da Standard-Curcumin in üblichen Dosen nicht in die Blutbahn aufgenommen wird.

Auf vielen Produkten findet sich die Angabe zum Gehalt an Curcuminoiden (z. B. „35 % Curcuminoide" oder „2 % Curcuminoide"). Curcuminoide sind chemisch verwandte Moleküle, darunter Curcumin, Demethoxycurcumin und Bisdemethoxycurcumin. Für die Wirksamkeit eines Präparats sind ein hoher Curcuminoid-Gehalt und eine optimierte Bioverfügbarkeit entscheidend.

Ein Vergleich aktueller Produkte zeigt eine große Schwankung: 30 mg bis 250 mg Curcumin pro 500 mg Kapsel – was einen erheblichen Unterschied in der Wirksamkeit ausmacht.

Studienlage

Die wissenschaftlichen Arbeiten zu Curcumin müssen differenziert betrachtet werden, da die Wirksamkeit stark von der Dosierung und der verwendeten Formulierung abhängt. Curcumin kann entzündungshemmend wirken und den CRP-Spiegel senken – dies ist jedoch stark abhängig von Präparat, Dosierung und Einnahmedauer (Sahebkar, 2014).

Unterschiede je nach Formulierung: Studien zeigen, dass die Wahl des Präparats entscheidend ist. Eine Studie von 2016 verglich Standard-Curcumin mit Curcumin-Galaktomannan (CGM). Eine Einnahme von 2 × 500 mg CGM pro Tag führte zu einer deutlichen Verbesserung von Angst, Stress und Müdigkeit sowie zu einem signifikanten Anstieg antioxidativer Blutwerte

(Sudheeran, 2016) im Vergleich zu Standard-Curcumin. Eine weitere Studie aus dem Jahr 2023 verglich 800 mg CGM pro Tag mit Placebo und Standard-Curcumin. CGM war dem Placebo und Standard-Curcumin deutlich überlegen: Die Werte für Interleukin-6 sanken um etwa 30 %, und die Entzündungswerte für TNF-α wurden um über 50 % reduziert (Das, 2023).

Curcumin bei weiteren Erkrankungen:

Eine ältere Studie mit Standard-Curcumin fand keine Wirkung auf Alzheimer-Demenz (Ringman, 2012). Wahrscheinlich lag dies an der zu niedrigen Dosierung von maximal 4 g pro Tag. Das in dieser Studie verwendete Produkt ist immer noch im Handel erhältlich.

Eine Studie mit 500 mg Curcumin + 5 mg Piperin über 12 Wochen zeigte deutliche Verbesserungen der Entzündungswerte, antioxidativen Kapazität und Herz-Kreislauf-Gesundheit bei Schlaganfall-Patienten. CRP sank um ca. 80 %, der Blutdruck besserte sich um ca. 10 mmHg und das HDL-Cholesterin stieg um satte 26 mg/dl an (Boshagh, 2023).

Eine andere Studie mit 500 mg Curcumin + 5 mg Piperin über 8 Wochen ergab hingegen keine Verbesserung der antioxidativen Marker bei Patienten mit Leberschädigung (Mirhafez, 2019).

Meta-Analysen

Eine Meta-Analyse von 2023 kam zu dem Schluss, dass die Datenbasis breit und eine entzündungshemmende, antioxidative und metabolische Wirkung zu beobachten ist (Heidari, 2023). Eine Übersichtsarbeit aus dem Jahr 2024 stellte jedoch fest, dass aufgrund fehlender Langzeitstudien eine Longevity-Bewertung schwierig ist und die niedrige Bioverfügbarkeit weiterhin ein Problem darstellt (Izadi, 2024).

Dosierung und Sicherheit

Empfohlene Dosis: Die Dosierung hängt maßgeblich vom einzelnen Produkt ab, da die Bioverfügbarkeit stark schwanken kann (siehe oben). Daher richten Sie sich am besten nach den Angaben zu Ihrem Produkt.

Tipp: Curcumin nicht auf nüchternen Magen einnehmen, da es zu Sodbrennen führen kann. Besser in Verbindung mit einer Mahlzeit konsumieren.

Toxizität und Nebenwirkungen

Eine toxische Dosis für Curcumin ist nicht bekannt. Die Europäische Behörde für Lebensmittelsicherheit (EFSA) legt jedoch eine akzeptable tägliche Aufnahme von 3 mg/kg Körpergewicht fest – das entspricht ca. 200 mg für eine 70 kg schwere Person. Diese Empfehlung gilt für Standard-Curcumin.

 Es gibt Berichte über schwere Leberschäden, die in einem Fall sogar tödlich endeten (Halegoua-DeMarzio, 2023; Haloub, 2024). Personen mit Lebererkrankungen sollten Curcumin nicht einnehmen. Zudem ist eine regelmäßige Kontrolle der Leberwerte ratsam. Curcumin ist in der Regel gut verträglich, kann jedoch den Gallefluss erhöhen und in seltenen Fällen zu Verdauungsproblemen führen.

Fazit

Curcumin hat einen festen Platz in der Longevity-Therapie, insbesondere aufgrund seiner entzündungshemmenden Eigenschaften.

Indikation: Besonders sinnvoll bei erhöhten Entzündungswerten wie CRP oder Interleukin-6, ein Versuch kann bei suboptimalen Cholesterin-Werten, Bluthochdruck oder anti-oxidativem Stress unternommen werden.

Trotz der vielversprechenden Daten ist die Studienlage nicht vollständig einheitlich, und die Bioverfügbarkeit bleibt eine Herausforderung. Die potenzielle Toxizität sollte man im Auge behalten. Eine individuelle Anpassung der Dosierung und eine sorgfältige Auswahl des Produkts sind daher entscheidend.

Epigallocatechingallat (EGCG)

- Longevity-Potenzial: gut
- Datenqualität: gut
- Risiko: mittel
- Kosten: gering

Bioverfügbarkeit

Die Bioverfügbarkeit von EGCG ist – wie bei anderen Polyphenolen – nicht besonders gut. Es gibt zahlreiche Studien über eine Verbesserung der Bioverfügbarkeit durch die Anwendung von Nanopartikeln, Liposomen oder die Bindung an spezielle Proteine. Für die Anwendung von Liponanopartikeln wurde im Tierversuch eine sechsfach bessere Bioverfügbarkeit beschrieben (Smith A., 2011).

Allerdings tauchen nach dem Konsum von EGCG nur geringste Mengen (0,2 %) im Blut auf (Government of Canada, 2023). Interessanterweise finden sich bei den im Handel befindlichen Produkten keine Angaben über die Verwendung von Nanopartikeln, Liposomen oder Ähnlichem und auch keine Informationen zur Bioverfügbarkeit.

Eine Tasse grüner Tee enthält 200–300 mg EGCG (Singh B. N., 2011). Nach dem Konsum einer Tasse werden nach zwei Stunden maximale Plasmaspiegel erreicht (70–140 ng/ml), die nach vier Stunden wieder abgefallen sind (Unno, 1996).

Studienlage

Die Daten aus Tierversuchen sind vielversprechend: EGCG wirkt bei Ratten entzündungshemmend, antioxidativ, antitumoral, positiv auf den Fettstoffwechsel und lebensverlängernd (Yuan, 2020).

In Untersuchungen am Menschen konnte ein Effekt auf das Körpergewicht in mehreren Studien nachgewiesen werden. Die Einnahme von mindestens 300 mg EGCG pro Tag führte zu einem durchschnittlichen Gewichtsverlust von etwas mehr als einem Kilogramm (Hursel, 2009; Chen I.-J., 2015). Dies könnte an der verlängerten Magenentleerungszeit liegen, die nach EGCG-Einnahme beobachtet wurde (Fernandes, 2018), sowie am erhöhten Energieverbrauch (Kapoor, 2017).

Allerdings sind die Ergebnisse nicht einheitlich: Eine zwölfmonatige Einnahme von fast 900 mg EGCG zeigte in einer Studie mit fast 1.000 Frauen zwischen 50 und 70 Jahren keine Verbesserung des BMI oder der Knochendichte (Dostal, 2015).

Verschiedene Studien zur Wirkung von EGCG auf den Glukosestoffwechsel und die Insulinsensitivität konnten keine konsistenten Ergebnisse liefern. Eine klare Wirkung scheint nicht zu bestehen.

EGCG und Krebsprävention

Ob EGCG eine präventive Wirkung auf die Entstehung von Brustkrebs hat, wurde in einer Studie mit etwas mehr als 1.000 postmenopausalen Frauen untersucht. Eine zwölfmonatige Einnahme von EGCG zeigte jedoch keine Veränderung des mittels Mammographie gemessenen Brustgewebes (Samavat, 2017).

Dagegen ergab eine Analyse der verfügbaren Studien zu EGCG und dem Wiederauftreten von Darmkrebs bei behandelten Patienten, dass eine EGCG-Einnahme einen geringen, aber messbaren, schützenden Effekt hat (He, 2024). Eine ähnliche Analyse zum Neuauftreten von Prostatakrebs zeigte eine um 60 % reduzierte Inzidenz. Etwa 8 % der Patienten unter EGCG entwickelten ein Prostatakarzinom, während es in der Placebo-Gruppe 22 % waren (Perletti, 2019).

Interessant sind auch positive Effekte auf die Darmfunktion und das Mikrobiom. Probanden einer Studie zeigten nach einer vierwöchigen EGCG-Einnahme eine leicht verbesserte Darmbarriere gegen das Eindringen bakterieller Bestandteile sowie eine geringe, aber messbare Reduktion des Nüchtern-Blutzuckers (Zeng M., 2024).

Dosierung und Toxizität

In Dosierungen bis 600 mg pro Tag ergaben sich in einer Studie an Frauen keine Hinweise auf relevante Nebenwirkungen oder negative Effekte auf Vitaminspiegel oder Leberfunktion (Siblini, 2023).

Allerdings gibt es Fallberichte über Leberschäden bereits nach der Einnahme geringer Mengen EGCG. Aus diesem Grund wird in den USA empfohlen, EGCG nur gemeinsam mit einer Mahlzeit einzunehmen und nicht, wenn bereits bekannte Leberstörungen vorliegen (Oketch-Rabah, 2020).

Die Lebertoxizität scheint jedoch nicht nur ein Problem einzelner Fälle zu sein. In einer Studie mit mehr als 500 Teilnehmern entwickelten über 5 % der Probanden moderate bis schwere Störungen der im Blut gemessenen Leberwerte (Yu Z., 2017).

Fazit

Die Einnahme von EGCG kann bei der Gewichtsoptimierung helfen. Zudem scheint tatsächlich ein schützender Effekt gegen bestimmte Krebsarten zu bestehen – am besten belegt für das Prostatakarzinom. Aufgrund der möglichen Lebertoxizität ist eine generelle Einnahmeempfehlung jedoch schwierig. Aus meiner Sicht sollte die Einnahme eine individuelle Entscheidung sein und langfristig nur unter regelmäßiger Kontrolle der Leberwerte erfolgen.

Fisetin

- Longevity-Potenzial: hoch
- Datenqualität: niedrig/mittel
- Risiko: gering
- Kosten: gering

Fisetin ist ein faszinierendes pflanzliches Polyphenol aus der Gruppe der Flavonoide, das in Obst und Gemüse wie Erdbeeren, Äpfeln und Zwiebeln vorkommt. Es wird mit einer Reihe von gesundheitsfördernden Eigenschaften in Verbindung gebracht, darunter entzündungshemmende, antioxidative und neuroprotektive Effekte. Besonders spannend ist seine senolytische Wirkung, also die Fähigkeit, alternde, funktionslose Zellen gezielt zu entfernen – ein vielversprechender Mechanismus zur Bekämpfung von altersbedingten Erkrankungen.

Bioverfügbarkeit

Ein Problem bei Fisetin ist seine geringe Bioverfügbarkeit, da es nur schwer wasserlöslich ist und vom Körper schlecht aufgenommen wird (Mehta, 2018). Verschiedene Technologien wie Mizellen- oder Nanopartikel-basierte Formulierungen wurden entwickelt, um die Aufnahme zu verbessern (Szymczak, 2023). Besonders vielversprechend ist Fisetin in Bockshornklee-Mizellen, die seine Bioverfügbarkeit um mehr als das 10-fache steigern können (Krishnakumar I. M., 2022). Wer Fisetin als Nahrungs-ergänzungsmittel einnehmen möchte, sollte daher auf eine optimierte Form achten, um die maximale Wirkung zu erzielen und/oder ausreichend hoch dosieren.

Die wissenschaftliche Studienlage

Obwohl es nur wenige klinische Studien am Menschen gibt, sind die tierexperimentellen Ergebnisse beeindruckend. In Laborstudien zeigte Fisetin unter zehn getesteten Flavonoiden die beste senolytische Aktivität und reduzierte oxidativen Stress sowie schädliche Entzündungsproteine (Yousefzadeh, 2018). Zudem konnte es in Experimenten an menschlichen Zellen die bekannten Langlebigkeits-Enzyme SIRT1 und SIRT6 aktivieren, das wir bereits als zentralen Schutzmechanismus gegen Zellalterung kennengelernt haben (Zheng, 2017), (Wang X. , 2024).

Mäuse, die über drei Wochen Fisetin erhielten, zeigten eine deutliche Verbesserung kognitiver Funktionen und eine Verringerung von oxidativem Stress sowie entzündungsfördernder Proteine (Rakshit, 2024). Weitere Studien legten nahe, dass Fisetin Blutgefäße verjüngen (Mahoney, 2024) und die Leber vor Schäden schützen kann (Sun, 2016).

Interessant sind die wenigen Studien am Menschen: Patienten erhielten direkt nach einem Schlaganfall über sieben Tage täglich 100 mg Fisetin. Hier zeigte sich, dass die Größe des Schlaganfalls messbar reduziert wurde und wichtige Entzündungsmarker wie CRP sanken um bis zu 30 % – die Autoren der Studie waren begeistert von den Ergebnissen (Wang L., 2019). Eine weitere Studie an Darmkrebspatienten ergab, dass 100 mg Fisetin täglich über sieben Wochen Entzündungswerte (IL-8, CRP, MMP-7) im Blut senken konnte (Farsad-Naeimi, 2018).

Auch eine Anti-Tumor-Wirkung wird Fisetin zugeschrieben. In Experimenten mit Tumorzellen von Lungen- und Prostatakrebs konnte es das Wachstum hemmen (Chien, 2010; Liao Y.-C., 2009). Zwar lassen sich diese Ergebnisse nicht direkt auf den Menschen übertragen, doch sie unterstreichen das vielseitige Longevity-Potenzial dieses Moleküls. Diese zeigte sich übrigens teilweise in einer Studie am Menschen, bei der neben Fisetin auch Dasatinib und Quercetin verabreicht wurden (Lee E., 2024). Im Abschnitt über Dasatinib finden Sie weitere Details – Fisetin konnte in dieser Studie aber einen positiven Effekt auf die DNA-Methylierung erreichen.

Fisetin und Hautverjüngung

Besonders spannend ist eine Studie, bei der Mäusen menschliche, gealterte Haut transplantiert wurde. Nach der Behandlung mit Fisetin starben gezielt seneszente (gealterte) Zellen ab, während die Kollagendichte zunahm und die Haut sichtbar verjüngt wurde (Takaya, 2024). Dies könnte Fisetin zu einem vielversprechenden Kandidaten für zukünftige Anti-Aging-Therapien machen.

Dosierung und Sicherheit

Aktuell gibt es keine Hinweise auf Toxizität, selbst bei höheren Dosen von bis zu 1000 mg täglich (Maher, 2017). In den bisherigen klinischen Studien wurden 100 mg pro Tag verabreicht, was als guter Ausgangspunkt für eine Supplementierung gilt. Hersteller empfehlen oft Dosierungen zwischen 100 und 1600 mg täglich.

Fazit

Die bisherigen Studienergebnisse machen Fisetin zu einem der vielversprechendsten Senolytika in der Longevity-Forschung, ein großer Schwachpunkt sind bisher jedoch die fehlenden Daten aus Studien am Menschen. Etliche Studien am Menschen sind jedoch aktuell in Planung oder laufen bereits. Die Fähigkeit, alte Zellen gezielt zu eliminieren, könnte ein bahnbrechender Ansatz sein, um altersbedingte Erkrankungen zu bekämpfen. Während weitere klinische Studien am Menschen nötig sind, um die volle Wirkung zu bestätigen, scheint Fisetin bereits jetzt eine vielversprechende Ergänzung für die Longevity-Therapie zu sein – mit kaum bekannten Nebenwirkungen und einer potenziell tiefgreifenden Wirkung auf Zellalterung und Gesundheit. Bezüglich der Sicherheit fehlen allerdings Langzeitstudien.

Ferulasäure

- Longevity-Potenzial: gering
- Datenqualität: schlecht
- Risiko: gering
- Kosten: mittel

Ferulasäure ist eine phenolische Säure aus der Gruppe der Polyphenole und kommt natürlicherweise in zahlreichen pflanzlichen Lebensmitteln vor, insbesondere in Vollkorngetreide, Reis, Hafer, Weizen, Mais sowie in einigen Gemüsesorten und Samen. Sie ist bekannt für ihre starken antioxidativen Eigenschaften.

Studienlage

Ferulasäure wirkt in Tierstudien an Würmern lebensverlängernd durch ihre antioxidative Wirkung (Li H., 2021), die auch in zahlreichen anderen Tierstudien gut belegt ist (Luo, 2024).

Studien am Menschen sind insgesamt nur sehr wenige vorhanden. Einen positiven Effekt auf die Blutfettwerte zeigte eine Gabe von 1.000 mg Ferulasäure über sechs Wochen in einer Studie mit 24 Personen mit erhöhten Blutfetten (Bumrungpert, 2018). In dieser Untersuchung sank der LDL-Wert um etwa 10 %, während der HDL-Wert um 4 % anstieg.

Weitere Studien am Menschen waren nicht zu finden.

Fazit

Aufgrund der fehlenden Studiendaten besteht derzeit keine Empfehlung für den Einsatz von Ferulasäure in der Longevity-Therapie. Personen mit erhöhten Blutfettwerten könnten jedoch eine Einnahme in Erwägung ziehen.

Luteolin

- Longevity-Potenzial: gering
- Datenqualität: schlecht
- Risiko: gering
- Kosten: gering

Luteolin ist ein natürliches Flavonoid, das in zahlreichen Pflanzen vorkommt, insbesondere in Sellerie, Petersilie, Thymian, Karotten und Zitrusfrüchten. Es besitzt starke antioxidative, entzündungshemmende und neuroprotektive Eigenschaften, die es zu einem vielversprechenden Stoff in der Longevity-Forschung machen. Allerdings gibt es bisher nur wenige Studien mit verlässlichen Ergebnissen.

Bioverfügbarkeit

Wie alle Flavonoide ist Luteolin relativ schlecht oral bioverfügbar. Dies kann jedoch durch den Einsatz von Nanopartikeln oder Mikroemulsionen verbessert werden (Liu Y., 2014). Entsprechende Produkte mit liposomalem Luteolin sind im Handel erhältlich.

Studienlage

Eine der wenigen Studien zur oralen Verabreichung von Luteolin untersuchte seine Wirkung auf die sogenannte *Gulf War Illness* bei amerikanischen Soldaten. Diese Erkrankung geht mit Erschöpfung, Schlaflosigkeit und verschiedenen körperlichen Symptomen einher. Eine Gabe von Luteolin hatte jedoch keinen therapeutischen Nutzen (Hodgin, 2021).

Eine sechsmonatige Einnahme von Luteolin in Kombination mit Chlorogensäure (Grüner Kaffee-Extrakt) konnte hingegen bei Patienten mit beginnender oder bestehender Fettleibigkeit das Körpergewicht, metabolische Parameter sowie die Leberfunktion verbessern (Terzo, 2023).

Weitere aussagekräftige Studien am Menschen sind derzeit nicht verfügbar.

Fazit

Die aktuell verfügbaren Daten deuten zwar auf einen potenziellen positiven Effekt einer Luteolin-Supplementierung hin. Allerdings gibt es bislang zu wenige Studien, um eine eindeutige Einnahmeempfehlung abzuleiten – insbesondere da unter den Flavonoiden bereits besser untersuchte Alternativen existieren.

Oleuropein

- Longevity-Potenzial: mittel
- Datenqualität: schlecht
- Risiko: gering
- Kosten: gering

Oleuropein ist mehr als nur ein Bitterstoff – es ist das Kraftpaket hinter den gesundheitlichen Vorteilen der Olive. Diese phenolische Verbindung, die in Oliven, Olivenblättern und Olivenöl vorkommt, gehört zur Gruppe der Secoiridoide, die für ihre antioxidativen und entzündungshemmenden Eigenschaften bekannt sind. Besonders spannend: Beim Abbau von

Oleuropein entstehen **Hydroxytyrosol und Tyrosol**, zwei weitere potente Antioxidantien, die freie Radikale neutralisieren und die Zellgesundheit unterstützen können.

Bioverfügbarkeit

Die Aufnahme von Oleuropein über Olivenblätterextrakt wird als gut bioverfügbar beschrieben (Bock, 2013), was bedeutet, dass der Körper es effizient verwerten kann – eine entscheidende Voraussetzung für eine therapeutische Wirkung.

Studienlage

Oleuropein hat sich in Studien als vielversprechend erwiesen, insbesondere im Bereich der Blutzuckerkontrolle. Es kann den Blutzuckeranstieg nach Mahlzeiten dämpfen: gesunde Personen, die vor einer Mahlzeit 20 mg Oleuropein zu sich nahmen, hatten nur einen minimalen Blutzuckeranstieg nach dem Essen (Carnevale, 2018). Außerdem scheint Oleuropein die Insulinempfindlichkeit zu verbessern (Bock, 2013). Sogar eine mit Oleuropein angereicherte Schokolade führte bei Diabetes-Patienten zu einem geringeren Blutzuckeranstieg als normale Schokolade (Ben, 2020).

Doch das Wirkungsspektrum reicht weiter: Postmenopausale Beschwerden und Knochengesundheit könnten ebenfalls positiv beeinflusst werden. Eine Studie mit Frauen um die 60 zeigte, dass die Einnahme von 100 mg Oleuropein sowohl die postmenopausalen Symptome linderte als auch die Knochendichte verbesserte (Imperatrice, 2024).

Spannend ist auch die mögliche anti-entzündliche Wirkung. In einer Studie zu Covid-19 führte die Einnahme von 250–500 mg Olivenblattextrakt zu einer signifikanten Senkung des CRP-Wertes (einem Marker für Entzündungen) und einer Verbesserung des klinischen Status (Ahmadpour, 2023). Allerdings sind nicht alle Ergebnisse eindeutig – eine andere Studie zeigte eine Erhöhung des entzündungsfördernden Interleukin-6 nach der Einnahme (Bock, 2013).

Oleuropein wirkt im Tierversuch an Würmern lebensverlängernd und Stress-reduzierend über eine Wirkung auf FOXO-Faktoren, ohne dass das für uns Menschen bisher eine Relevanz hätte (Feng S. , 2021).

Insgesamt finden sich leider noch deutlich zu wenige Studien zur klinischen Wirksamkeit. Da das potente Antioxidans Hydroxytyrosol aus Oleuropein entsteht, wären Studie zu einer antioxidativen Wirkung spannend – es gibt aber leider bislang keine am Menschen.

Fazit

Oleuropein ist in nativem Olivenöl extra reichlich enthalten und passt perfekt in eine gesunde, langlebigkeitsfördernde Ernährung. Besonders Menschen mit Problemen bei der Blutzuckerregulation könnten von einer gezielten Zufuhr profitieren, etwa über Olivenblattextrakt. Da sich Blutzuckerwerte gut überwachen lassen, kann ein individueller Therapieversuch sinnvoll sein. Dennoch bleibt die Studienlage bislang uneinheitlich – für eine generelle Empfehlung zur routinemäßigen Einnahme braucht es weitere Forschung.

Quercetin

- Longevity-Potenzial: mittel
- Datenqualität: mittel
- Risiko: mittel
- Kosten: gering

Quercetin ist ein natürliches Polyphenol aus der Gruppe der Flavonoide und eines der am häufigsten vorkommenden Antioxidantien in pflanzlichen Lebensmitteln. Es ist bekannt für seine starken antioxidativen und entzündungshemmenden Eigenschaften, die potenziell gesundheitliche Vorteile bieten können.

Quercetin kommt in einer Vielzahl von Lebensmitteln vor, darunter Äpfel, Zwiebeln, Beeren, Trauben, grüner Tee, Brokkoli und Zitrusfrüchte. Die tägliche Aufnahme von 100 g schwarzer Johannisbeeren, Blaubeeren oder

Preiselbeeren erhöht den Quercetin-Spiegel im Blut innerhalb von zwei Monaten um 50 % (Erlund, 2006).

Bioverfügbarkeit

Quercetin hat eine gute Bioverfügbarkeit bei oraler Aufnahme. Eine Studie dazu ergab einen Anstieg der Serumkonzentration um fast 600 % bei der Aufnahme von 150 mg (Egert, 2008). Diese kann durch „Verpacken" der Substanz in Mizellen oder Nanopartikel noch verbessert werden (Cai X., 2013). Auf dem Markt gibt es sowohl Standard-Quercetin als auch mizelläres oder liposomales Quercetin.

Studienlage

Die Daten aus Tierstudien sind vielversprechend. So hat Quercetin in Kombination mit dem Krebsmedikament Dasatinib eine stark senolytische Aktivität gezeigt und das Leben der behandelten Tiere deutlich verlängert (Xu M., 2018). Auch bei Würmern konnte die Gabe von Quercetin die Lebensspanne um bis zu 15 % verlängern (Kampkötter, 2008). In Hefekulturen führte Quercetin aufgrund seiner antioxidativen Effekte sogar zu einer Lebensverlängerung um ganze 60 % (Belinha, 2007).

Bisher gibt es keine aussagekräftigen Studien zur Wirkung von Quercetin auf die Langlebigkeit beim Menschen. Daher müssen wir uns auf Studien zur Wirkung von Quercetin bei verschiedenen Erkrankungen konzentrieren, um mögliche Longevity-Potenziale abzuleiten.

Eine große Meta-Analyse der vorliegenden Daten zu Quercetin in Bezug auf Blutdruck und Blutfette ergab, dass eine ausreichend lange Einnahme (> 8 Wochen) beide Parameter positiv beeinflussen kann – wenn auch nur geringfügig (Huang H., 2020). Ähnliche Ergebnisse zeigten Studien bezüglich des Insulinspiegels, der durch Quercetin ebenfalls minimal gesenkt werden kann (Arabi, 2023).

Eine Studie an Patienten, die einen Herzinfarkt erlitten hatten, ergab, dass eine achtwöchige orale Quercetin-Einnahme (500 mg) keinerlei positive Effekte zeigte (Dehghani, 2023). Dies könnte jedoch an der geringen Bioverfügbarkeit liegen. Eine andere Studie konnte zeigen, dass Quercetin-Infusionen in den ersten Tagen nach einem Herzinfarkt einen starken positiven Effekt auf die Infarktgröße und andere kardiovaskuläre Parameter hatten (Kozhukhov, 2024).

Da Quercetin als Polyphenol eine deutliche entzündungshemmende Wirkung nachgesagt wird, wäre ein Effekt auf den Entzündungsmarker CRP im Blut zu erwarten. Doch auch hier sind die Ergebnisse enttäuschend: Eine Analyse von sieben Studien zu diesem Thema zeigte, dass für eine Wirkung mindestens 500 mg pro Tag erforderlich sind und dass ein Effekt nur bei Patienten mit bereits sehr niedrigen CRP-Werten (< 2) nachweisbar war (Mohammadi-Sartang, 2017).

Dosierung und Toxizität

Bezüglich einer längerfristigen oder höher dosierten Einnahme (> 1.000 mg) von Quercetin gibt es zudem Sicherheitsbedenken. Quercetin kann eine bereits eingeschränkte Nierenfunktion weiter verschlechtern und steht im Verdacht, das Wachstum bestimmter Tumore zu fördern (Andres, 2018). Eine Einnahme sollte daher – wenn überhaupt – nur in moderaten Dosen und unter ärztlicher Aufsicht erfolgen.

Die in Studien am häufigsten verwendete Dosierung liegt bei 500 mg pro Tag, einige Studien setzten auch höhere Dosen ein. Eine siebentägige Einnahme von 2.000 mg erwies sich als unproblematisch (Han, 2020). Insgesamt besteht Einigkeit darüber, dass Quercetin in moderaten Mengen als sicher gilt.

Allerdings gibt es wenig wissenschaftliche Evidenz zur optimalen Dosierung, insbesondere bei langfristiger Einnahme als Nahrungsergänzungsmittel. Entsprechende Langzeitstudien fehlen, und zudem sind die auf dem Markt erhältlichen Produkte sehr uneinheitlich. Beispielsweise gibt es ein Produkt, das mit einer 20-fach verbesserten Bioverfügbarkeit wirbt und eine tägliche Dosisempfehlung von 1.000 mg angibt – das entspräche einer Aufnahme von 20.000 mg „herkömmlichem" Quercetin.

Fazit

Aus meiner Sicht ist eine Quercetin-Einnahme als Nahrungsergänzungsmittel derzeit nicht gerechtfertigt. Die Studienlage ist uneinheitlich, und aussagekräftige, qualitativ hochwertige Studien am Menschen fehlen.

Positiv ist die vermutlich gute Verträglichkeit bei moderaten Dosierungen. Allerdings gibt es auch Sicherheitsbedenken bei höheren Dosen oder einer langfristigen Einnahme. Daher sollte eine Supplementierung nur mit Bedacht und unter ärztlicher Kontrolle erfolgen.

Resveratrol

- Longevity-Potenzial: mittel
- Datenqualität: gut
- Risiko: gering
- Kosten: mittel

Resveratrol ist ein kraftvolles Antioxidans, das vor allem in roten Trauben, Beeren, Erdnüssen und Rotwein vorkommt. Es wird mit beeindruckenden gesundheitsfördernden Effekten in Verbindung gebracht, insbesondere durch seine Fähigkeit, entzündliche Prozesse zu hemmen, Zellen vor oxidativem Stress zu schützen und die Funktion der Mitochondrien zu verbessern. Besonders faszinierend ist sein Einfluss auf die Sirtuin-Enzyme, die als Schlüsselregulatoren der Zellalterung gelten. Studien deuten außerdem darauf hin, dass Resveratrol ähnliche Wirkmechanismen wie Kalorienrestriktion haben könnte – ein bewährter Ansatz zur Verlängerung der Lebensspanne. Gemeinsame Endstrecke ist dabei die Aktivierung von AMPK und FOXO-Faktoren (Chen L. , 2024). Diese Eigenschaften haben es zu einem der vielversprechendsten Moleküle in der Longevity-Forschung gemacht. Allerdings sind die Ergebnisse in Studien weniger eindeutig.

Allein über Resveratrol könnte man ein ganzes Buch schreiben – es wurden bereits weit mehr als 10.000 Studien zu diesem Molekül publiziert. Um den Bezug zur praktischen Longevity-Therapie zu wahren, werde ich mich auf möglichst aktuelle Studien oder Analysen konzentrieren, die einen direkten Zusammenhang zwischen einer Resveratrol-Therapie und altersbedingten Erkrankungen untersuchen.

Bioverfügbarkeit

Die Bioverfügbarkeit ist die große Achillesferse von Resveratrol. Nach oraler Aufnahme gelangen nur etwa 1 % der Substanz ins Blut, der Rest wird im Darm und in der Leber innerhalb von zwei Stunden abgebaut und über den Urin ausgeschieden, bevor eine Wirkung eintreten kann (Boocock, 2007).

Um dieses Problem zu lösen, wurden verschiedene Optimierungsansätze untersucht:

Nanopartikel: Die Verarbeitung in Nanopartikeln kann die Bioverfügbarkeit um den Faktor 3–4 verbessern (Siu, 2018).

Piperin: In Tierversuchen wurde durch die Kombination mit Piperin eine 15-fach höhere maximale Serumkonzentration erreicht (Johnson, 2011). Beim Menschen ließ sich dieser Effekt jedoch nicht bestätigen – Blutspiegel wurden durch Piperin nicht erhöht (Wightman, 2014). Dennoch wird Resveratrol häufig in Kombination mit Piperin angeboten und mit einer erhöhten Bioverfügbarkeit beworben, obwohl diese Behauptung nur auf Tierstudien basiert.

Quercetin: Auch die Kombination mit Quercetin wird als bioverfügbarkeitssteigernd beworben. Doch eine Studie am Menschen ergab keine Veränderung der Blutspiegel durch den Zusatz von Quercetin (Porte, 2010).

Pro-Drugs: Eine weitere Möglichkeit ist die chemische Modifikation von Resveratrol in sogenannte Pro-Drugs, die im Körper erst in aktive Substanzen umgewandelt werden. In Tierversuchen konnte mit diesem Ansatz eine sechsmal höhere Wirksamkeit erreicht werden (Larrosa, 2010). Diese Resveratrol-Varianten sind jedoch noch nicht auf dem Markt erhältlich, und Studien am Menschen fehlen.

Insgesamt bleibt festzustellen, dass sich die Bioverfügbarkeit von Resveratrol trotz zahlreicher Versuche nicht wesentlich verbessern lässt. Dies könnte eine Erklärung dafür sein, warum die klinische Wirksamkeit am Menschen bisher begrenzt ist.

Ein weiterer Hinweis: Resveratrol sollte nicht in Verbindung mit einer fettreichen Mahlzeit eingenommen werden, da dies die ohnehin geringe Bioverfügbarkeit noch weiter verringern kann (Porte, 2010).

Eine Alternative zur Nahrungsergänzung könnte eine Resveratrol-reiche Ernährung sein. Hier ist die Bioverfügbarkeit durch die natürliche Kopplung an Zuckermoleküle möglicherweise höher. Doch ob damit therapeutisch wirksame Resveratrol-Spiegel erreicht werden, bleibt fraglich: Eine Studie aus Italien (2014) untersuchte den Effekt einer Resveratrol-reichen Ernährung auf die Gesundheit von über 1.000 Testpersonen über neun Jahre. Das Ergebnis: Es gab keinen nachweisbaren positiven Einfluss auf das Auftreten von Krebs, Herz-Kreislauf-Erkrankungen oder die allgemeine Lebenserwartung (Semba, 2015).

Studienlage

Antientzündliche und antioxidative Wirkung

Resveratrol wirkt auf vielfältige Weise entzündungshemmend: Es hemmt die Bildung und Freisetzung entzündlicher Zytokine sowie die Aktivität proinflammatorischer Zellen. Da eine chronische Entzündungsaktivität bei vielen metabolischen Erkrankungen eine wichtige Rolle spielt, wurde Resveratrol intensiv auf seine Wirkung bei Diabetes untersucht. Eine Analyse vorhandener Studien zeigte, dass Resveratrol bei Diabetikern Entzündungswerte und oxidativen Stress reduzieren kann – wenn auch nur in geringem Ausmaß (Zhu, 2025). Zudem gibt es Hinweise, dass Resveratrol positive Effekte auf den Nüchtern-Blutzucker und die Insulinresistenz haben kann, allerdings ebenfalls in begrenztem Umfang (Barber, 2022).

Interessanterweise zeigte eine Studie an älteren Männern einen unerwarteten Effekt: 65-jährige Teilnehmer absolvierten ein achtwöchiges Ausdauertraining und erhielten entweder 250 mg Resveratrol oder ein Placebo. Die Forscher erwarteten, dass Resveratrol den Trainingseffekt verstärken würde – doch das Gegenteil trat ein! Die Placebo-Gruppe erzielte am Ende der Studie die besseren Fitnesswerte. Vermutlich liegt dies an der starken antioxidativen Potenz von Resveratrol: Oxidativer Stress, der durch körperliches Training entsteht, scheint notwendig für eine Leistungssteigerung zu sein. Wenn dieser durch Resveratrol neutralisiert wird, bleibt der Trainingseffekt aus (Gliemann, 2013). Ähnliche Effekte wurden bereits für Vitamin C und E beobachtet (Ristow, 2009).

Anti-Tumor-Wirkung

Die krebshemmende Wirkung von Resveratrol ist in zahlreichen Zell- und Tierstudien gut belegt. Resveratrol kann sowohl die Tumorentstehung als auch das Tumorwachstum hemmen. Allerdings konnte dieser Effekt bisher nicht auf den Menschen übertragen werden (Ren B., 2021). Vermutlich liegt dies daran, dass in Experimenten mit Zellkulturen oder Tieren deutlich höhere Resveratrol-Konzentrationen erreicht werden als beim Menschen.

Neuroprotektive Wirkung

Resveratrol wurde in zahlreichen Studien auf seine potenzielle Schutzwirkung gegen neurologische Erkrankungen untersucht. Erfreulicherweise lassen sich hier einige Laborbefunde auch auf den Menschen übertragen:

Eine Studie aus dem Jahr 2015 zeigte, dass die Gabe von 500–1.000 mg Resveratrol über ein Jahr bei Alzheimer-Patienten den Spiegel des Alzheimer-Proteins Aβ40 im Blut und Nervenwasser senken konnte (Turner, 2015).

Weitere Studien fanden heraus, dass Resveratrol eine Schrumpfung des Gehirnvolumens bewirken kann – was auf den ersten Blick beunruhigend klingt. Forscher sehen dies jedoch als Zeichen für eine Reduktion der entzündlichen Hirnschwellung, die bei Alzheimer typisch ist (Gu, 2021).

Eine Meta-Analyse von fünf Studien kam 2023 zu dem Schluss, dass Resveratrol die Alltagsfähigkeiten von Alzheimer-Patienten verbessern kann (Jin, 2023).

Sterblichkeit

Eine interessante Studie aus Italien untersuchte den Zusammenhang zwischen der Sterblichkeit und der über den Urin ausgeschiedenen Menge an Abbauprodukten von Resveratrol. Wenn Resveratrol eine lebensverlängernde Maßnahme haben sollte, würde man erwarten, dass Personen mit hoher Menge an Resveratrol-Metaboliten im Urin länger leben würden und gesünder wären als Personen mit niedrigeren Mengen im Urin. Tatsächlich fand sich aber in der Beobachtungszeit von 9 Jahren überhaupt kein Zusammenhang zwischen dem Überleben und der Menge der Resveratrol-Metaboliten im Urin. Und auch für andere Parameter wie dem Auftreten verschiedener Erkrankungen oder Entzündungswerten im Blut gab es keinen Zusammenhang. Das sagt zwar noch nichts aus über eine Wirkung als Nahrungsergänzungsmittel, aber zumindest die Wirkung über den Nahrungsmittelkonsum scheint fraglich. Möglicherweise liegt das

Dosierung und Sicherheit

Übliche Dosierung: 500–1.000 mg täglich.

Maximale Dosierung: Studien testeten bis zu 5.000 mg pro Tag, wobei ab 2.500 mg Nebenwirkungen wie Durchfall oder Übelkeit auftraten (Boocock, 2007; Brown, 2010).

Langzeit-Sicherheit: Es gibt keine langfristigen Studien zur Resveratrol-Toxizität beim Menschen. Tierversuche zeigten jedoch potenzielle Nebenwirkungen wie eine Verringerung weißer Blutkörperchen oder erhöhte Leberwerte (Atmaca, 2014).

Fazit

Resveratrol zeigt in Tierstudien hervorragende Eigenschaften, doch beim Menschen sind die Effekte begrenzt. Lediglich bei neurologischen Erkrankungen scheint eine gewisse Wirksamkeit gegeben. Besonders interessant ist die messbare Aktivierung von SIRT1 – allerdings bleibt unklar, ob dies tatsächlich die Lebensspanne verlängert. Kombinieren Sie Resveratrol für die SIRT1-Aktivierung mit Nikotinamid-Ribosid.

Für eine Longevity-Therapie scheint Resveratrol nicht die beste Wahl zu sein. Zukünftige, besser bioverfügbare Resveratrol-Formen könnten jedoch vielversprechender sein.

Tyrosol/Hydroxytyrosol

- Longevity-Potenzial: gut
- Datenqualität: mittel
- Risiko: gering
- Kosten: mittel

Tyrosol und Hydroxytyrosol sind phenolische Verbindungen, die hauptsächlich in Olivenöl und Olivenprodukten vorkommen. Besonders reich an Hydroxytyrosol sind natives Olivenöl extra sowie Olivenblätter und Olivenfrüchte. Diese Verbindungen entstehen als Abbauprodukte von Oleuropein, einem wichtigen bioaktiven Stoff in Oliven.

Bioverfügbarkeit

Die Bioverfügbarkeit von Hydroxytyrosol aus der Einnahme von Olivenblattextrakt wird als gut beschrieben (Bender, 2023).

Biochemisch zeichnen sich Tyrosol und Hydroxytyrosol durch ihre starken antioxidativen Eigenschaften aus. Sie neutralisieren freie Radikale und schützen so Zellen vor oxidativem Stress, was eine entzündungshemmende und kardioprotektive Wirkung haben kann.

Studienlage

Studien, darunter die PREDIMED-Studie, zeigen, dass eine Ernährung mit hohem Gehalt an Hydroxytyrosol – etwa durch den Konsum von Olivenöl – mit einem geringeren Risiko für Herz-Kreislauf-Erkrankungen in Verbindung steht. Darüber hinaus werden neuroprotektive Effekte diskutiert, die potenziell vor neurodegenerativen Erkrankungen wie Alzheimer schützen könnten (Martínez-Lapiscina, 2013).

Einen Hinweis in diese Richtung liefert eine Studie an Patienten im Alter von 50–80 Jahren, in der die kognitive Funktion durch eine 12-wöchige Einnahme von Hydroxytyrosol verbessert werden konnte (Yoon J., 2023).

Aufgrund ihrer gesundheitsfördernden Eigenschaften werden Tyrosol und Hydroxytyrosol zunehmend in der funktionellen Ernährung und in Nahrungsergänzungsmitteln erforscht.

Eine Studie zur Gewichtsreduktion konnte allerdings keine anhaltende gewichtsreduzierende Wirkung einer mehrmonatigen Einnahme von bis zu 15 mg Hydroxytyrosol pro Tag feststellen (Fytili, 2022). Möglicherweise lag der fehlende Effekt jedoch an der niedrigen Dosierung.

Dagegen konnte eine Studie mit einer Gabe von 30 mg Hydroxytyrosol bei gesunden Probanden einen deutlichen antioxidativen Effekt messen: Der Spiegel an Malondialdehyd – einem Marker für oxidativen Stress – sank um beachtliche 40 % (Colica, 2017).

Sicherheit

Hydroxytyrosol gilt in Dosierungen von bis zu 100 mg pro Tag für Kinder und bis zu 200 mg pro Tag für Erwachsene als sicher (EFSA Panel on Dietetic Products, Nutrition and Allergies (NDA), 2017).

Fazit

Nahrungsergänzungsmittel mit Tyrosol oder Hydroxytyrosol sind zwar erhältlich, doch der regelmäßige Konsum von Olivenöl dürfte für die meisten Menschen ausreichend sein – sofern kein erhöhter oxidativer Stress vorliegt.

Sollten Sie kein Olivenöl konsumieren oder eine gezielte antioxidative Supplementierung wünschen, sind Dosierungen von mindestens 30 mg Hydroxytyrosol pro Tag empfehlenswert.

Sonstige exogene Moleküle

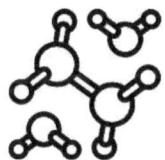 Hier finden Sie eine Reihe weiterer Substanzen, die vornehmlich in Form von Nahrungsergänzungsmitteln für die Longevity Therapie in Betracht kommen. Sollte Ihnen eines fehlen, lassen Sie es mich gerne wissen.

NAD+

- Longevity-Potenzial: gering
- Risiko: gering
- Datenqualität: gut
- Kosten: gering

Allgemeines

NAD^+ steht für Nikotinamid-Adenin-Dinukleotid und ist ein lebenswichtiges Molekül, das in nahezu allen biologischen Zellen vorkommt. Es gehört zur Klasse der Coenzyme, was bedeutet, dass es Enzyme bei der Durchführung chemischer Reaktionen unterstützt. Besonders bedeutend ist NAD^+ als Elektronenträger: Es hilft, Energie aus Nährstoffen wie Glukose und Fetten freizusetzen, sodass die Zellen diese Energie nutzen können.

Das Besondere an NAD^+ ist, dass es in zwei Formen existiert: NAD^+ (oxidiert) und NADH (reduziert). Diese beiden Formen arbeiten zusammen, um Energie durch die Zellen zu transportieren und deren Funktion aufrechtzuerhalten.

Eine der zentralen Aufgaben von NAD^+ ist die Unterstützung der zellulären Energieproduktion. Dieser Prozess findet in den Mitochondrien – den Kraftwerken der Zellen – statt. NAD^+ nimmt Elektronen aus der Nahrung auf und speichert sie in seiner reduzierten Form, NADH. Anschließend gibt

NADH die Elektronen an die Atmungskette in den Mitochondrien weiter. Dort werden sie genutzt, um einen Protonengradienten zu erzeugen, der wiederum ATP (Adenosintriphosphat) produziert – die wichtigste Energiequelle der Zellen.

Ohne NAD^+ käme dieser Prozess zum Stillstand, da die Elektronen nicht mehr transportiert werden könnten. Infolgedessen wären die Zellen nicht mehr in der Lage, Energie zu produzieren, und würden absterben.

Darüber hinaus spielt NAD^+ eine zentrale Rolle bei der DNA-Reparatur. Unsere DNA wird täglich durch verschiedene Faktoren wie UV-Strahlung, freie Radikale oder Toxine geschädigt. Enzyme wie PARP (Poly-ADP-Ribose-Polymerase) nutzen NAD^+, um beschädigte DNA-Stränge zu reparieren. Dabei wird NAD^+ verbraucht, indem es zur Bildung von ADP-Ribose dient – einem Molekül, das eine wesentliche Rolle im Reparaturprozess spielt.

Ein niedriger NAD^+-Spiegel kann dazu führen, dass diese Reparaturprozesse verlangsamt oder gar gestoppt werden, was eine Anhäufung von DNA-Schäden zur Folge hätte.

Eine weitere bedeutende Funktion von NAD^+ ist die Aktivierung der Sirtuine. Sirtuine sind Enzyme, die NAD^+ benötigen, um aktiv zu werden. Sie fungieren als zelluläre Schutzmechanismen und regulieren Prozesse wie Entzündungen, Zellstress und den Stoffwechsel. Die Aktivierung der Sirtuine gilt als einer der Hauptmechanismen der Kalorienrestriktion, einer bewährten Strategie zur Förderung der Langlebigkeit. Kalorienrestriktion erhöht den NAD^+-Spiegel und aktiviert dadurch die Sirtuine.

Durch die Aktivierung der Sirtuine kann NAD^+ dazu beitragen, Alterungsprozesse zu verlangsamen, die Zellgesundheit zu fördern und das Risiko altersbedingter Erkrankungen zu reduzieren.

Mit zunehmendem Alter sinkt der NAD^+-Spiegel in unserem Körper (Mills, 2016). Dies führt zu einer reduzierten Energieproduktion, einer eingeschränkten DNA-Reparatur und einer geringeren Aktivität der Sirtuine. Die Abnahme des NAD^+-Spiegels wird mit zahlreichen altersbedingten Erkrankungen in Verbindung gebracht, darunter Diabetes, neurodegenerative Erkrankungen wie Alzheimer sowie Herz-Kreislauf-Erkrankungen.

Ein niedriger NAD$^+$-Spiegel kann zudem Entzündungen begünstigen – ein Prozess, der als *Inflammaging* bekannt ist und zu den *Hallmarks of Ageing* zählt.

NAD$^+$ ist als Nahrungsergänzungsmittel erhältlich. Darüber hinaus gibt es verschiedene Vorstufen oder verwandte Moleküle, die ebenfalls verkauft werden, darunter Niacin (Vitamin B3), NMN (Nicotinamid-Mononukleotid) und Nicotinamid-Ribosid. Diese werde ich in gesonderten Abschnitten betrachten, jedoch in gekürzter Form, da sie letztlich alle darauf abzielen, den NAD$^+$-Spiegel im Körper zu beeinflussen.

Bioverfügbarkeit

Es gibt Zweifel an der Bioverfügbarkeit von NAD$^+$. Bisher existieren nur wenige Studien, die eine direkte Gabe von NAD$^+$ untersucht haben. In der Regel wird stattdessen eines der Vorläufermoleküle wie Nicotinamid, Nicotinamid-Ribosid (NR) oder Nicotinamid-Mononukleotid (NMN) verwendet, aus denen der Körper selbst NAD$^+$ synthetisieren kann.

Der Grund für die bevorzugte Verwendung dieser Vorstufen liegt in der Instabilität und der schlechten Bioverfügbarkeit von NAD$^+$ (Conlon, 2016). Mir ist es zwar nicht gelungen, konkrete Studien zur Bioverfügbarkeit von NAD$^+$ zu finden, jedoch scheint es eine allgemein anerkannte Tatsache zu sein, dass eine orale Einnahme von NAD$^+$ wenig bis keinen Nutzen hat.

Betrachtet man die auf dem Markt erhältlichen NAD$^+$-Produkte, wird häufig eine micelläre Form beworben. Auch hierzu lassen sich jedoch keine Studien finden, die eine verbesserte Bioverfügbarkeit belegen. Letztendlich scheinen diese Produkte ein gutes Beispiel dafür zu sein, wie fragwürdig manche Angebote im Markt der Nahrungsergänzungsmittel sind.

Fazit

NAD$^+$ ist eines der grundlegendsten Moleküle des Lebens. Es ist unerlässlich für die Energieproduktion, die DNA-Reparatur und die Aufrechterhaltung der Zellgesundheit. Zudem verbindet es den Stoffwechsel mit Alterungsprozessen und spielt eine Schlüsselrolle bei der Abwehr von Krankheiten.

Die Bedeutung von NAD$^+$ für unsere Gesundheit wird zunehmend deutlicher, und Wissenschaftler erforschen Möglichkeiten, den NAD$^+$-Spiegel durch Nahrungsergänzungsmittel oder Lebensstilinterventionen wie Fasten und Bewegung zu erhöhen. Ein stabiler NAD$^+$-Spiegel könnte dazu beitragen, den Alterungsprozess zu verlangsamen und die allgemeine Gesundheit zu fördern.

Da die direkte Einnahme von NAD^+ vermutlich wenig sinnvoll ist, empfiehlt es sich, auf eines der Vorläufermoleküle zurückzugreifen – idealerweise auf Nicotinamid-Ribosid.

Nicotinamid-Ribosid (NR)

- Longevity-Potenzial: gut
- Risiko: gering
- Datenqualität: gut
- Kosten: gering

Nicotinamid-Ribosid (NR) wird in einem mehrstufigen Prozess in NAD^+ umgewandelt. Zunächst wird NR durch das Enzym Nikotinamid-Ribosid-Kinase (NRK) in Nikotinamid-Mononukleotid (NMN) umgewandelt. Anschließend wird NMN in NAD^+ eingebaut. Dieser Stoffwechselweg ist besonders bedeutsam, da er eine direkte und effiziente Möglichkeit bietet, den NAD^+-Spiegel in den Zellen zu erhöhen. Aufgrund dieser Eigenschaft wird NR auch als Nahrungsergänzungsmittel beworben.

Bioverfügbarkeit

NR kommt natürlicherweise in verschiedenen Nahrungsmitteln vor, darunter Milchprodukte, Bier, Hefe und Kaffee. Die Einnahme von 1000 mg NR pro Tag über einen Zeitraum von sechs Wochen führte bei gesunden Personen im Alter von 55 bis 79 Jahren zu einem Anstieg des NAD^+-Spiegels um etwa 60 % (Martens, 2018). In einer anderen Studie fiel der Anstieg mit dem Faktor 2,6 noch deutlicher aus (Orr, 2024). Eine höhere Dosierung von 2000 mg NR konnte den NAD^+-Spiegel sogar um den Faktor 5 erhöhen (Berven, 2023).

Dosierung und Sicherheit

Die Einnahme von NR scheint gut verträglich zu sein. Eine tägliche Dosis von 1000 mg über sechs Wochen führte zu keinen relevanten Nebenwirkungen (Martens, 2018), und selbst 2000 mg über vier Wochen erwiesen sich als unproblematisch (Berven, 2023). Eine Dosierung von 1000 mg erscheint daher sinnvoll, um eine signifikante Erhöhung des NAD^+-Spiegels zu erreichen.

Studienlage

In Tierversuchen zeigte die Gabe von Nicotinamid-Ribosid (NR) positive Effekte auf verschiedene Parameter der Hirnfunktion, weshalb einige entsprechende Studien auch am Menschen durchgeführt wurden. Eine tägliche Einnahme von 1000 mg NR über 30 Tage führte bei Patienten mit Parkinson zwar zu einer leichten Verbesserung der Symptome, jedoch blieb der Effekt begrenzt (Brakedal, 2022).

In einer weiteren Studie mit einer 10-wöchigen Einnahme von 1000 mg NR konnten weder Verbesserungen der kognitiven Leistungsfähigkeit noch der körperlichen Fitness nachgewiesen werden (Orr, 2023). Interessanterweise zeigte sich jedoch in dieser Untersuchung ein leichter Rückgang des biologischen Alters der Teilnehmer, gemessen mit *GrimAge*.

Eine umfassende Analyse der Auswirkungen von 1000 mg NR täglich auf verschiedene Stoffwechsel- und Muskelparameter ergab bei 13 gesunden, aber leicht übergewichtigen Personen keine signifikanten Effekte (Remle, 2020).

Auswirkungen auf die körperliche Leistungsfähigkeit

Bemerkenswert ist, dass NR die körperliche Leistungsfähigkeit auch mindern kann. In einer Studie an Ratten sank die Ausdauerleistung unter NR-Gabe um 35 % (Kourtzidis, 2016), vermutlich aufgrund einer Hemmung der Fettverbrennung, was zu einer schnelleren Ermüdung im Ausdauersport führte. Allerdings konnten diese Ergebnisse bei älteren Probanden nicht bestätigt werden. Vielmehr verbesserte sich in einer anderen Studie durch die Einnahme von NR die isometrische Muskelkraft sowie die Ermüdungsresistenz (Dolopikou, 2020).

Entzündungshemmende Effekte

Eine besonders interessante Studie untersuchte die Wirkung von NR auf Entzündungsmarker bei Lungenpatienten. Erhöhte Entzündungswerte, insbesondere des Zytokins IL-8, sind ein typisches Merkmal chronischer Lungenerkrankungen. Die tägliche Gabe von 2000 mg NR über sechs Wochen senkte den IL-8-Spiegel um 50 % – ein bemerkenswerter Effekt, da IL-8 zu den proinflammatorischen Proteinen gehört, die von seneszenten Zellen im Rahmen des *senescence-associated secretory phenotype* (SASP) abgesondert werden. Noch bemerkenswerter war, dass diese Reduktion auch 12 Wochen nach Beendigung der NR-Gabe nachweisbar blieb, was auf eine potenziell senolytische Wirkung hindeutet.

Langzeiteffekte von NR

Eine der wenigen Langzeitstudien zur Einnahme von NR über fünf Monate wurde 2023 veröffentlicht (Lapatto, 2023). In dieser Untersuchung nahmen die Teilnehmer täglich 1000 mg NR über fünf Monate ein, wobei eine detaillierte Analyse der Auswirkungen auf Muskel- und Fettgewebsstruktur sowie verschiedene Stoffwechselparameter – darunter der Nüchtern-Blutzuckerwert – durchgeführt wurde.

Wie in anderen Studien konnte NR auch hier den NAD^+-Spiegel signifikant erhöhen (um den Faktor 2,3). Allerdings zeigte sich keine Reduktion der Körperfettmasse oder eine Verbesserung des Glukosestoffwechsels. Dennoch gab es mehrere Hinweise auf positive Effekte im Muskelstoffwechsel: Die Anzahl der Mitochondrien in Muskelzellen nahm zu, ebenso wie die Funktion muskulärer Stammzellen. Andere Parameter, insbesondere Entzündungsmarker, wurden in dieser Studie nicht untersucht, doch die Ergebnisse deuten auf eine potenzielle Verbesserung der Muskelarchitektur hin.

Eine weitere 12-wöchige Studie mit NR bei übergewichtigen Personen im Alter von 40 bis 70 Jahren mit Diabetes zeigte keine positiven Effekte auf den Stoffwechsel (Dollerup, 2018).

Lebensverlängerung durch NR?

Bisher gibt es keine Studien am Menschen, die eine lebensverlängernde Wirkung von NR nachweisen konnten. Solche Effekte wurden bislang nur in Zellkulturen, Tiermodellen und einfachen Organismen wie Hefepilzen beobachtet. In Mäusen führte eine NR-Gabe jedoch zu einer verlängerten Lebensspanne und hatte senolytische Effekte auf seneszente Muskel-, Nerven- und Hautzellen (Zhang H., 2016).

Fazit

NR ist eine Möglichkeit, die NAD^+-Spiegel im Blut zu erhöhen. Die Ergebnisse von Studien an Menschen sind insgesamt durchwachsen mit positivem Trend. Eine NR-Einnahme im jüngeren oder mittleren Lebensalter scheint aus den aktuellen Daten nicht abzuleiten zu sein. Möglicherweise hat eine NR-Einnahme aber Effekte, wenn altersbedingt die NAD^+-Spiegel beginnen abzufallen. Spannend sind ebenfalls die senolytischen Effekte der NR-Einnahme. Da NAD^+ im Körper als Substrat für die Sirtuine benötigt wird, ist eine senolytische Wirkung plausibel. Sollten Sie einen SIRT1-Aktivator wie Resveratrol nehmen, macht eine Kombination mit NR Sinn.

NMN

- Longevity-Potenzial: gering
- Risiko: gering
- Datenqualität: gut
- Kosten: gering

NMN (Nikotinamid-Mononukleotid) ist eine Verbindung, die in den letzten Jahren viel Aufmerksamkeit in der Anti-Aging- und Gesundheitsforschung erhalten hat. Es handelt sich um ein Derivat von Vitamin B3 (Niacin) und spielt eine zentrale Rolle im zellulären Energiestoffwechsel.

NMN ist ein Vorläufermolekül von NAD^+ (Nikotinamid-Adenin-Dinukleotid), einem essenziellen Molekül, das für zahlreiche zelluläre Prozesse unerlässlich ist. NAD^+ wird für die Energieproduktion in den Mitochondrien – den „Kraftwerken" der Zellen – benötigt und spielt eine Schlüsselrolle bei der DNA-Reparatur, insbesondere bei der Behebung von Schäden, die mit Alterung und Krankheiten in Verbindung stehen.

Darüber hinaus ist NAD^+ entscheidend für die Aktivität der Sirtuine – einer Klasse von Enzymen, die an der Regulation von Alterungsprozessen beteiligt sind.

Bioverfügbarkeit

Die Einnahme von NMN trägt dazu bei, die NAD^+-Spiegel zu erhöhen und könnte dadurch Alterungsprozesse verlangsamen (Mills, 2016). In einer Studie führte die tägliche Einnahme von 250 mg NMN bei gesunden Probanden zu einer signifikanten Erhöhung der NAD^+-Blutwerte, die über die gesamte Einnahmedauer stabil blieb (Okabe, 2022). Höhere Dosierungen ab 600 mg steigerten die NAD^+-Spiegel sogar um beeindruckende 500 %.

Studienlage

Die Forschung zur NMN-Einnahme ist im Bereich der Tierstudien hervorragend. In Mäusestudien konnte eine Aktivierung der Sirtuine sowie positive Effekte bei chronischen Erkrankungen nachgewiesen werden. Allerdings gibt es bisher nur wenige überzeugende Studien mit Menschen.

Bei Ausdauersportlern zeigte eine sechs Wochen lange Einnahme von bis zu 1200 mg NMN keine Verbesserung der körperlichen Leistungsfähigkeit (Liao B., 2021). Diese Studie wurde jedoch nicht mit älteren Personen durchgeführt, bei denen ein NAD^+-Mangel wahrscheinlicher wäre. Eine Meta-Analyse von zehn Studien zum Zusammenhang zwischen NMN-Einnahme und körperlicher Leistungsfähigkeit fand ebenfalls keine messbaren positiven Effekte (Wen J., 2024).

Im Gegensatz zu diesen enttäuschenden Ergebnissen konnte eine Studie an Japanern über 70 Jahre einen positiven Zusammenhang zwischen NMN-Einnahme (12 Wochen), körperlicher Leistungsfähigkeit und einer Reduktion von Schläfrigkeit bzw. Ermüdung feststellen (Kim M., 2022).

In einer Mäusestudie verzögerte NMN altersbedingte Gebrechlichkeit bei männlichen Tieren, während es bei weiblichen Mäusen die Lebensspanne um 8,5 % verlängerte (Kane, 2024).

Toxizität und Dosierung

Studien am Menschen verwenden üblicherweise Dosierungen von bis zu 1000 mg NMN pro Tag. Diese Mengen erwiesen sich als effektiv und zeigten keine relevanten Nebenwirkungen oder negative Auswirkungen auf Laborparameter wie Leberenzyme (Irie, 2020).

Es besteht offenbar eine Dosis-Wirkungs-Beziehung zwischen der eingenommenen NMN-Menge und der daraus resultierenden Erhöhung der NAD^+-Spiegel. So sind 600 mg oder 900 mg täglich effektiver als 300 mg. Allerdings scheint es keinen Unterschied in der NAD^+-Erhöhung zwischen 600 mg und 900 mg zu geben (Yi, 2023).

Rechtlicher Hinweis zur NMN-Verfügbarkeit

NMN ist in der EU nicht als Nahrungsergänzungsmittel zugelassen, kann jedoch problemlos über den Online-Handel bezogen werden. Meist wird es als Pulver verkauft, das selbst portioniert werden muss und „eigentlich" nicht für den Verzehr gedacht ist. Aufgrund der fehlenden Zulassung könnten sich haftungsrechtliche Probleme ergeben, falls gesundheitliche Schäden durch die Einnahme auftreten. Zwar ist die medizinische Versorgung in solchen Fällen sichergestellt, jedoch wären Schadenersatzansprüche gegenüber dem Hersteller vermutlich schwer durchzusetzen.

Fazit

NMN scheint eine gut verträgliche und effektive Methode zu sein, um den NAD^+-Spiegel erheblich zu steigern. Eine tägliche Dosierung von 600 mg erscheint ausreichend. Allerdings sind die bisherigen Studienergebnisse zu langfristigen Effekten uneinheitlich. Wahrscheinlich macht eine NMN-Einnahme insbesondere ab einem Alter von 60 Jahren Sinn, da der NAD^+-Spiegel mit zunehmendem Alter abnimmt.

Allerdings gibt es mittlerweile eine unüberschaubare Anzahl an NMN- und NAD^+-bezogenen Produkten auf dem Markt, die häufig mit fragwürdigen Erfolgsversprechen werben – meist basierend auf Tierstudien, deren Ergebnisse nicht einfach auf den Menschen übertragbar sind (Nadeeshani, 2021).

Da mit **Nicotinamid-Ribosid (NR)** ein eng verwandtes, gut erforschtes, ebenso effektives und offiziell als Nahrungsergänzungsmittel zugelassenes Präparat existiert, halte ich die Einnahme von NR für die sinnvollere Option.

NMNH

- Longevity-Potenzial: unbekannt
- Risiko: gering
- Datenqualität: schlecht
- Kosten: gering

Ein Abkömmling von NMN ist Dihydronicotinamid-Mononukleotid (NMNH), das als Nahrungsergänzungsmittel erhältlich ist und mit vollmundigen

Versprechungen beworben wird. Es wird als „überlegene Form" angepriesen, die „fünfmal stärker als herkömmliche NAD^+-Ergänzungen" sein soll.

Allerdings existieren derzeit keinerlei Studien am Menschen, die eine NMNH-Gabe untersucht haben. Die einzigen verfügbaren Daten stammen aus Mäuseexperimenten und Zellversuchen mit menschlichen Zellen (Zapata-Pérez, 2021). Tatsächlich führte die Gabe von NMNH in diesen Studien zu einer deutlich stärkeren NAD^+-Bildung als Nicotinamid-Mononukleotid (NMN) oder Nicotinamid-Ribosid (NR). Während NMN die NAD^+-Spiegel in diesen Experimenten verdoppelte, bewirkte NMNH einen Anstieg um das Drei- bis Neunzehnfache.

Auch wenn diese Daten vielversprechend erscheinen, lässt sich eine direkte Übertragbarkeit auf den Menschen nicht ohne Weiteres ableiten.

Aufgrund der begrenzten Datenlage gibt es keine verlässlichen Empfehlungen zur Dosierung von NMNH. Ebenso ist unklar, welche potenziellen Nebenwirkungen eine NMNH-Gabe haben könnte. Daher halte ich die Einnahme von NMNH zum jetzigen Zeitpunkt für nicht gerechtfertigt.

NADH

- Longevity-Potenzial: gering
- Risiko: gering
- Datenqualität: Gut
- Kosten: gering

NADH ist die reduzierte Form von NAD^+, das durch die Aufnahme von zwei Elektronen aus NAD^+ gebildet wird. Dieser Prozess findet hauptsächlich in Stoffwechselwegen wie der Glykolyse und dem Citratzyklus statt. NADH gibt seine Elektronen in der Atmungskette an die Elektronentransportkette ab und wird dabei wieder zu NAD^+ oxidiert.

Diese zyklische Umwandlung zwischen NAD^+ und NADH ist essenziell für die Zellatmung, da sie den Elektronenfluss sowie die Produktion von ATP – der Hauptenergiequelle der Zelle – ermöglicht.

Grundsätzlich ist NADH ein integraler Bestandteil des Zellstoffwechsels, aus dem NAD^+ regeneriert werden kann. Allerdings reguliert das Verhältnis von NAD^+ zu NADH die anaerobe Energiegewinnung aus Zuckerreserven. Ein erhöhter NADH-Spiegel beeinträchtigt die ATP-Produktion der Zelle. Zudem wurde in Zusammenhang mit Alterskrankheiten eine Verschiebung des NAD^+/NADH-Verhältnisses hin zu einem erhöhten NADH-Anteil beobachtet

(Lee C. F., 2016). Aus biochemischer Sicht erscheint die Einnahme von NADH daher nicht sinnvoll.

Bioverfügbarkeit

Ob NADH nach oraler Aufnahme überhaupt eine relevante Bioverfügbarkeit besitzt, ist fraglich. Studien an Mäusen legen nahe, dass NADH bereits im Magen zersetzt wird (Kimura, 2006), während in Rattenstudien nach oraler Gabe eine messbare NADH-Aufnahme nachgewiesen wurde (Rex, 2002). Es existieren jedoch keine belastbaren Studien am Menschen, aus denen sich verlässliche Angaben zur Bioverfügbarkeit oder optimalen Dosierung ableiten lassen.

Studienlage

Siehe oben – es gibt keine Studien am Menschen und nur vereinzelte Tierstudien mit uneinheitlichen Ergebnissen.

Fazit

Die Einnahme von NADH im Rahmen einer Longevity-Therapie ist nicht indiziert.

CoEnzym Q10

- Longevity-Potenzial: hoch
- Datenqualität: gut
- Risiko: gering
- Kosten: gering

Coenzym Q10 (Ubichinon) ist ein essenzieller Bestandteil der Mitochondrien – den Kraftwerken unserer Zellen – und spielt eine zentrale Rolle in der

Energieproduktion. Es hilft, ATP (Adenosintriphosphat), die universelle Energiewährung des Körpers, zu erzeugen und ist damit unverzichtbar für Organe mit hohem Energiebedarf wie das Herz, das Gehirn und die Muskulatur. Neben seiner Rolle als Energiespender wirkt Coenzym Q10 auch als starkes Antioxidans, das Zellschäden durch freie Radikale reduziert und so den Alterungsprozess verlangsamen kann. Besonders mit zunehmendem Alter nimmt die körpereigene Produktion von Q10 ab, was zu einem Energieverlust, Muskelschwäche und einem erhöhten oxidativen Stress führen kann.

Bioverfügbarkeit

Coenzym Q10 ist in seiner unveränderten Form schlecht bioverfügbar, da es – ähnlich wie Flavonoide – eine geringe Wasserlöslichkeit, aber eine hohe Fettlöslichkeit aufweist. Es gibt verschiedene Ansätze, um die Bioverfügbarkeit zu verbessern. Vielversprechend sind Modifikationen zur besseren Löslichkeit, liposomale Formen oder Produkte, die Coenzym Q10 verzögert im Darm freisetzen (Martucci, 2019).

Allerdings schwankt die Bioverfügbarkeit individuell sehr stark in Abhängigkeit von Geschlecht, Alter, Ethnie, Darmgesundheit und vielen weiteren Faktoren. Daher ist es schwierig, eine allgemeine Empfehlung für ein spezifisches Produkt oder eine Dosierung auszusprechen.

Studienlage

Der Coenzym-Q10-Spiegel nimmt mit dem Alter ab (Kalén, 1989) und lässt sich nur unzureichend über die Ernährung regulieren, da täglich lediglich 3– 5 mg über die Nahrung aufgenommen werden (Pravst, 2010). Ein Mangel an Coenzym Q10 führt nicht nur zu einer Beeinträchtigung der Mitochondrienfunktion, sondern auch zu einer verminderten Aktivität von Sirtuinen (DiNicolantonio, 2022).

Eine Nahrungsergänzung mit Coenzym Q10 scheint daher im fortgeschrittenen Alter sinnvoll – zumal übliche Präparate problemlos mehrere Hundert Milligramm pro Tag liefern können.

Herzgesundheit

Besonders gut untersucht ist die schützende Wirkung von Coenzym Q10 auf das Herz-Kreislauf-System. In einer Studie mit mehr als 400 herzkranken Personen konnte eine Nahrungsergänzung mit Coenzym Q10 (300 mg pro

Tag) die Sterblichkeit und die Erkrankungsschwere über einen Zeitraum von zwei Jahren um etwa 40 % senken (Mortensen, 2014).

Ein ähnlicher Effekt wurde auch bei herzgesunden Personen in Schweden beobachtet. In dieser Studie erhielten 78-jährige Teilnehmer über vier Jahre hinweg täglich 200 mg Coenzym Q10 (Ubichinon) und 200 µg Selen oder ein Placebo. Die Teilnehmer wurden insgesamt 16 Jahre lang beobachtet. Die Einnahme von Coenzym Q10 in Kombination mit Selen konnte das Risiko, an einer Herz-Kreislauf-Erkrankung zu versterben, um 40 % senken. Besonders bemerkenswert: Die positive Wirkung hielt über die gesamte Nachbeobachtungszeit von 16 Jahren an, obwohl die Einnahme nur vier Jahre lang erfolgte (Alehagen, 2018).

Interessant und wichtig ist in diesem Zusammenhang Folgendes: Coenzym Q10 existiert in zwei verschiedenen Formen – Ubichinon und Ubichinol. Die positiven Effekte auf die Herzgesundheit beruhen mehrheitlich auf der Gabe von Ubichinon (Fladerer, 2023). Im Handel werden jedoch beide Formen oft gleichgesetzt und als „Coenzym Q10" verkauft.

Lebergesundheit

Eine sechsmonatige Supplementierung mit Coenzym Q10 zeigte positive Effekte bei Patienten mit einer metabolischen Dysfunktion der Leber (*Metabolic Dysfunction-Associated Steatotic Liver Disease*, MASLD, vormals NAFLD). Diese Erkrankung ist durch eine übermäßige Fettansammlung in der Leber gekennzeichnet und eng mit Übergewicht, Insulinresistenz und Diabetes Typ 2 verbunden.

Durch die Einnahme von Coenzym Q10 konnten sowohl der Fettgehalt der Leber als auch verschiedene Blutflussparameter verbessert werden (Vrentzos, 2024). Zudem sanken die LDL-Spiegel um etwa 10 mg/dl, und der systolische Blutdruck verringerte sich um 7 mmHg. Darüber hinaus konnten verschiedene Entzündungswerte im Blut (CRP, IL-6, TNF-α) durch Coenzym Q10 gesenkt werden (Fan, 2017).

Diabetes und Stoffwechselstörungen

Die Studienlage zur Wirkung von Coenzym Q10 bei Diabetes Typ 2 ist uneinheitlich. Obwohl es bereits zahlreiche Untersuchungen gibt, konnte bislang keine eindeutige Empfehlung für eine Supplementierung ausgesprochen werden, da die Ergebnisse widersprüchlich sind (Shen Q., 2015).

Auch eine Studie zum metabolischen Syndrom (eine Kombination aus Übergewicht, Bluthochdruck, erhöhtem Blutzucker und gestörten Blutfettwerten) zeigte keinen positiven Effekt durch die Einnahme von Coenzym Q10 (Sangouni, 2022). Insgesamt sind die Ergebnisse aus klinischen Studien uneinheitlich, sodass eine allgemeine Empfehlung in diesem Bereich derzeit nicht gegeben werden kann.

Dosierung und Sicherheit

- **Übliche Dosierung:** 200–400 mg Coenzym Q10 (Ubichinon) pro Tag.

- **Maximale Dosierung:** Dosierungen bis 1.200 mg pro Tag wurden als unproblematisch eingestuft (Hathcock, 2006).

- **Nebenwirkungen:** Coenzym Q10 ist gut verträglich. In hohen Dosen sind gelegentlich leichte Nebenwirkungen wie Magen-Darm-Beschwerden oder Kopfschmerzen beschrieben worden.

Fazit

Eine Nahrungsergänzung mit Coenzym Q10 sollte spätestens im höheren Alter in Betracht gezogen werden, da mit zunehmendem Alter ein erhöhtes Risiko für einen Mangel besteht.

- **Herzgesundheit:** Die Schutzwirkung auf das Herz-Kreislauf-System ist gut belegt und zeigt eine signifikante Reduktion der Sterblichkeit.

- **Entzündungshemmende Wirkung:** Studien deuten auf eine Senkung von Entzündungsmarkern hin.

- **Lebergesundheit:** Positive Effekte bei MASLD/NAFLD wurden nachgewiesen.

- **Diabetes und Stoffwechsel:** Uneinheitliche Studienlage – keine klare Empfehlung.

Obwohl die Bioverfügbarkeit nicht vollständig geklärt ist, scheint eine Kombination mit **Selen** besonders wirkungsvoll zu sein. Coenzym Q10 ist gut verträglich und kann daher als Teil einer Longevity-Strategie in Erwägung gezogen werden.

Urolithin A

- Longevity-Potenzial: gering
- Datenqualität: schlecht
- Risiko: gering
- Kosten: gering

Urolithin A ist ein natürlicher Metabolit, der durch die Darmflora aus Ellagitanninen (z. B. aus Granatäpfeln, Beeren und Walnüssen) gebildet wird. Es fördert in Zellexperimenten die Mitophagie, also die gezielte Reinigung und Regeneration geschädigter Mitochondrien, was zu einer verbesserten Zellgesundheit, Muskelkraft und Langlebigkeit beitragen könnte. Da nicht jeder Mensch Urolithin A effizient selbst produziert, kann die gezielte Aufnahme über Nahrung oder Supplemente sinnvoll sein. Walnüsse haben einen hohen Anteil an Ellagitanninen, aus denen im Körper Urolithin A entsteht.

Bioverfügbarkeit

Die Bioverfügbarkeit von Urolithin A ist gut. Im Vergleich zu einem Glas Granatapfelsaft steigerte die Einnahme von 500 mg Urolithin A den Serumspiegel um das Sechsfache (Singh A., 2021). Außerdem waren in der genannten Studie nur 40 % der Probanden in der Lage, aus dem Fruchtsaft im Darm tatsächlich Urolithin A zu bilden. Daher ist die Einnahme als Nahrungsergänzung ausnahmsweise die bessere Variante im Vergleich zu Früchten oder Extrakten. Viele Nahrungsergänzungsmittel enthalten allerdings nur Extrakte aus Granatäpfeln, Walnüssen oder Erdbeeren, sodass auch hier erst im Darm der Abbau zu Urolithin A erfolgen muss.

Studienlage

Urolithin A zeigt in Laborexperimenten positive Wirkungen auf biochemische Prozesse, die bei der Entstehung von neurodegenerativen Erkrankungen wie der Alzheimer-Demenz oder bei Krebserkrankungen eine Rolle spielen. Allerdings gibt es aktuell keine Studie am gesunden Menschen dazu.

Etwas interessanter sind die Studien zur Muskelfunktion und Sarkopenie, da diese an Menschen durchgeführt wurden. Auch hier gab es keine durchschlagenden Ergebnisse bei einer Einnahme von 500 oder 1000 mg pro Tag, jedoch zeigten sich Tendenzen zu einer besseren Muskelfunktion. Außerdem lassen biochemische Tests darauf schließen, dass die Mitochondrienfunktion tatsächlich verbessert wurde (Andreux, 2019) und dass Entzündungswerte positiv beeinflusst werden, insbesondere ab einer Dosierung von 1000 mg (Singh A., 2022).

In einer anderen Studie konnte die Einnahme von 250 mg Granatapfelextrakt über vier Wochen leichte Veränderungen des Mikrobioms bewirken und einzelne Short Fatty Acids (siehe Abschnitt über das Mikrobiom) erhöhen. Insgesamt waren die Veränderungen jedoch nur marginal (Sivamani, 2023).

Demgegenüber stehen die Ergebnisse einer Studie an Patienten mit einer Herzerkrankung. Die Gabe von 1000 mg Urolithin A pro Tag führte hier nicht zu einer Verbesserung der Erkrankungsparameter oder der Entzündungs-werte (Jamialahmadi, 2024).

Weitere Daten aus Studien am Menschen gibt es aktuell leider nicht.

Sicherheit und Dosierung

In den wenigen Studien wurden Dosierungen bis 1000 mg pro Tag problemlos vertragen, und es ergaben sich keine relevanten Nebenwirkungen.

Fazit

Die Datenlage ist aktuell noch sehr spärlich. Ggf. kann Urolithin A bei beginnender oder bestehender Sarkopenie einen Versuch wert sein, um die Muskelkraft zu verbessern. Sollten sich nach einigen Wochen keine spürbaren Erfolge einstellen, ist eine Fortsetzung aus meiner Sicht aktuell nicht gerechtfertigt.

Wer Urolithin A längerfristig einsetzen möchte, sollte mit einer Kontrolle des Serumspiegels prüfen, ob der Konsum von Walnüssen oder Fruchtextrakten ausreicht oder ob tatsächlich eine Supplementierung mit reinem Urolithin A notwendig ist.

Grüner Kaffee Extrakt

- Longevity-Potenzial: gering
- Datenqualität: gut
- Risiko: gering
- Kosten: niedrig

Grüner Kaffee-Extrakt wird aus ungerösteten Kaffeebohnen gewonnen und zeichnet sich durch einen hohen Gehalt an Chlorogensäuren aus. Da die Bohnen nicht geröstet werden, bleiben Polyphenole und andere sekundäre Pflanzenstoffe in höherer Konzentration erhalten als in herkömmlichem Kaffee. Neben Chlorogensäuren enthält der Extrakt auch Koffein, das den Stoffwechsel anregen und die geistige Leistungsfähigkeit steigern kann.

Studienlage

Untersuchungen deuten darauf hin, dass grüner Kaffee-Extrakt den Blutzuckerspiegel regulieren und den Fettstoffwechsel unterstützen kann (Bosso, 2023). Chlorogensäuren können die Glukoseaufnahme im Darm verlangsamen, wodurch Blutzuckerspitzen reduziert werden. Dies hat dazu geführt, dass grüner Kaffee oft als natürliche Unterstützung bei der Gewichtsreduktion beworben wird. Eine Metaanalyse ergab, dass eine Einnahme von grünem Kaffee über mehr als sieben Wochen zu einer durchschnittlichen Gewichtsabnahme von etwa 1,2 kg führen kann (Yang Z., 2024).

Allerdings sind die Effekte begrenzt. Zuverlässige Analysen zeigen, dass grüner Kaffee keine signifikanten Verbesserungen der Blutfettwerte bewirkt und nur geringe Auswirkungen auf den Nüchtern-Blutzucker, Entzündungswerte und die Insulinsekretion hat (Nikpayam, 2020; Asbaghi, 2020; Chen H., 2020). Trotz einiger positiver Effekte sollte man daher keine übermäßigen Erwartungen an die gesundheitlichen Vorteile haben.

Bioverfügbarkeit und Dosierung

Die Bioverfügbarkeit von Chlorogensäure aus grünem Kaffee-Extrakt ist sehr hoch (Farah, 2008). Um eine messbare Wirkung zu erzielen, empfehlen Studien eine tägliche Dosierung von 600–1000 mg, die allgemein als gut verträglich gilt.

Fazit

Grüner Kaffee-Extrakt kann als Unterstützung bei der Gewichtsreduktion sinnvoll sein, allerdings sind die Effekte begrenzt. Für die Longevity-Therapie sehe ich derzeit wenig Potenzial, da die positiven Wirkungen auf Stoffwechsel und Entzündungswerte insgesamt gering ausfallen.

Coffein/Kaffee

- Longevity-Potenzial: hoch
- Datenqualität: gut
- Risiko: gering
- Kosten: gering

Koffein ist weit mehr als nur ein Wachmacher – es ist ein kraftvolles Stimulans, das unser Gehirn in einen Höchstleistungsmodus versetzt. Biochemisch wirkt es wie ein Blocker für Adenosin, ein Molekül, das normalerweise Müdigkeit signalisiert. Das Ergebnis? Wachsamkeit, Konzentration und Reaktionsgeschwindigkeit steigen – und das oft schon wenige Minuten nach dem ersten Schluck Kaffee. Gleichzeitig setzt Koffein eine Flut an Neurotransmittern wie Dopamin und Noradrenalin frei, die nicht nur die Stimmung aufhellen, sondern auch kurzfristig die mentale und physische Leistungsfähigkeit pushen.

Doch Koffein kann noch mehr: Es beschleunigt den Energiestoffwechsel, kurbelt die Fettverbrennung an und steigert die Thermogenese, wodurch der Körper mehr Wärme produziert und effizienter Kalorien verbrennt. Sportler profitieren zudem von einer verbesserten Ausdauerleistung, da Koffein die Muskeln leistungsfähiger macht. Auch das Verdauungssystem wird stimuliert – die Darmbewegung wird angeregt und die Nierenaktivität gesteigert, was eine entwässernde Wirkung haben kann.

Studienlage – Kaffee als Longevity-Getränk

Die wissenschaftliche Datenlage ist eindeutig: Regelmäßiger Kaffeekonsum kann die Lebenserwartung signifikant erhöhen. Eine umfangreiche asiatische Langzeitstudie mit über 500.000 Personen und fast 100.000 Todesfällen ergab, dass Menschen, die täglich mindestens fünf Tassen Kaffee tranken, ein 24 % geringeres Sterblichkeitsrisiko hatten als Nicht-Kaffeetrinker – über einen Zeitraum von bis zu 22 Jahren (Shin, 2022).

Ähnliche Erkenntnisse lieferte eine norwegische Studie an über 100.000 Frauen: Ein Konsum von vier bis sechs Tassen täglich reduzierte das Sterblichkeitsrisiko um 11 %, während Frauen, die nie geraucht hatten und mehr als sechs Tassen am Tag tranken, ihr Risiko, an einer Herz-Kreislauf-Erkrankung zu sterben, um beeindruckende 80 % senken konnten.

Die schützende Wirkung scheint nicht allein vom Koffein auszugehen. Studien zeigen, dass entkoffeinierter Kaffee denselben positiven Effekt hat (Li Q., 2019). Dies deutet darauf hin, dass es die antioxidativen, entzündungshemmenden und stoffwechselregulierenden Verbindungen im Kaffee sind, die diesen lebensverlängernden Effekt bewirken – und nicht allein das Koffein.

Wer sich sorgen um sein Körpergewicht macht, muss auf den Zucker im Kaffee übrigens nicht unbedingt verzichten. Eine Beobachtung an etwa 150.000 Amerikanern über mehrere Jahre zeigte, dass gezuckerter Kaffee über 4 Jahre hinweg zu einer Gewichtszunahme von nur 90 Gramm führt. Wer den Zucker jedoch weglässt, verliert über 4 Jahre auch nur 120 Gramm an Gewicht. Und an die Milchkaffee-Trinker: Milch im Kaffee hat in dieser Beobachtungsstudie keinen Effekt auf das Körpergewicht (Henn, 2023).

Fazit

Falls Sie noch nicht zu den Kaffeetrinkern gehören, sollten Sie unbedingt darüber nachdenken. Eine Alternative kann grüner Tee sein, der jedoch im

Gegensatz zu Kaffee keine protektiven Wirkungen auf Krebserkrankungen hat.

Grüner Tee

- Longevity-Potenzial: mittel
- Datenqualität: gut
- Risiko: gering
- Kosten: gering

Grüner Tee ist reich an Polyphenolen, insbesondere Epigallocatechingallat (EGCG). Zudem enthält grüner Tee L-Theanin, eine Aminosäure, die eine beruhigende Wirkung hat und gleichzeitig die kognitive Leistungsfähigkeit steigern soll. Koffein in grünem Tee sorgt für eine milde Stimulierung des Nervensystems, verbessert die Konzentration und kann den Energieverbrauch durch gesteigerte Thermogenese erhöhen. Regelmäßiger Konsum wird mit positiven Effekten auf das Immunsystem, die Gehirnfunktion und die allgemeine Stoffwechselgesundheit in Verbindung gebracht.

Studienlage

Wer mindestens 5 Tassen grünen Tee pro Tag trinkt, kann etwas für die Gesundheit tun. Personen, die sich so verhielten, hatten in einer großen asiatischen Analyse ein um 20 % gemindertes Risiko, an einer Herz-Kreislauf-Erkrankung zu versterben. Ein Effekt auf die Krebssterblichkeit war allerdings nicht nachweisbar (Shin, 2022). Der Konsum von Schwarztee war in dieser Analyse nicht mit einem Benefit verbunden.

Eine andere Analyse ergab für den Tee-Konsum in England mit 500.000 Personen jedoch sehr wohl schützende Effekte: Im Vergleich zum Konsum von höchstens einer Tasse Tee pro Tag (hauptsächlich Schwarztee) senkte der Konsum in höherer Dosierung die Sterblichkeit leicht um 5–13 % (Inoue-Choi, 2022). Ursächlich sind vermutlich die im Tee enthaltenen Flavonoide und Polyphenole.

Fazit

Der Effekt von grünem Tee ist insgesamt gering, aber dennoch messbar.

Knoblauch-Extrakt

- Longevity-Potenzial: mittel
- Datenqualität: gut
- Risiko: gering
- Kosten: gering

Über Knoblauch haben wir im Kapitel über die Ernährung schon einiges gehört. Wer nicht direkt die Knoblauch-Zehen konsumieren möchte, findet im Knoblauch-Extrakt eine mögliche Alternative. Für die Longevity ist Knoblauch zumindest eine interessante Substanz, da ein wesentlicher Pfeiler der biochemischen Wirkung auf der AMPK-Aktivierung beruht (Miki, 2019).

Studienlage

Es gibt eine gute und eine schlechte Nachricht. Die Gute: Die Datenlage ist hervorragend. Die schlechte: Knoblauch-Extrakt ist nützlich aber kein Longevity-Superfood. Tatsächlich hat Knoblauch-Extrakt gut belegte Wirkungen auf das Herz-Kreislaufsystem.

Eine Meta-Analyse von 2018 konnte zeigen, dass Knoblauch-Extrakt positive Wirkungen auf Blutfette bei Patienten mit kardialem Risikoporfil hat, indem es LDL-Senken und HDL erhöhen und darüber hinaus auch Homocystein senken kann. Außerdem zeigte sich ein guter senkender Effekt auf CRP und Interleukin-6 (Gadidala, 2023). Das ergab sich auch in einer Studie nach einer 12-monatigen Einnahme von 2400 mg Knoblauch-Extrakt: Interleukin-6 sank von 4,8 ng/L auf 3,8 ng/L (Wlosinska, 2021).

Positive Effekte zeigt Knoblauch-Extrakt weiterhin bei Patienten mit erhöhtem Blutdruck und kann diesen leicht senken (Systolisch -8 mmHg, diatolisch -6 mmHg), wie eine Auswertung von 20 Studien ergab (Ried, 2016).

In zahlreichen Laboruntersuchungen zeigt Knoblauch-Extrakt außerdem eine Wirkung auf Prozesse, die bei neurodegenerativen Erkrankungen wie Alzheimer einer Rolle spielen. Daten aus Studien am Menschen konnte ich keine finden.

Dosierung und Toxizität

Um die positiven Wirkungen zu erzielen, ist eine ausreichend hohe Dosierung von mindestens 1200 mg pro Tag erforderlich (Saadh, 2024). In Studien wurden Dosierungen von 2.400 mg für 12 Monate verabreicht ohne relevante

Nebenwirkungen (Wlosinska, 2021). Weitere Daten über relevante Gesundheitsrisiken von Knoblauch-Extrakt sind nicht zu finden.

Fazit

Knoblauch-Extrakt ist auf jeden Fall eine interessante Option für Menschen mit kardialem Risikoprofil etwa durch erhöhten Blutdruck oder unvorteilhafte Blutfettwerte. Eine routinemäßige Einnahme in der Longevity Therapie sehe ich aktuell (noch) nicht.

Spermidin

- Longevity-Potenzial: gering
- Datenqualität: gut
- Risiko: gering
- Kosten: gering

Spermidin ist ein natürlich vorkommendes Polyamin, das in allen lebenden Zellen zu finden ist und eine zentrale Rolle bei der Zellgesundheit spielt. Es fördert die Autophagie, einen zellulären Reinigungsprozess, der beschädigte Zellbestandteile abbaut und recycelt, was zur Langlebigkeit und Funktion der Zellen beiträgt. Spermidin kommt in Lebensmitteln wie Weizenkeimen, Hülsenfrüchten, gereiftem Käse, Brokkoli und fermentierten Produkten vor. Studien zeigen, dass Spermidin die Herz-Kreislauf-Gesundheit, das Immunsystem und die Gehirnfunktion unterstützen sowie den Alterungsprozess verlangsamen kann. Seine antioxidativen Eigenschaften schützen die Zellen vor Schäden, und es wird als vielversprechendes Mittel zur Förderung von Gesundheit und Langlebigkeit erforscht.

Bioverfügbarkeit

Die Bioverfügbarkeit von Spermidin ist schlecht. In einer Studie an Freiwilligen zeigte sich, dass die orale Einnahme von 15 mg Spermidin (also deutlich über dem, was in der Longevity-Therapie üblich ist!) zu keinem Anstieg von Spermidin im Blut oder Speichel führt (Senekowitsch, 2023). Eine ähnliche Analyse gab den Probanden sogar 40 mg pro Tag eines hochreinen Spermidin-Produktes. Auch hier waren im Blut keine Änderungen der Polyamin-Spiegel feststellbar, und die Probanden zeigten in verschiedenen klinischen und laborchemischen Parametern keine Veränderungen. Offenbar wird Spermidin beim Menschen nach der Aufnahme direkt in Spermin umgewandelt, sodass wirksame Spermidin-Spiegel nicht entstehen. Zwar hat auch Spermin beispielsweise eine aktivierende Wirkung auf Immunzellen und Autophagie, dies ist jedoch nur in wenigen Studien untersucht worden (Fischer, 2020).

Studienlage

Im Tierexperiment zeigten sich gute Wirkungen von Spermidin. Zum Beispiel konnte Spermidin bei Ratten, die an Bluthochdruck mit Herzerkrankung litten, die Ausprägung der Veränderungen lindern (Eisenberg, 2016). Bei fettleibigen Mäusen förderte Spermidin die Barrierefunktion des Darms und die Qualität der im Darm vorhandenen Bakterien (= Mikrobiom). Darüber hinaus wirkte Spermidin auch effektiv gegen Tumorzellen, wenn es gealterten Mäusen mit Krebserkrankungen verabreicht wurde (Al-Habsi, 2022).

Bezüglich einer möglichen schützenden Funktion für das menschliche Gehirn sind die Studienergebnisse eher enttäuschend. Bei einhundert älteren Personen zwischen 60 und 90 Jahren konnte die Gabe von Spermidin (0,9 mg/Tag) über ein Jahr keine Verbesserung der Gedächtnisleistung oder der Entzündungsparameter feststellen (Schwarz, 2022). Eine andere Studie zum selben Thema konnte immerhin eine leichte Verbesserung feststellen (Wirth, 2018).

Weitere aussagekräftige Studien am Menschen sind zu Spermidin kaum zu finden. Dies könnte jedoch daran liegen, dass die Bioverfügbarkeit von Spermidin, wie oben beschrieben, beim Menschen sehr gering ist.

Ob eine Einnahme von Spermidin als Nahrungsergänzungsmittel das Leben verlängern kann, ist aktuell unklar. Es gibt jedoch deutliche Hinweise, dass eine spermidinreiche Ernährung grundsätzlich zu einer Lebensverlängerung führen kann. Eine Beobachtung von knapp 1.000 Erwachsenen über 20 Jahre kam kürzlich zu dem Ergebnis, dass eine spermidinreiche Ernährung die Sterblichkeit signifikant senken kann. Die Autoren gehen sogar noch weiter und beschreiben den Effekt einer solchen Ernährungsweise konkret mit einer Verjüngung um knapp sechs Jahre (Kiechl, 2018). Allerdings sind diese Ergebnisse mit großer Vorsicht zu genießen. Vermutlich ist der höhere Spermidinkonsum über die Nahrung eher Ausdruck einer allgemein gesünderen Ernährung oder Lebensweise. In der genannten Studie tranken passend dazu Personen mit einem hohen Spermidinkonsum weniger Alkohol, rauchten weniger, aßen weniger rotes Fleisch, bewegten sich mehr und konsumierten doppelt so viele Früchte und Gemüse wie Personen, die weniger Spermidin zu sich nahmen. Die Studie ist also eher ein Plädoyer für eine Longevity-Lebensweise insgesamt.

Fazit

Eine klare Empfehlung für die Einnahme von Spermidin kann man aus diesen Daten nicht ableiten. Die Empfehlung geht eher in Richtung einer grundsätzlich pflanzenbasierten Diät – was für uns ja nichts Neues ist. Aufgrund der geringen Bioverfügbarkeit sind auch in den nächsten Jahren keine anderen Studienergebnisse zu erwarten.

Astaxanthin

- Longevity-Potenzial: gering
- Datenqualität: gut
- Risiko: gering
- Kosten: gering

Astaxanthin ist ein rotes, fettlösliches Pigment, das zur Gruppe der Carotinoide gehört. Es ist ein natürlich vorkommender Stoff, der in Algen, bestimmten Pflanzen und Meereslebewesen wie Lachs, Garnelen, Krill und Hummer vorkommt. Astaxanthin ist vor allem für seine antioxidativen Eigenschaften bekannt und wird oft als eines der stärksten Antioxidantien bezeichnet.

Bioverfügbarkeit

Die Aufnahme von Astaxanthin aus dem Magen-Darm-Trakt ist abhängig von einer Reihe von Faktoren. So erhöht sich die Aufnahme von Astaxanthin in Gegenwart von Gallensäuren oder wenn Astaxanthin gemeinsam mit einer fettreichen Mahlzeit aufgenommen wird. Die Aufnahme von Astaxanthin ist besonders hoch bei Nichtrauchern, die das Produkt nach einer Mahlzeit zu sich nehmen (Okada, 2009). Der Zeitpunkt der Einnahme ist dabei von besonderem Interesse, denn die aufgenommene Menge war dreimal höher nach einer Mahlzeit als vor einer Mahlzeit. Bedenken Sie das bei der Einnahme. Weiterhin gibt es verschiedenste Versuche, die Bioverfügbarkeit durch Anwendung von Nanopartikeln, zum Beispiel aus Kartoffelstärke, zu verbessern (Edelman, 2019).

Astaxanthin wird im Darm aufgenommen, in der Leber mit Lipoproteinen vermischt und von dort über die Blutbahn im Körper verteilt.

Auf dem Markt gibt es verschiedenste Produkte, die Astaxanthin in fester oder flüssiger Form enthalten, zum Teil auch in mizellärer Form. Oft wird mit einer erhöhten Bioverfügbarkeit geworben, ohne dass sich konkrete Angaben dazu finden. Eine Kombination mit Olivenöl scheint aus dem oben Gesagten aus meiner Sicht am sinnvollsten zu sein, falls keine Formulierung in Nanopartikeln verfügbar ist (Ambati, 2014). Und beachten Sie, wie gesagt, den Zeitpunkt der Einnahme.

Studienlage

Astaxanthin hat in der Gruppe der Carotinoide eine der stärksten antioxidativen Eigenschaften, die bereits in einer Vielzahl von Studien, insbesondere an Zellmodellen und Tieren, gezeigt wurde. Studien an Patienten mit verschiedenen Erkrankungen gibt es ebenfalls. Beispielsweise senkte eine 12-wöchige Therapie mit 6 mg bei Patientinnen mit einer Erkrankung der Eierstöcke die Entzündungswerte und erhöhte die antioxidativen Reserven (Jabarpour, 2024). Diese Effekte wurden bereits in einer Vielzahl von Studien gezeigt, fallen jedoch insgesamt nicht sehr stark aus (Ma B., 2022).

Ähnliches gilt für den Stoffwechsel: Astaxanthin hat zwar grundsätzlich positive Effekte, ob diese jedoch tatsächlich einen echten Longevity-Effekt haben, ist aufgrund des insgesamt eher geringen Effekts zweifelhaft (Xia, 2020).

Die Einnahme von Astaxanthin hat außerdem einen gut nachgewiesenen Effekt auf Alterserscheinungen der Haut, indem es sowohl die Feuchtigkeit als auch die Elastizität verbessert (Zhou X., 2021). Darüber hinaus scheint Astaxanthin positive Effekte auf die Knochengesundheit zu haben, indem es unter anderem durch seine antioxidativen Effekte die Mineralisierung des Knochens fördert und die Funktion von aufbauenden Knochenzellen begünstigt (Davan, 2023). Diese Ergebnisse sind jedoch hauptsächlich aus Studien an Tieren und Zellmodellen abgeleitet – Studien an gesunden Personen existieren nicht.

Bezüglich einer lebensverlängernden Wirkung gibt es Erkenntnisse aus Tierstudien. Astaxanthin verlängerte dabei die Lebenszeit von Mäusen um 12 % (Harrison, 2024) und von Hefepilzen (Sj, 2019). Entsprechende Daten am Menschen fehlen bislang jedoch völlig.

Dosierung und Toxizität

Astaxanthin scheint nach aktuellem Stand der Wissenschaft in normaler Dosierung keine relevante Toxizität zu besitzen (Stewart, 2008). Bei längerfristiger Einnahme kann es zu einer leichten Erhöhung einzelner Leberwerte kommen (Arefpour, 2024). In extrem hohen Dosen kann es zu einer Gelbfärbung der Haut kommen, dies gilt jedoch nicht für die beim Menschen üblichen Mengen.

Die in Studien verwendete Dosierung von Astaxanthin reicht von 4 mg pro Tag bis 12 mg pro Tag. 12 mg pro Tag ist die in Studien am häufigsten verwendete Dosierung. Interessanterweise werden etliche Astaxanthin-Produkte mit einer Einnahmeempfehlung von einer Kapsel nur jeden zweiten Tag versehen – aus wissenschaftlicher Sicht gibt es dafür aber keinen Grund.

Studien bezüglich einer Langzeiteinnahme von Astaxanthin gibt es nicht, es gibt aber auch keine Berichte über Schäden, die bei Personen aufgetreten sind, die Astaxanthin längerfristig als Nahrungsergänzungsmittel zu sich genommen haben.

Fazit

Astaxanthin hat eine antioxidative Wirkung. Zahlreiche Studien können grundsätzlich auch positive Wirkungen am Menschen nachweisen. Die Effektstärke ist aus meiner Sicht jedoch nicht ausreichend, um eine dauerhafte Einnahme im Rahmen einer Longevity-Therapie zu rechtfertigen.

alphaKetoglutarat

- Longevity-Potenzial: hoch
- Datenqualität: gering/mittel
- Risiko: gering
- Kosten: gering

Alphaketoglutarat (AKG) ist eine organische Verbindung, die eine zentrale Rolle im Energiestoffwechsel unseres Körpers spielt. Sie ist Teil des sogenannten Zitronensäurezyklus (auch Krebszyklus genannt), der in den Mitochondrien – den „Kraftwerken" der Zellen – abläuft. In diesem Zyklus werden Nährstoffe in Energie umgewandelt, die für alle zellulären Funktionen benötigt wird. Täglich werden große Mengen Alphaketoglutarat gebildet und gleich weiterverarbeitet. AKG ist dabei nur ein Zwischenprodukt und scheint eigentlich gar keine große Rolle zu spielen. Eigentlich.

Doch Alphaketoglutarat kann mehr, als nur Energie zu liefern. Es fungiert auch als Signalmolekül und beeinflusst zahlreiche biochemische Prozesse, darunter die Regulation des Zellwachstums, die Reparatur von Gewebeschäden und die Abwehr von oxidativem Stress. AKG scheint in einem gesunden Organismus eine integrale Funktion in der Regulation einzunehmen, und der Spiegel an AKG ist offenbar essenziell für einen vitalen Zellmetabolismus.

Mit zunehmendem Alter nimmt jedoch die Konzentration von Alphaketoglutarat im Körper ab (Sun N., 2016). Studien zeigen, dass diese Abnahme eng mit typischen Alterungsprozessen wie Entzündungen, verminderter Zellregeneration und abnehmender Energieproduktion zusammenhängt. Forscher vermuten, dass ein Mangel an AKG die Fähigkeit des Körpers beeinträchtigt, Schäden an Zellen und Geweben effektiv zu reparieren.

Einige Tierversuche liefern beeindruckende Hinweise darauf, dass eine Supplementierung mit Alphaketoglutarat das Altern verlangsamen könnte. Zum Beispiel konnten Studien an Mäusen zeigen, dass eine erhöhte AKG-

Zufuhr nicht nur ihre Lebensdauer verlängerte, sondern auch die „Gesundheitszeit" – also die Phase des Lebens, in der die Tiere gesund und aktiv blieben – deutlich verbesserte (Chin, 2014), (Shahmirzadi, 2020).

Wie genau bewirkt Alphaketoglutarat diese positiven Effekte?

Hier sind einige der zentralen Mechanismen, die bislang identifiziert wurden:

Reduktion von Entzündungen: Chronische Entzündungen gelten als einer der Haupttreiber des Alterungsprozesses. Alphaketoglutarat scheint entzündliche Prozesse im Körper zu hemmen, indem es auf bestimmte Signalwege einwirkt, die für die Produktion von Entzündungsfaktoren verantwortlich sind (Agarwal, 2023).

Förderung der Zellreparatur: AKG unterstützt die Produktion von Kollagen und anderen wichtigen Molekülen, die für die Regeneration von Geweben erforderlich sind. Dies könnte erklären, warum es bei der Heilung von Verletzungen und der Erhaltung einer gesunden Haut hilft.

Verbesserung der mitochondrialen Funktion: Indem es den Energiestoffwechsel optimiert, hilft Alphaketoglutarat den Zellen, effizienter Energie zu produzieren – ein entscheidender Faktor, besonders im Alter.

Epigenetische Effekte: Studien zeigen, dass AKG auch die Aktivität von Enzymen beeinflusst, die für epigenetische Veränderungen verantwortlich sind (Naeini, 2023).

Während die Ergebnisse aus Tierstudien vielversprechend sind, steckt die Forschung am Menschen noch in den Anfängen. Einige erste klinische Studien deuten jedoch darauf hin, dass eine regelmäßige Einnahme von Alphaketoglutarat das Potenzial hat, die Gesundheit im Alter zu fördern. Teilnehmer solcher Studien berichteten von gesteigerter Energie, besserer körperlicher Leistungsfähigkeit und einem allgemein verbesserten Wohlbefinden (Gyanwali, 2021).

Beeindruckend sind dabei die Ergebnisse einer Studie, die 2021 in den USA veröffentlicht wurde. Die Teilnehmer nahmen sieben Monate lang täglich 1.000 mg Alphaketoglutarat zu sich, und es wurde zu Beginn und am Ende der Studie das biologische Alter der Studienteilnehmer anhand der DNA-Methylierung bestimmt. Anmerkung: Tatsächlich nahmen die Teilnehmer ein Nahrungsergänzungsmittel zu sich, das ein Gemisch aus verschiedenen Stoffen war, dessen Hauptbestandteil jedoch Alphaketoglutarat war. Die Einnahme von Alphaketoglutarat konnte in dieser Studie das biologische Alter der Teilnehmer massiv reduzieren (Demidenko, 2021).

Mit Spannung erwarten wir die Ergebnisse einer weiteren Studie, die aktuell noch läuft (ABLE-Study) und den Effekt von 1.000 mg Alphaketoglutarat über sechs Monate hinweg auf die DNA-Methylierung sowie weitere metabolische und inflammatorische Parameter untersucht (Sandalova, 2023).

Dosierung

Die optimale tägliche Dosierung von Alphaketoglutarat ist derzeit nicht genau bekannt. Die wenigen Personen, die AKG im Rahmen einer Studie oder öffentlichkeitswirksam als Longevity-Therapie eingenommen haben, nahmen eine Dosis von 1.000 – 2.000 mg pro Tag ein. Daher empfehle ich aktuell morgens und abends jeweils mindestens 500 mg.

Dosierungen bis zu 4,5 Gramm pro Tag in der Langzeiteinnahme gelten als unproblematisch (Zimmermann, 1996).

Fazit

Alphaketoglutarat ist aus den oben genannten Gründen einer meiner „hidden Champions" der Longevity-Medizin. Es gibt nicht viele Subtanzen, mit denen man das biologische Alter so wirkungsvoll beeinflussen kann, wie (wahrscheinlich) mit Alphaketoglutarat. Zumindest nach aktuellem Stand der Forschung. Die Einnahme von 1.000 mg Alphaketoglutarat ist ein echter Longevity-Hack!

Arginin

- Longevity-Potenzial: gering
- Datenqualität: gut
- Risiko: gering
- Kosten: gering

Arginin ist eine semi-essentielle Aminosäure, die eine wichtige Rolle im menschlichen Körper spielt. Sie ist an zahlreichen biologischen Prozessen beteiligt, darunter die Synthese von Stickstoffmonoxid, das die Blutgefäße erweitert und die Durchblutung verbessert. Zudem unterstützt Arginin das

Immunsystem, die Wundheilung und den Muskelaufbau. Es kommt in proteinreichen Lebensmitteln wie Fleisch, Fisch, Nüssen und Hülsenfrüchten vor und wird häufig als Nahrungsergänzungsmittel verwendet, insbesondere im Sport- und Gesundheitsbereich.

Wenn Sie sich vielleicht fragen, wie es Arginin in dieses Buch geschafft hat, dann haben Sie in gewisser Weise recht, denn Arginin hat gar nicht so viel mit Longevity zu tun. Allerdings wird Alpha-Ketoglutarat (eines meiner Lieblings-Supplements) oft als Nahrungsergänzungsmittel in Kombination mit Arginin angeboten. Daher ein paar Worte dazu.

Studienlage

Interessanterweise wird Arginin-Alpha-Ketoglutarat in einer Vielzahl von Produkten angeboten, ohne dass es zu dieser Kombination überhaupt nennenswerte Studien gibt. Die einzige vernünftige Studie dazu untersuchte den Effekt der Kombination auf verschiedene Parameter des Blutflusses. Es gab dabei keinen Unterschied zwischen Arginin-Alpha-Ketoglutarat und Placebo, außer dass die Einnahme zu einem Anstieg von Arginin im Blutplasma führt. Wenig überraschend. Weitere Wirkungen wurden nicht beobachtet (Willoughby, 2011).

Deutlich mehr Studien gibt es für die alleinige Gabe von Arginin, allerdings haben die ebenso wenig mit Longevity zu tun. Die Mehrheit der Studien befasst sich mit dem inzwischen gut belegten Effekt einer Arginin-Einnahme auf den Blutdruck. Denn im Körper wird aus Arginin Stickstoffmonoxid (NO) synthetisiert, was als Gefäßdilatator wirkt. Das führt zu einer Senkung des Blutdrucks und zu einer verbesserten Muskeldurchblutung. Allerdings sind dazu Dosierungen von mehreren Gramm pro Tag erforderlich (Shiraseb, 2022), und bisher konnte in Studien kein sicherer Effekt auf die Muskelkraft nachgewiesen werden (Gonzalez, 2023).

Fazit

Arginin hat keinerlei Longevity-Potenzial. Selbst eine Einnahme im Sportbereich scheint wenig Effekt zu haben. Wer sich dafür interessiert, sollte eventuell eher auf Citrullin ausweichen.

Carnithin

$$H_3C - N^+(CH_3) - CH_2 - CH(OH) - CH_2 - COO^-$$
$$\quad\quad | \quad\quad$$
$$\quad H_3C$$

- Longevity-Potenzial: gut
- Datenqualität: gut
- Risiko: gering
- Kosten: gering

Carnitin ist eine vitaminähnliche Substanz, die eine entscheidende Rolle im Energiestoffwechsel des Körpers spielt. Es wird hauptsächlich in der Leber und den Nieren aus den Aminosäuren Lysin und Methionin synthetisiert und kann zusätzlich über die Nahrung aufgenommen werden, insbesondere durch tierische Produkte wie Fleisch und Milch. Der bekannteste Vertreter, L-Carnitin, ist für den Transport von Fettsäuren in die Mitochondrien verantwortlich, wo sie zur Energiegewinnung verbrannt werden. Aus diesem Grund wird Carnitin oft als natürlicher Fettverbrenner vermarktet, insbesondere im Bereich des Sports und der Nahrungsergänzungsmittel.

Da Carnitin eng mit der Mitochondrienfunktion und dem Energiestoffwechsel verknüpft ist, gibt es zunehmendes Interesse an seiner potenziellen Rolle in der Longevity-Forschung. Die Alterung ist unter anderem durch eine zunehmende Mitochondrien-Dysfunktion gekennzeichnet, die zu einem Rückgang der zellulären Energieproduktion und einer erhöhten Anfälligkeit für oxidativen Stress führt. Studien an Tieren haben gezeigt, dass Carnitin diese Prozesse positiv beeinflussen und die Lebensspanne verlängern kann (Weijden, 2024; Liu D., 2020). Besonders vielversprechend ist die Verbindung zwischen Carnitin und Acetyl-L-Carnitin (ALCAR), einer biologisch aktiveren Form, die die Blut-Hirn-Schranke überwinden kann. Tierstudien haben gezeigt, dass ALCAR die kognitive Funktion verbessern und neurodegenerative Erkrankungen positiv beeinflussen kann. Eine Studie an alten Ratten zeigte beispielsweise, dass die Kombination von ALCAR mit Alpha-Liponsäure die mitochondriale Funktion wiederherstellen und altersbedingte Gedächtnisprobleme verbessern konnte (Hagen, 2002).

Trotz dieser positiven Hinweise ist die Lebensverlängerung durch Carnitin beim Menschen noch nicht nachgewiesen. Die verfügbaren Studien über eine Carnitin-Einnahme und Gewichtsreduktion konnten aber eine unterstützende

Wirkung feststellen (Pooyandjoo, 2016). Dies scheint jedoch nur im Falle von Übergewicht oder Fettleibigkeit eine Rolle zu spielen (Askarpour, 2020).

Interessant für eine antioxidative und antientzündliche Longevity-Therapie könnte der Effekt sein, den Carnitin auf Patienten mit einer schweren systemischen Entzündung hat: Eine 30-tägige Gabe von 3 g Carnitin konnte bei diesen Patienten die Marker für inflammatorischen Stress senken (CRP - 30 %) und sogar die 28-Tage Sterblichkeit um 76 % senken (Keshani, 2024). Zu einem ähnlichen Ergebnis kam eine umfassende Analyse von 48 Studien zu diesem Kontext: Carnitin in einer Dosierung von mindestens 2 g pro Tag hat sowohl eine antientzündliche als auch eine antioxidative Wirkung (Rastgoo, 2023).

Besonders interessant für die Longevity-Therapie ist eine Studie an 92 älteren Personen mit beginnender Gebrechlichkeit. Die Einnahme von 3 g Carnitin am Tag für einen Zeitraum von 3 Monaten bewirkte eine deutliche Zunahme der körperlichen und geistigen Leistungsfähigkeit sowie eine Senkung des CRP-Wertes (Malaguarnera, 2022).

Risiken und Nebenwirkungen

Obwohl Carnitin in moderaten Mengen als sicher gilt, gibt es einige potenzielle Risiken und Nebenwirkungen, insbesondere bei hohen Dosierungen oder langfristiger Einnahme. Eine Studie zeigte 2013, dass Carnitin im Darm durch bestimmte Bakterien in Trimethylamin-N-Oxid (TMAO) umgewandelt werden kann. TMAO steht im Verdacht, die Arterienverkalkung (Atherosklerose) zu fördern und das Risiko für Herz-Kreislauf-Erkrankungen zu erhöhen (Koeth, 2013). Dieser Effekt scheint jedoch bei Vegetariern aufgrund eines veränderten Mikrobioms nicht zu bestehen (Koeth, 2019; Buffa, 2022).

Nebenwirkungen treten bei einer Carnitin-Einnahme üblicherweise nicht auf (Liu A., 2023).

Fazit

Carnitin hat seinen Platz in der Longevity-Therapie zur Optimierung des Zellstoffwechsels und entzündlicher Vorgänge. Allerdings gibt es noch keine eindeutigen Beweise, dass Carnitin tatsächlich die Lebensspanne beim Menschen verlängert. Zudem gibt es Hinweise auf mögliche gesundheitliche Risiken, insbesondere in Bezug auf die TMAO-Bildung und das Herz-Kreislauf-Risiko. Aus meiner Sicht macht eine vorübergehende Carnitin-

Einnahme Sinn, wenn laborchemisch entzündliche oder antioxidative Werte erhöht sind. Außerdem hat Carnitin einen schützenden Effekt bei beginnender Gebrechlichkeit/Sarkopenie im Alter.

Hydroxymethylbutyrat

$$H_3C-\underset{\underset{HO}{|}}{\overset{\overset{CH_3}{|}}{C}}-CH_2-\overset{\overset{O}{||}}{C}-OH$$

- Longevity-Potenzial: gering
- Datenqualität: gut
- Risiko: gering
- Kosten: gering

Hydroxymethylbutyrat (HMB) ist ein natürlich vorkommendes Stoffwechselprodukt der essenziellen Aminosäure Leucin und spielt eine wichtige Rolle im Proteinstoffwechsel sowie in der Muskelproteinsynthese. HMB wird vor allem für seine antikatabolen Eigenschaften geschätzt, da es den Muskelabbau hemmen und gleichzeitig den Muskelaufbau fördern kann. Aus diesem Grund wird es häufig als Nahrungsergänzungsmittel im Sport, insbesondere im Krafttraining und bei älteren Menschen zur Erhaltung der Muskelmasse, empfohlen.

Bioverfügbarkeit

Die Bioverfügbarkeit von HMB ist gut (Ribeiro, 2024).

Studienlage

Es gibt eine aktuelle und umfassende Analyse von insgesamt fünf Studien zum Einsatz von HMB bei Patienten mit Sarkopenie. Die Ergebnisse sind jedoch nicht vielversprechend: HMB scheint bei dieser Patientengruppe keinen oder nur einen sehr geringen Einfluss zu haben (Feng, 2024).

Offenbar kann eine HMB-Einnahme jedoch positive Effekte zeigen, wenn die Sarkopenie noch nicht eingesetzt hat. Dies ergibt eine andere aktuelle Analyse von neun Studien über den Einsatz von HMB bei älteren Menschen:

HMB führt in dieser Personengruppe zumindest zu einer geringen Zunahme der Muskelkraft (Lin Z., 2022).

Ebenso positive, aber geringe Effekte zeigte eine Auswertung von elf Studien zum Thema HMB und Ausdauer (Fernández-Landa, 2024). Eine Analyse von vierzehn Studien zum Effekt einer HMB-Einnahme in Kombination mit Krafttraining kam zu dem Ergebnis, dass diese Kombination bei jüngeren Menschen ebenfalls keine oder nur minimale Effekte hat (Jakubowski, 2020).

Weitere relevante Daten zu anderen Wirkungen von HMB außerhalb der Muskelfunktion sind nicht verfügbar.

Dosierung und Sicherheit

Dosierungen von bis zu mehreren Gramm pro Tag werden als sicher beschrieben (Borack, 2016). Eine übliche Dosierung in Studien beträgt 3 × 1 g pro Tag.

Fazit

Die Einnahme von HMB kann positive Effekte auf die Muskelkraft haben, diese Effekte sind jedoch wahrscheinlich sehr gering. Die Studiendaten zur Einnahme von Leucin sind etwas besser, weshalb ich diese eher empfehle. Gegebenenfalls kann eine HMB-Einnahme über einige Wochen ausprobiert werden, um mögliche individuelle Effekte zu überprüfen.

Leucin

- Longevity-Potenzial: gut
- Datenqualität: gut
- Risiko: gering
- Kosten: gering

Leucin ist eine essenzielle Aminosäure, die eine zentrale Rolle im Proteinstoffwechsel und insbesondere in der Muskelproteinsynthese spielt. Es gehört zur Gruppe der verzweigtkettigen Aminosäuren (BCAAs) und ist der wichtigste Stimulator des mTOR-Signalwegs, einem zentralen Regulator für Zellwachstum und Muskelaufbau. Natürliche Quellen sind proteinreiche Lebensmittel wie Fleisch, Fisch, Eier, Milchprodukte sowie Hülsenfrüchte und Nüsse.

Bioverfügbarkeit

Die Bioverfügbarkeit von Leucin ist hoch.

Studienlage

Leucin kann bei bestehender Sarkopenie allein oder in Kombination mit Protein und/oder Krafttraining positive Effekte haben. Eine Analyse von drei Studien zu diesem Thema kommt zu dieser Aussage, macht jedoch keine Angaben zur Effektstärke (Maldonado, 2022). Eine weitere Analyse von sechs Studien zur Gabe von leucinreichen Proteinergänzungen bei Patienten mit Sarkopenie fand immerhin einen moderaten positiven Effekt (Lee S. Y., 2022).

Dosierung und Toxizität

Dosierungen von mehreren Gramm pro Tag werden als sicher beschrieben (Borack, 2016). In Studien werden üblicherweise 1–6 g pro Tag verwendet. Eine adäquate Dosis beträgt 50 mg pro kg Körpergewicht pro Tag.

Fazit

In Kombination mit einem Sportprogramm und ausreichender Proteinzufuhr ist Leucin eine sinnvolle Option, um Sarkopenie entgegenzuwirken oder ihr vorzubeugen.

Glutathion

- Longevity-Potenzial: gering
- Datenqualität: gut
- Risiko: gering
- Kosten: gering

Glutathion ist ein körpereigenes Antioxidans, das in nahezu jeder Zelle vorkommt und eine entscheidende Rolle für die Entgiftung, Immunabwehr und Zellgesundheit spielt. Es besteht aus den drei Aminosäuren Glutaminsäure, Cystein und Glycin und wird hauptsächlich in der Leber synthetisiert. Glutathion schützt Zellen vor oxidativem Stress, indem es freie Radikale neutralisiert und Schwermetalle sowie Umweltgifte bindet und ausscheidet.

Mit zunehmendem Alter oder unter Belastungen wie Stress, Umweltgiften, Entzündungen oder chronischen Erkrankungen nimmt der Glutathionspiegel im Körper ab (Pelton, 2024). Ein niedriger Glutathionspiegel wird mit vorzeitiger Alterung, neurodegenerativen Erkrankungen, Herz-Kreislauf-Problemen und Immunschwäche in Verbindung gebracht (Maher, 2005).

Bioverfügbarkeit

Die orale Bioverfügbarkeit von Glutathion ist begrenzt, da es im Darm schnell abgebaut wird. Um einen effektiven Anstieg von Glutathion im Körper zu erreichen, sind ausreichende Dosierungen nötig. Eine Alternative mit höherer Bioverfügbarkeit ist liposomales Glutathion, das zu einer verbesserten Aufnahme und höheren Spiegeln im Körper führt (Sinha, 2018). Obwohl oral aufgenommenes Glutathion tatsächlich im Blut nachweisbar ist, gibt es Zweifel, ob dadurch tatsächlich die antioxidative Kapazität oder der Glutathionspiegel in Geweben ansteigt. Die Einnahme von 1000 mg Glutathion führte bei Versuchspersonen nur zu einem Anstieg um 19 % im Muskel, und es war kein zusätzlicher antioxidativer Schutz zu beobachten (Søndergård, 2021).

Intravenöse Glutathiontherapien sind nur bei schweren Erkrankungen nötig und spielen für die Longevity keine Rolle, auch wenn diese teilweise als Longevity-Therapie beworben werden.

Studienlage

Obwohl Glutathion ein zentrales antioxidatives Molekül des Körpers ist, sind die Studien über eine Glutathion-Therapie rar. Die mangelnde Bioverfügbarkeit nach oraler Gabe ist problematisch. Wie oben bereits beschrieben, führt eine orale Gabe nicht zur Verminderung von oxidativem Stress.

Bei Patienten mit Diabetes mellitus Typ 2 konnte eine sechsmonatige Gabe von 500 mg Glutathion zu einer Verbesserung des Darmmikrobioms führen (Gaike, 2023). Es gibt außerdem einige Studien über die Anwendung einer Glutathion-Therapie bei Patienten mit einer Autismus-Erkrankung. Allerdings zeigt sich nach einer Durchsicht dieser Arbeiten kein anhaltender klinischer Effekt (Radwan, 2023). Studien über mögliche Longevity-Effekte bei gesunden Probanden fehlen.

Dosierung und Toxizität

Die empfohlene Dosierung von Glutathion sollte bei 1000 mg liegen, um einen deutlichen Effekt auf die Reserven des Körpers zu erreichen (Richie Jr, 2015).

Glutathion gilt als sehr sicher und hat auch in höheren Dosen kaum Nebenwirkungen. Bei extrem hohen Mengen wurden vereinzelt Magenbeschwerden oder leichte Hautreaktionen beobachtet.

Fazit

Glutathion ist ein zentrales antioxidatives Element des Körpers. Aufgrund der mangelnden Bioverfügbarkeit und des fehlenden Nachweises eines klinischen Nutzens ist eine Glutathion-Nahrungsergänzung kein Thema für eine Longevity-Therapie. Wenn Sie etwas für Ihre antioxidative Kapazität tun wollen, ist die Einnahme einer Kombination aus NAC und Glycin (siehe dort) oder Alpha-Liponsäure sinnvoll. Die ersten beiden führen zu einer gesteigerten Glutathion-Synthese im Körper, während Alpha-Liponsäure das verbrauchte Glutathion wiederherstellen kann.

Ashwangandha

- Longevity-Potenzial: mittel
- Datenqualität: gut
- Risiko: hoch
- Kosten: gering

Ashwagandha (*Withania somnifera*), auch bekannt als „indischer Ginseng" oder „Winterkirsche", ist eine Heilpflanze aus der traditionellen ayurvedischen Medizin, die in unseren Kulturkreisen auch als Schlafbeere bekannt ist. Sie gehört zur Familie der Nachtschattengewächse und wird seit Jahrhunderten in Indien verwendet, um die körperliche und geistige Gesundheit zu fördern. Es handelt sich dabei um eine Art „Allzweckwaffe", der umfassende Wirkungen nachgesagt werden, die jedoch auch eine bedenkliche Toxizität haben kann. Die chemisch relevante Struktur ist das Withaferin A, dem antientzündliche, antioxidative, antitumorale sowie eine ganze Reihe weiterer Wirkungen nachgesagt werden. Aus diesem Grund erfreut sich Ashwagandha in der Longevity-Community großer Beliebtheit.

Bioverfügbarkeit

Ashwagandha wird in seiner häufigsten Form als Wurzelextrakt in Kapseln verkauft. Die orale Bioverfügbarkeit ist ziemlich gering (Gupta, 2022) und liegt nur bei knapp 2 %. Orale Dosen von bis zu 216 mg haben in einer Untersuchung am Menschen nicht zu einem Nachweis von Withaferin A im Blut geführt (Pires, 2020). Allerdings scheint das im Falle von Ashwagandha unproblematisch zu sein, da die Wirksamkeit trotzdem besteht und die geringe orale Bioverfügbarkeit im Umkehrschluss auch für eine hohe Sicherheit sorgt. Wenn nur eine geringe Menge der oral verabreichten Substanz im Blut ankommt, sind toxische Reaktionen unwahrscheinlich.

Studienlage

Ashwagandha ist, wie bereits beschrieben, eine Allzweckwaffe, die daher auch als „Adaptogen" bezeichnet wird. Adaptogene sind Substanzen, die ganz allgemein die Widerstandsfähigkeit stärken und es uns ermöglichen, uns an alle möglichen Arten von äußeren Einflüssen zu „adaptieren". 600 mg tägliches Ashwagandha haben passend dazu in einer Studie bei den Versuchspersonen zu reduziertem Stresserleben und auch zu reduzierten Blutspiegeln des Stresshormons Cortisol geführt (Chandrasekhar, 2012). Ähnliche Ergebnisse fand auch eine Studie an 130 gesunden Erwachsenen, die für 90 Tage 300 mg Ashwagandha oder eine Placebo-Kapsel pro Tag einnahmen. Versuchspersonen unter Ashwagandha Therapie zeigten bessere Testergebnisse bei der geistigen Leistungsfähigkeit, berichteten über einen besseren Schlaf und geringere Spiegel des Stresshormons Cortisol im Blut (Gopukumar, 2021). Die positive Wirkung auf den Schlaf wurde kürzlich auch in einer Auswertung mehrerer Studien zu diesem Thema bestätigt. Insbesondere Dosierungen von mehr als 600 mg pro Tag und eine Einnahme über mehr als acht Wochen zeigten dabei einen günstigen Effekt. Die Autoren dieser Studie merken jedoch an, dass höhere Dosierungen insbesondere über einen längeren Zeitraum möglicherweise bedenklich sein können und es wenige Daten über die Langzeitverträglichkeit (siehe: Toxizität) gibt (Cheah, 2019).

Neben der allgemein adaptogenen Wirkung hat Ashwagandha auch Wirkung gegen Krebszellen gezeigt. So kann die Substanz den Zelltod von Tumorzellen auslösen (Kołodziejska, 2024), aktuell gibt es jedoch keine Studien an Patienten, die eine nachhaltige Wirkung gegen eine Krebserkrankung nachweisen konnten.

Interessant ist die Wirkung von Ashwagandha auf den Effekt von körperlichem Training und den Blutspiegel des männlichen Geschlechtshormons Testosteron. In einer Untersuchung nahmen knapp 60 gesunde Personen zwischen 18 und 50 Jahren über einen Zeitraum von acht Wochen entweder 600 mg Ashwagandha oder ein Placebo ein und nahmen an einem Krafttrainingsprogramm teil. Am Ende der achtwöchigen Trainingsperiode wurden die Ergebnisse verglichen, und es zeigte sich eine deutliche Überlegenheit der Ashwagandha-Gruppe: Die Versuchspersonen verzeichneten einen deutlich größeren Kraft- und Muskelzuwachs. Außerdem fiel auch die Erhöhung der Blutwerte für Testosteron deutlich größer aus. Ashwagandha scheint in diesem Bereich deutliche Effekte zu verursachen (Wankhede, 2015). Ein Beispiel war der Kraftzuwachs am Gerät der Beinpresse. Die Placebo-Gruppe hatte durch das Training einen Zuwachs von 26,4 kg, während in der Gruppe mit Training + Ashwagandha der Zuwachs 46,0 kg betrug.

Die Erhöhung der Blutspiegel für das männliche Geschlechtshormon Testosteron zeigte sich auch in anderen Untersuchungen, und passend dazu berichteten männliche Versuchspersonen nach einer achtwöchigen Einnahme von 600 mg Ashwagandha pro Tag über eine Verbesserung der sexuellen Leistungsfähigkeit (Chauhan, 2022).

Doch zurück zum eigentlichen Thema: Longevity. Taugt Ashwagandha auch als Longevity-Therapie? Ashwagandha scheint Stress zu reduzieren, die körperliche und geistige Leistungsfähigkeit zu erhöhen und sogar potenziell gegen Krebserkrankungen zu wirken. Aber lässt es uns länger leben? Für Würmer können wir das zumindest bestätigen. Diese leben 20 % länger durch eine Ashwagandha-Therapie (Kumar R., 2013). Viel mehr Daten bezüglich einer direkten Lebensverlängerung durch Ashwagandha sind nicht zu finden. Ein paar indirekte Hinweise ergeben sich zum Beispiel aus Studien an menschlichen Zellen. Ashwagandha konnte eine schützende Wirkung auf die Telomere der Chromosomen entwickeln (siehe: *Hallmarks of Ageing*) (Raguraman, 2016) und DNA vor oxidativen Schäden schützen (Kumar N., 2016).

Toxizität

 Ashwagandha hat eine relevante Lebertoxizität. In Studien lässt sich je nach Dosis bei fast der Hälfte der Personen eine Erhöhung der Leberenzyme beobachten (Pires, 2020). Das war in der durchgeführten Untersuchung zwar ohne Folgen und wurde als unbedenklich eingeordnet, grundsätzlich sollte man das aber im Auge behalten, und Ashwagandha sollte nicht angewandt werden, wenn bereits eine bekannte Lebererkrankung besteht. Dosierungen bis 300-600 mg pro Tag scheinen unproblematisch zu sein (Langade, 2019; Verma, 2020).

Dass es aber dennoch auch zu relevanten Leberfunktionsstörungen kommen kann, ist inzwischen durch eine stolze Anzahl von wissenschaftlichen

Publikationen gesichert. In seltenen Fällen kann es sogar zu einem schweren Leberversagen kommen. Typische Symptome sind Juckreiz, Schläfrigkeit, Gelbsucht oder Magen-Darm-Beschwerden, die auch nach Wochen oder Monaten einer begonnenen Einnahme auftreten können (Björnsson, 2020). Glücklicherweise bilden sich die Symptome in der Regel über einige Wochen wieder zurück.

Fazit

Ashwagandha hat offensichtlich eine Vielzahl von positiven Wirkungen. Als Adaptogen kann Ashwagandha die allgemeine geistige und körperliche Leistungsfähigkeit erhöhen, Stress mindern und den Schlaf verbessern. Die Gefahr einer möglichen Lebertoxizität sollte man im Hinterkopf behalten und auf eine Einnahme bei vorbestehender Leberfunktionsstörung verzichten. Direkte lebensverlängernde Wirkungen sind aktuell nicht bewiesen.

Berberin

- Longevity-Potenzial: hoch
- Datenqualität: gut
- Risiko: gering
- Kosten: gering

Berberin ist ein bioaktiver Pflanzenstoff, der aus verschiedenen Pflanzenarten, insbesondere aus der Berberitze (Berberis), gewonnen wird. Es gehört zur Gruppe der Alkaloide und wird seit Jahrhunderten in der traditionellen chinesischen und ayurvedischen Medizin verwendet.

Bioverfügbarkeit

Die Bioverfügbarkeit von Berberin ist nach oraler Aufnahme sehr gering (Han Y., 2021). Bei Ratten findet man weniger als 1 % des oral aufgenommenen Berberins im Blut wieder, und beim Menschen wurden ähnlich schlechte Ergebnisse beobachtet (Spinozzi, 2014). Ursächlich dafür sind eine schlechte Aufnahme des Berberins und ein schneller Abbau in der Leber.

Es gibt verschiedene Ansätze, um die Bioverfügbarkeit zu verbessern. Die Verwendung als Berberin-Fumarat oder Berberin-Succinat kann die Bioverfügbarkeit um etwa 30 % verbessern (Cui, 2018). Der vielversprechendste Ansatz ist eine liposomale Form, die im Tierversuch die Bioverfügbarkeit etwa um den Faktor 6 steigern kann (Duong, 2022).

Studienlage

Berberin konnte im Tierversuch bereits eine lebensverlängernde Wirkung unter Beweis stellen (Xiao, 2025). Noch interessanter sind jedoch die Erkenntnisse zur biochemischen Wirkungsweise von Berberin, die es zu einem vielversprechenden Kandidaten in der Longevity-Forschung machen. Im Zellversuch mit menschlichen Bindegewebszellen führte Berberin zu einer etwa dreifach höheren Aktivität von SIRT1 (Zhu X., 2017). Außerdem bewirkt Berberin eine AMPK-Aktivierung (DiNicolantonio, 2022). Eine kombinierte SIRT1- und AMPK-Aktivierung ist im Zusammenhang mit Longevity auf jeden Fall vielversprechend!

Die positiven Effekte von Berberin auf den Zuckerstoffwechsel sind gut belegt (Panigrahi, 2023). In dieser Studie senkte Berberin nach einer Einnahmedauer von 12 Wochen z. B. den Nüchternblutzucker um etwa 20 % und den HbA1c-Wert um etwa 15 %.

Ähnlich positive Effekte hat Berberin einer größeren Analyse zufolge auf Parameter des Leberstoffwechsels (Koperska, 2022), insbesondere bei Patienten mit einer Fettlebererkrankung.

Eine Analyse von 18 Studien zur Wirkung von Berberin auf Blutfettwerte zeigte nur geringe Auswirkungen einer Berberin-Einnahme über bis zu 24 Wochen (Blais, 2023).

Bezüglich der anti-entzündlichen Wirkung kommt eine Meta-Analyse von 18 Studien zu dem Ergebnis, dass Berberin die Werte für IL-6 (-1,18 pg/ml), TNF-alpha (-3,72 pg/ml) und CRP (-1,33 mg/L) zuverlässig senken kann

(Vahedi-Mazdabadi, 2023). Das macht Berberin zu einer Therapie-Option, wenn Inflammaging ein Problem darstellt.

Dosierung und Sicherheit

In Studien werden tägliche Dosierungen bis 1.500 mg verwendet. Diese Dosierungen haben sich als sicher und gut verträglich erwiesen. Selten können Magen-Darm-Beschwerden auftreten.

Wichtig: Zwar gibt es die Früchte der Berberitze (Berberitzen) zu kaufen, allerdings enthalten diese kein Berberin. Berberin ist beispielsweise in der Rinde oder den Wurzeln der Pflanze enthalten.

Fazit

Berberin ist ein vielversprechender Kandidat für eine Longevity-Therapie, da es sowohl antientzündlich wirkt als auch Blutzuckerwerte optimieren kann. Zudem ist seine biochemische Wirkung mit einer AMPK- und SIRT1-Aktivierung optimal. Allerdings fehlen noch Studien, die eine Lebensverlängerung beim Menschen nachweisen.

Betain

$$H_3C-\overset{\overset{\displaystyle CH_3}{|}}{\underset{\underset{\displaystyle H_3C}{|}}{N^{\oplus}}}-CH_2-\overset{\overset{\displaystyle O}{\|}}{C}-O^{\ominus}$$

- Longevity-Potenzial: gering
- Datenqualität: gut
- Risiko: gering
- Kosten: gering

Betain ist eine natürliche chemische Verbindung, die aus der Aminosäure Glycin abgeleitet wird. Es handelt sich um eine Trimethylglycin-Verbindung, die in verschiedenen Organismen vorkommt, einschließlich Pflanzen, Tieren und Mikroorganismen.

Studienlage

Die wohl bedeutendste Eigenschaft von Betain ist seine Fähigkeit, den Homocysteinspiegel im Blut zu senken, was mit einem reduzierten Risiko für Herz-Kreislauf-Erkrankungen in Verbindung gebracht wird (Lu X.-T., 2023). Auf zellulärer Ebene agiert Betain als Osmolyt, reguliert den Wasserhaushalt und dient als Methylgruppen-Donor in biochemischen Prozessen – insbesondere im Homocystein-Stoffwechsel, wo es die Umwandlung von Homocystein in Methionin unterstützt. Natürlicherweise findet man Betain in Zuckerrüben, Spinat, Schalentieren und Weizen.

Die Frage, ob Betain im Rahmen eines Longevity-Programms sinnvoll ist, wurde in mehreren Übersichtsarbeiten untersucht. Die Senkung des Homocysteinspiegels ist durch zahlreiche Studien bestätigt. Allerdings gibt es auch kritische Aspekte: Eine tägliche Einnahme von mehr als 4 g Betain kann den LDL-Triglyceridspiegel erhöhen, was als potenziell negativer Effekt gewertet wird (Ashtary-Larky, 2022). Eine weitere Metaanalyse bestätigte eine leichte Erhöhung der Blutfette (Zawieja, 2021).

Einige Studien deuten darauf hin, dass Betain eine positive Wirkung auf den Körperfettanteil und den BMI haben könnte – was sich langfristig günstig auf die Mortalität auswirken würde. Eine umfassende Metaanalyse konnte diesen Effekt jedoch nicht bestätigen (Ashtary-Larky, 2022). Spannender ist der mögliche Einfluss von Betain auf die muskuläre Leistungsfähigkeit. Während einige Studien hier positive Effekte auf die Kraft, insbesondere der unteren Körperhälfte, nahelegen, zeigen umfassendere Übersichtsarbeiten insgesamt keinen oder nur einen minimalen Vorteil (Ismaeel, 2017; Zawieja, 2024).

Im Tierversuch mit Würmern wirkt Betain lebensverlängernd, indem es FOXO-Faktoren und Autophagie fördert und auf mTOR einwirkt (Lan, 2024). Grundsätzlich bleibt Betain daher interessant, ohne dass es bisher am Menschen bezüglich Longevity nennenswertes zu berichten gibt.

Fazit

Zusammenfassend lässt sich sagen: Betain ist kein essenzieller Bestandteil eines Standard-Longevity-Programms, aber möglicherweise eine interessante Ergänzung für spezifische Anwendungsfälle. Wer gezielt an seiner muskulären Kraft, insbesondere in den Beinen, arbeiten möchte oder bereits einen erhöhten Homocysteinspiegel hat, könnte von einer Supplementierung profitieren. Allerdings sollte darauf geachtet werden, nicht mehr als 4 g pro Tag zu konsumieren, um unerwünschte Effekte auf die Blutfettwerte zu vermeiden.

Kreatin

$$H_2N-C(=NH)-N(CH_3)-CH_2-C(=O)-OH$$

- Longevity-Potenzial: gut
- Datenqualität: gut
- Risiko: gering
- Kosten: gering

Kreatin ist eine natürlich vorkommende Substanz, die im Körper aus den Aminosäuren Arginin, Glycin und Methionin synthetisiert wird. Es spielt eine entscheidende Rolle bei der Energieversorgung der Muskelzellen und unterstützt die kurzfristige Leistungssteigerung, Muskelkraft und Regeneration. Der Körper speichert Kreatin hauptsächlich in den Muskeln in Form von Kreatinphosphat, das schnell verfügbare Energie für intensive körperliche Belastungen liefert. Kreatin kommt natürlich in Fleisch und Fisch vor, weshalb Menschen mit einer pflanzlichen Ernährung oft niedrigere Speicher haben.

Studienlage

Auf den ersten Blick mag es fragwürdig sein, im Rahmen eines Longevity-Programms Kreatin einzunehmen, da es üblicherweise eher mit muskelbepackten Bodybuildern in Verbindung gebracht wird. Verständlich wird diese Nahrungsergänzung jedoch, wenn man bedenkt, dass etwa ab der vierten Lebensdekade die Muskelmasse des Körpers langsam beginnt abzunehmen (McKendry, 2020). Dieser Prozess lässt sich durch adäquates Training und passende Nahrungsergänzung verlangsamen. Mehr über die Rolle des Trainings erfahren Sie in den Kapiteln über Fitness und Gebrechlichkeit.

Untersuchungen haben einhellig bewiesen, dass ab einem Alter von etwa 65 Jahren ein gezieltes Training gegen die sogenannte Sarkopenie (Muskelschwund) sehr sinnvoll ist und dass die Ergebnisse des Trainings durch die Einnahme von Kreatin verbessert werden können. So zeigte eine Untersuchung an Frauen mit einem durchschnittlichen Alter von etwa 65 Jahren, dass die Einnahme von 5 g Kreatin pro Tag im Vergleich zu einem Placebo nach 12 Wochen Muskeltraining sowohl die Muskelstärke als auch die Muskelmasse signifikant verbesserte (Aguiar, 2013). Ähnliches berichtet eine Studie an 28 Männern und Frauen über 65 Jahren, die über 14 Wochen dreimal pro Woche ein Muskeltraining absolvierten und dazu entweder 5 g Kreatin pro Tag oder ein Placebo einnahmen. Die Kreatin-Einnahme führte auch hier zu einer Steigerung der Kraft und Muskelmasse im Vergleich zur Placebo-Gruppe (Brose, 2003). In beiden Untersuchungen traten keine Nebenwirkungen der Kreatin-Einnahme auf.

Fairerweise muss man dazu sagen, dass die Effekte von Kreatin in anderen Studien nicht immer eindeutig waren. Insgesamt zeigt sich jedoch ein positiver Trend, wie in einer großen Übersichtsarbeit von 22 Studien (Chilibeck, 2017) und einer weiteren Meta-Analyse aus dem Jahr 2014 festgestellt wurde (Devries, 2014). Die Daten ergaben unter anderem, dass die Kreatin-Einnahme durchschnittlich zu einer zusätzlichen Zunahme der fettfreien Körpermasse von 1,37 kg führte – diesen Effekt sollten Sie nutzen!

Neben der positiven Wirkung auf körperliche Leistungsparameter wird Kreatin auch ein positiver Effekt auf die geistige Leistungsfähigkeit nachgesagt. Eine umfassende Analyse der aktuell zu diesem Thema verfügbaren Studien konnte dies jedoch jüngst nicht bestätigen (McMorris, 2024), während eine weitere Analyse von acht Studien aus dem Jahr 2023 einen moderaten, positiven Effekt auf die Gedächtnisleistung von Älteren (66-76 Jahre) ergab (Prokopidis, 2023). Eine Anwendung ist zumindest als Versuch empfohlen.

Dosierung und Sicherheit

Eine in Studien übliche Dosierung liegt im Bereich von 5 Gramm pro Tag, es werden aber auch Mengen bis 0,3g/kg Körpergewicht verwendet. Wenn Sie Kreatin für die muskuläre Wirkung einnehmen, ist eine Loading-Phase mit 20g für 5-7 Tage empfohlen (Forbes, 2021).

Die Einnahme von Kreatin ist gut verträglich. Selbst jahrelange Gaben von 30g pro Tag sind unproblematisch (Kreider, 2017).

Fazit

Eine Kreatin-Einnahme ist insbesondere für eine gezielte Verbesserung der Muskelkraft sinnvoll. Ob eine Einnahm auch positive Wirkungen auf die kognitive Leistungsfähigkeit hat, kann man durch einen Versuch klären.

Bromelain

- Longevity-Potenzial: gering
- Datenqualität: mittel
- Risiko: gering
- Kosten: gering

Bromelain ist ein natürliches Enzymgemisch, das aus der Ananas gewonnen wird und für seine entzündungshemmenden, verdauungsfördernden und immunstärkenden Eigenschaften bekannt ist. Es baut Proteine ab, was es besonders bei der Unterstützung der Verdauung hilfreich macht, und wird häufig zur Linderung von Schwellungen, Schmerzen und Entzündungen nach Verletzungen oder Operationen eingesetzt.

Zudem fördert es die Wundheilung, indem es abgestorbenes Gewebe entfernt, und hilft bei Atemwegserkrankungen, indem es Schleim löst. Bromelain wird auch auf seine Eigenschaften hin untersucht, es gibt jedoch keine Studien am Menschen dazu.

Es ist in Nahrungsergänzungsmitteln erhältlich und wird in der Regel gut vertragen, kann jedoch bei empfindlichen Personen leichte Nebenwirkungen, insbesondere im Magen-Darm-Trakt oder Kopfschmerzen, verursachen (Leelakanok, 2023).

Eine Auswertung der verfügbaren Literatur bezüglich einer entzündungshemmenden Wirkung konnte keinen Effekt auf Entzündungswerte im Blut feststellen (Pereira, 2023). Ebenfalls keinen Effekt zeigte eine 12-wöchige Einnahme von 1.050 mg Bromelain auf die Risikofaktoren einer Herz-Kreislauf-Erkrankung (Ley, 2016).

Fazit

Bromelain mag bei akuten Infekten oder bei der Wundheilung geringe Effekte haben, einen Nutzen für die Longevity Therapie sehe ich nicht.

Glycin

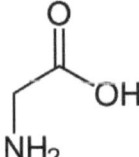

- Longevity-Potenzial: gering/mittel
- Datenqualität: gut
- Risiko: gering
- Kosten: gering

Glycin ist eine nicht-essentielle Aminosäure, die eine zentrale Rolle im Stoffwechsel und in der Funktion des Nervensystems spielt. Es wirkt als inhibitorischer Neurotransmitter im zentralen Nervensystem und trägt zur Regulierung von Erregung und Entspannung bei. Darüber hinaus ist Glycin ein wichtiger Baustein für Proteine, Kollagen und Kreatin.

Studienlage

Studien zeigen, dass eine Einnahme von 3 Gramm Glycin vor dem Schlafengehen die Schlafqualität verbessern, die Einschlafzeit verkürzen sowie die Tagesschläfrigkeit reduzieren kann (Yamadera, 2007; Inagawa, 2006). Weiterhin zeigte Glycin eine Wirksamkeit bei einzelnen psychiatrischen Erkrankungen (Soh, 2024).

Bioverfügbarkeit und Aufnahme von Glycin

Glycin wird sehr gut vom Körper aufgenommen und benötigt keinen komplexen Transportmechanismus. Es kann sowohl über die Nahrung als auch in Form von Supplementen aufgenommen werden.

Toxizität und Sicherheit von Glycin

Glycin gilt als äußerst sicher und hat eine sehr geringe Toxizität. Studien haben gezeigt, dass selbst hohe Dosen (über 50 Gramm pro Tag) keine schädlichen Nebenwirkungen verursachen. Lediglich in extrem hohen Mengen könnte es zu leichter Übelkeit oder Magenbeschwerden kommen.

Fazit

Glycin kann als Nahrungsergänzung angewandt werden, wenn Schlafprobleme bestehen. Ansonsten besteht keine Verwendung in der Longevity-Medizin.

NAC/ACC

- Longevity-Potenzial: mittel/hoch
- Datenqualität: gut
- Risiko: gering
- Kosten: gering

N-Acetylcystein (NAC, auch als ACC bezeichnet) ist eine synthetische Form der Aminosäure L-Cystein, die für ihre vielseitigen gesundheitlichen Vorteile bekannt ist. Es wird häufig als Nahrungsergänzungsmittel eingesetzt und spielt eine wichtige Rolle als Vorläufer für die Produktion von Glutathion, einem der stärksten Antioxidantien im Körper.

NAC unterstützt die Entgiftungsprozesse in der Leber, schützt Zellen vor oxidativem Stress und wird häufig bei Atemwegserkrankungen wie chronischer Bronchitis oder Mukoviszidose verwendet, da es Schleim in den Atemwegen verflüssigen kann. Darüber hinaus wird NAC auch in der Medizin zur Behandlung von Paracetamol-Überdosierungen eingesetzt, um Leberschäden zu verhindern. Durch seine starke antioxidative Wirkung ist ACC ein interessanter Kandidat für die Longevity-Therapie.

Studiendaten

ACC und Glycin als starke Longevity-Kombination

Eine 2022 publizierte Studie untersuchte eine hochdosierte Therapie mit 100 mg/kg/Tag ACC und Glycin für 16 Wochen. Die Kombination dieser beiden

Substrate macht Sinn, da Glutathion als "Ziel" dieser Therapie aus drei Aminosäuren besteht: Glutaminsäure, Cystein und Glycin.

Während ACC die Verfügbarkeit von Cystein erhöht, das oft der begrenzende Faktor für die Glutathion-Synthese ist, liefert Glycin ein weiteres essentielles Bauelement, das normalerweise der limitierende Faktor bei der Glutathion-Synthese ist (McCarty, 2018). Wenn der Körper unter oxidativem Stress steht, kann es zu einem Mangel an Glycin kommen, der die Glutathion-Produktion einschränkt.

Die kombinierte Gabe von ACC und Glycin stellt sicher, dass sowohl Cystein als auch Glycin ausreichend vorhanden sind, um die Glutathion-Synthese zu maximieren.

Die Dosierung in der genannten Studie war deutlich höher als in anderen Tests, beispielsweise erhielt ein 70-Kilo-Patient 7 g ACC und 7 g Glycin pro Tag. Es wurden nicht nur ältere Patienten um 70 Jahre untersucht, sondern auch jüngere Personen um 25 Jahre verglichen.

Interessant ist, dass die älteren Patienten zu Beginn der Studie im Vergleich zu den jüngeren Patienten einen um 66 % reduzierten Glutathion-Spiegel in den untersuchten Muskelzellen hatten und dieser sich nach 2 Wochen Gabe von Glycin + ACC auf das Niveau der jungen Patienten erholte.

Wichtige Erkenntnisse aus den Daten:

- Glutathion fällt im Alter ab (Detcheverry, 2023).

- Glutathion lässt sich durch die richtige Therapie normalisieren (Kumar P., 2023).

Dies hatte die Arbeitsgruppe bereits 2011 gezeigt – mit einer Gabe über nur 14 Tage (Sekhar, 2011).

Der Zellstress (oxidativer Stress) wurde ebenfalls in Form der Thiobarbituric Acid Reactive Substances (TBARS) gemessen. Dieser Parameter war zu Beginn der Studie bei den älteren Patienten deutlich (5-fach) erhöht im Vergleich zu den jungen Patienten und hatte sich nach 16 Wochen Nahrungsergänzung mit ACC + Glycin fast normalisiert.

Die Studie untersuchte noch etliche weitere Parameter, insbesondere einige Hallmarks of Ageing (auch die Mitochondrienfunktion). GlyNAC zeigte in den meisten gemessenen Parametern hervorragende Effekte, beispielsweise verbesserten sich Parameter des Glukosestoffwechsels oder Entzündungswerte (CRP ca. -40 %) deutlich.

Dauerhafte Einnahme von ACC + Glycin?

Auch diese Frage wurde untersucht: Nach 12 Wochen Pause fielen die Glutathion-Spiegel, die Werte für TBARS und die Entzündungswerte wieder auf den Ausgangswert zurück. Eine dauerhafte Einnahme ist vermutlich notwendig, wenn ein Glutathion-Mangel oder oxidativer Stress besteht.

GlyNAC und Longevity

Ein konkreter Bezug zur Longevity-Forschung ergibt sich aus einem Tierexperiment bei dem Mäuse mit angeborenem Glutathion-Mangel die GlyNAC-Therapie erhielten. Die Wissenschaftler konnten eine Lebensverlängerung um 24 % beobachten.

Falls ein Glutathion-Mangel vorliegt, kann GlyNAC zumindest bei Tieren deutlich lebensverlängernd wirken. Ergebnisse beim Menschen werden in den nächsten Jahren erwartet.

Benötigt ACC immer Glycin?

- Die Kombination aus ACC und Glycin wurde in niedrigeren Dosen von 2,4 g bis 7,2 g (ACC + Glycin zu je 50 %) über zwei Wochen getestet (Lizzo, 2022).

Ergebnis: Kein Effekt bei jüngeren Patienten und Verbesserung des antioxidativen Potenzials bei 65-Jährigen mit 4,8 g und 7,2 g Dosierung. Schlussfolgerung: Eine Einnahme von Glycin und ACC macht nur Sinn, wenn oxidativer/entzündlicher Stress vorliegt (z. B. erhöhte CRP-Werte).

In einer anderen Studie erhielten Patienten nur ACC in einer Dosis von 600 mg über 4 Wochen. Ergebnis: Beginnende Reduktion der Entzündungswerte, aber nicht signifikant (Sohouli, 2023). Und: Bei 2 × 600 mg ACC pro Tag über 4 Monate keine signifikante anti-entzündliche Wirkung (Esalatmanesh, 2022).

Eine umfangreiche Literaturauswertung aus 2023 analysierte 16 Studien und kam zu folgendem Fazit: ACC hat antioxidative Eigenschaften, die Daten reichen jedoch nicht für eine generelle Einnahme-Empfehlung aus (Fernández-Lázaro, 2023).

Außerdem sei noch erwähnt, dass 1,8 g ACC pro Tag dazu beitragen kann, Homocystein zu senken (Hildebrandt, 2015). Dieser Parameter sollte im Hinblick auf Longevity bestimmt werden, da er ein Risikofaktor für kardiovaskuläre Erkrankungen ist und auch auf einen Vitamin-B-Mangel hinweisen kann.

Toxizität

Die hochdosierte Therapie mit Glycin und ACC (je 100 mg/kg Körpergewicht) zeigte über 12 Wochen keinerlei Nebenwirkungen. Zwei weitere Studien derselben Wissenschaftler bestätigten dies (Kumar P., 2021; Kumar P., 2020). In einer der Studien wurde Glycin und ACC 24 Wochen lang gegeben, ohne relevante Nebenwirkungen oder Unverträglichkeiten. Zur Langzeiteinnahme gibt es keine Daten.

Fazit

Eine generelle Einnahme von ACC ist nicht gerechtfertigt, die Studienergebnisse zeigen jedoch, dass insbesondere ab 60 Jahren oder bei Vorliegen von oxidativem/entzündlichem Stress eine ACC-Gabe sinnvoll sein kann. Diese sollte mit Glycin kombiniert werden. Ob eine dauerhafte Einnahme notwendig ist, kann durch Blutuntersuchungen des oxidativen und entzündlichen Stresses überprüft werden.

Fettsäuren

Omega-3-Fettsäuren (EPA/DHA)

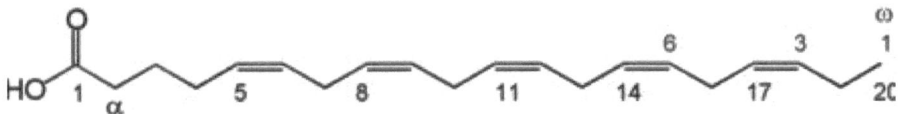

- Longevity-Potenzial: mittel
- Datenqualität: gut
- Risiko: gering
- Kosten: gering

Omega-3-Fettsäuren sind essenzielle, mehrfach ungesättigte Fettsäuren, die der Körper nicht selbst herstellen kann und daher über die Nahrung oder Nahrungsergänzungsmittel aufgenommen werden müssen. Die wichtigsten Formen sind Alpha-Linolensäure (ALA), Eicosapentaensäure (EPA) und Docosahexaensäure (DHA). Sie sind essenziell für die Zellmembranstruktur, insbesondere in Nervenzellen, und unterstützen die Funktion von Membranproteinen. Zudem regulieren sie über die Synthese von Eicosanoiden entzündliche Prozesse.

Eicosanoide sind körpereigene Botenstoffe, die aus Fettsäuren entstehen und wichtige Funktionen bei Entzündungen, der Immunabwehr, der Blutgerinnung und der Regulierung von Blutgefäßen haben. Besonders DHA ist wichtig für die Gehirnfunktion, die Entwicklung des Nervensystems und die Gesundheit der Netzhaut.

Natürliche Nahrungsquellen für Omega-3-Fettsäuren:

ALA: Leinsamen, Chiasamen, Walnüsse, Hanfsamen, Rapsöl

EPA & DHA: Fettreiche Kaltwasserfische (Lachs, Makrele, Hering, Sardinen), Algen

Da viele Menschen nicht regelmäßig fettreichen Fisch konsumieren, kann die Einnahme von Omega-3-Nahrungsergänzungsmitteln wie Fischöl-, Krillöl- oder Algenöl-Kapseln eine sinnvolle Alternative sein. Algenöl stellt dabei eine pflanzliche und nachhaltige Quelle für EPA und DHA dar, insbesondere für Vegetarier und Veganer.

Entsprechend der Unterscheidung in den natürlichen Quellen der Omega-3-Fettsäuren findet sich diese Differenzierung zwischen ALA sowie EPA & DHA auch in Nahrungsergänzungsmitteln.

Studienlage zu EPA & DHA

Senkender Effekt auf Blutfette

Eine aktuelle Analyse von 90 Studien mit mehr als 70.000 Patienten konnte zeigen, dass der Konsum von EPA & DHA (mehr als 2 g pro Tag) senkende Effekte auf Triglyceride und das Nicht-HDL-Cholesterin im Blut hat (Wang T., 2023). Dabei scheint der Effekt umso größer zu sein, wenn erhöhte Blutfettwerte oder Übergewicht vorliegen.

Anti-inflammatorische Effekte

Ein antientzündlicher Effekt einer Omega-3-Zufuhr liegt aufgrund der bekannten biochemischen Funktionen nahe. Entsprechend fiel auch eine Zusammenfassung von insgesamt 32 Analysen aus: Omega-3-Fettsäuren senken die Spiegel der Entzündungswerte CRP, TNF-Alpha und Interleukin-6 (Kavyani, 2022). Allerdings sind die beobachteten Wirkungen nicht so durchschlagend, sodass die anti-inflammatorische Wirkung eher als ein „nebensächlicher" Effekt betrachtet werden kann.

Kardiovaskuläre Wirkung

Die am besten belegte Wirkung der Omega-3-Fettsäuren (FS) ist der schützende Effekt auf die Entstehung oder das Fortschreiten kardiovaskulärer Erkrankungen, insbesondere der koronaren Herzerkrankung (Elagizi, 2021). Die koronare Herzkrankheit (KHK) ist eine chronische Erkrankung, bei der die Herzkranzgefäße (Koronararterien) durch Arteriosklerose verengt oder blockiert sind, wodurch die Durchblutung des Herzmuskels reduziert wird und es zu Brustschmerzen, Herzinfarkt oder Herzinsuffizienz kommen kann.

Eine Analyse von über 100.000 Patientendaten aus dem Jahr 2022 schätzte die Minderung des Risikos für verschiedene Herzerkrankungen auf etwa 10–30 % durch die Einnahme von Omega-3-FS (Bernasconi, 2021). Es gibt dabei auch einen deutlichen Zusammenhang zwischen Dosis und Wirkung – natürlich bis zu einer gewissen Grenze.

Neuroprotektive Wirkung

Die positiven Effekte einer Omega-3-FS-Einnahme auf das Auftreten einer Alzheimer-Demenz sind deutlich. Eine Studie mit 1.000 Personen im durchschnittlichen Alter von 73 Jahren zeigte, dass eine Omega-3-Einnahme das Risiko einer Demenz innerhalb eines Jahres um 64 % mindern konnte (Wei, 2023). Die Autoren präsentierten zudem eine Analyse von 100.000 Patientendaten, die ebenfalls einen protektiven Effekt nachwies.

Interessanterweise scheint der Effekt einer Omega-3-Einnahme besonders stark bei Personen zu sein, die genetisch ein hohes Risiko für Alzheimer haben. Diese Personen verfügen über eine spezielle Variante (ApoE4) des Apolipoproteins E, das eine zentrale Rolle im Fettstoffwechsel und beim Transport von Cholesterin und Lipoproteinen im Körper spielt. Menschen, die das ApoE4-Allel tragen, haben ein erhöhtes Risiko für Alzheimer-Krankheit, kardiovaskuläre Erkrankungen und eine gestörte Fettstoffwechselregulation. Während ApoE4 die Aufnahme und den Abbau von Fetten beeinflusst, ist es auch mit verstärkter Entzündungsaktivität und neuronaler Degeneration assoziiert, was seine Verbindung zu neurodegenerativen Erkrankungen erklärt.

Dass Omega-3 in diesen Fällen besonders gut präventiv wirkt, zeigte auch eine zehnjährige Beobachtung von 1.670 Personen im durchschnittlichen Alter von 73 Jahren. 41 % der Personen wiesen ApoE4 auf, und eine Omega-3-Einnahme konnte das Auftreten von Alzheimer signifikant mindern (Li L., 2022).

Fitness und Gebrechlichkeit

Omega-3-Fettsäuren spielen eine wichtige Rolle für die Muskelgesundheit, Regeneration und Leistungsfähigkeit. Sie wirken entzündungshemmend, verbessern die Durchblutung der Muskulatur und fördern die Muskelproteinsynthese, was besonders im Alter helfen könnte, Muskelabbau (Sarkopenie) zu verhindern. Eine Analyse von zehn klinischen Studien ergab, dass eine Langzeiteinnahme (mehr als sechs Monate) von mindestens 2 g Omega-3-FS pro Tag bei Älteren sowohl die Muskelmasse als auch die Ganggeschwindigkeit erhöhen kann (Huang, 2020).

Eine Analyse aus dem Jahr 2022 befasste sich ebenfalls mit der Auswirkung einer Omega-3-FS-Einnahme auf die Performance in verschiedenen „Leistungstests", darunter auch der 30-Seconds-Sit-to-Stand-Test. Dabei muss die Testperson innerhalb von 30 Sekunden so oft wie möglich von einem Stuhl aufstehen und sich wieder hinsetzen, ohne die Arme zu Hilfe zu nehmen. Daten von etwas mehr als 2.000 Älteren zeigten, dass Personen mit Omega-3-FS-Einnahme etwa zwei Wiederholungen mehr schafften (Cornish, 2022). Bedenkt man, dass der Durchschnittswert für 70-jährige Frauen bei zehn liegt, sind zwei zusätzliche Wiederholungen eine signifikante Verbesserung.

Biologisches Alter

Der direkte Effekt einer Omega-3-Einnahme auf das biologische Alter wurde in den letzten Jahren ebenfalls untersucht. Eine Untersuchung an 777 Patienten über 70 Jahre ergab, dass eine Omega-3-Einnahme von 1 g am Tag innerhalb von drei Jahren das biologische Alter (gemessen anhand von DNA-Methylierungen) um 2,9–3,8 Monate verlangsamen konnte (Bischoff-Ferrari, 2025).

In einer weiteren Untersuchung wurde das biologische Alter der Personen anhand einer der etablierten biologischen Uhren mittels Blutwerten (PhenoAge) gemessen und gleichzeitig der Konsum von Omega-3-Fettsäuren abgefragt. Die anschließende Auswertung ergab, dass Personen mit einem vermehrten Konsum von Omega-3-Fettsäuren auch ein niedrigeres biologisches Alter aufwiesen (Wu D., 2024).

Das richtige Produkt wählen

Omega-3-Fettsäuren können in drei verschiedenen Formen vorliegen:

- Triglyceride (TG) – Die natürliche Form, in der Omega-3-Fettsäuren in Lebensmitteln wie Fisch und pflanzlichen Ölen vorkommen. Triglyceride bestehen aus einem Glycerin-Rückgrat, an das drei Fettsäuren gebunden sind. Sie sind gut bioverfügbar und werden effizient im Körper aufgenommen.
- Ethylester (EE) – Eine synthetische, veränderte Form, die häufig in konzentrierten Omega-3-Nahrungsergänzungsmitteln vorkommt. Hierbei wird das Glycerin durch eine Ethylgruppe ersetzt, wodurch eine höhere Konzentration an EPA und DHA möglich ist. Allerdings warnt die European Medicines Agency (EMA) seit 2023 vor einem erhöhten Risiko für Herzrhythmusstörungen (Vorhofflimmern) durch Ethylester (EMA, 2023). Dies wurde unter anderem in der REDUCE-IT-Studie an 8.000 Patienten als Nebenwirkung einer Behandlung mit Ethylestern beobachtet (Bhatt, 2018).

Es gibt auch eine dritte Form, die re-esterifizierten Triglyceride (rTG), die in hochwertigen Omega-3-Präparaten genutzt wird. Diese kombinieren die hohe EPA/DHA-Konzentration der Ethylester mit der besseren Bioverfügbarkeit der natürlichen Triglyceride.

Leider lassen sich die drei verschiedenen Formen schlecht vergleichen. In den veröffentlichten Studien wird meistens kaum darauf eingegangen, welche Form genutzt wurde. Nach aktuellem Datenstand sollte man eher zur Triglycerid-Form greifen, um mögliche Risiken der Ester aus dem Weg zu gehen. Die Triglycerid-Form ist im Handel am weitesten verbreitet.

Zusätzlich sollte bei der Produktwahl beachtet werden, ob man Fischöl oder Algenöl bevorzugt. Tatsächlich bilden Fische selbst keine Omega-3-Fettsäuren, sondern reichern diese durch den Verzehr von Algen an. Fischöl hat den Nachteil, dass es einen stärkeren Fischgeruch haben kann. Außerdem gibt es Bedenken, dass Fischöl Mikroplastik oder schädliche Umweltgifte enthalten könnte. Eine aktuelle Studie konnte jedoch Entwarnung geben: In Fischöl-Produkten befindet sich allenfalls Mikroplastik aus der Produktion oder der Verpackung, nicht jedoch aus dem verarbeiteten Fisch (Kim M., 2024). Auch eine Auswertung der Europäischen Lebensmittelsicherheitsbehörde gibt bezüglich Pestiziden Entwarnung (EFSA, 2022). Die Wahl zwischen Algenöl und Fischöl bleibt also eine persönliche Präferenz.

Nebenwirkungen

Omega-3-Fettsäuren sind üblicherweise gut verträglich. Vereinzelt können Magen-Darm-Beschwerden auftreten (Sydenham, 2012). Omega-3-Fettsäuren stehen außerdem im Verdacht, die Wahrscheinlichkeit von Blutungen zu erhöhen. Eine umfassende Analyse mit über 100.000 Patienten kam jedoch zu dem Schluss, dass sich zwar das Blutungsrisiko unter hochdosierter Einnahme von Omega-3-FS erhöhen kann, dies jedoch kein zusätzliches Risiko schwerwiegender Folgen mit sich bringt.

Fazit

Omega-3-Fettsäuren sind offenbar wichtige Therapeutika für ein gesundes Leben. Besonders bei kardiovaskulären Risiken oder einem hohen Demenzrisiko sind die Effekte messbar. Eine Omega-3-Nahrungsergänzung sollte zu einer ambitionierten Longevity-Therapie im fortgeschrittenen Alter dazugehören.

Ob durch fettreichen Fisch, pflanzliche Quellen wie Leinsamen oder hochwertige Supplemente – die regelmäßige Aufnahme von Omega-3-Fettsäuren ist ein einfacher, aber effektiver Schritt.

Alphaliponsäure (ALA)

- Longevity-Potenzial: hoch
- Datenqualität: gut
- Risiko: gering
- Kosten: gering

Die Alpha-Liponsäure gehört zu den Omega-3-Fettsäuren und zählt zu den mächtigsten Antioxidantien im Körper. Sie hilft, oxidativen Stress zu reduzieren, indem sie freie Radikale neutralisiert und Zellschäden verhindert. Besonders bemerkenswert ist ihre Fähigkeit, andere Antioxidantien wie

Vitamin C, Vitamin E, Glutathion und Coenzym Q10 zu regenerieren. Dies verstärkt deren Wirkung und verlängert ihre Schutzfunktion für die Zellen.

Ein weiterer essenzieller Mechanismus von Alpha-Liponsäure ist ihre Beteiligung am Zitratzyklus (Krebs-Zyklus), dem zentralen Stoffwechselweg, der in den Mitochondrien stattfindet. Hier unterstützt sie Enzyme, die Nährstoffe in ATP (Adenosintriphosphat), also in zelluläre Energie, umwandeln. Da mitochondriale Dysfunktionen mit vielen altersbedingten Erkrankungen in Verbindung gebracht werden, ist ALA von besonderer Bedeutung für die Aufrechterhaltung der Zellenergie und ein möglicher Kandidat für die Vorbeugung neurodegenerativer Erkrankungen (Santos, 2019).

Bioverfügbarkeit

Die Bioverfügbarkeit von ALA ist eingeschränkt durch ihre schlechte Aufnahme, den zügigen Abbau und die schnelle Ausscheidung über die Niere. Nach einer Einnahme wird die maximale Konzentration im Blut bereits nach 15 Minuten erreicht, nach 2 Stunden ist der Spiegel jedoch schon wieder auf den Ausgangswert abgefallen (Ikuta, 2016). Um die Bioverfügbarkeit zu verbessern, wird eine Aufnahme 30 Minuten vor oder 2 Stunden nach einer Mahlzeit empfohlen (Seifar, 2019).

Denken Sie bei ALA auch immer daran, diese über natürliche Quellen zuzuführen, was tatsächlich einfacher ist als bei vielen anderen Fetten. Nüsse, insbesondere Walnüsse, enthalten viel ALA. Die Teilnehmer der bereits angesprochenen PREDIMED-Studie sollten pro Tag 15 g Walnüsse zu sich nehmen. Das entspricht ca. 1,35 g ALA. Tatsächlich lag der Serumspiegel für ALA in dieser Gruppe entsprechend etwa 50 % über dem der anderen Gruppen.

Studienlage

Die Studienlage zu Alpha-Liponsäure ist exzellent. Es wurden bereits etliche Studien zur Wirkung am Menschen durchgeführt, und es gibt übersichtliche Analysen der durchgeführten Studien.

Daraus geht hervor, dass die Einnahme von Alpha-Liponsäure einen positiven Effekt auf den Nüchtern-Blutzucker (-6,57 mg/dl) sowie den HbA1c als Langzeitparameter bei Blutzuckererkrankungen hat und zudem etliche Entzündungswerte senken kann (CRP -0,69 mg/l, IL-6 -1,83 pg/ml) (Rahimlou, 2019; Vajdi, 2021). Die Einnahme hat einen deutlich senkenden

Effekt auf die Blutfette (Mahmoudinezhad, 2023) und kann beim Abnehmen helfen. Eine Analyse der aktuell verfügbaren Studien ergab, dass die Einnahme von ALA im Vergleich zu Placebo einen Gewichtsverlust von 1,3 kg bewirken kann (Kucukgoncu, 2017).

In einzelnen Studien an Krebszellen konnte Alpha-Liponsäure außerdem das Wachstum der Zellen mindern und zur Knochengesundheit beitragen (Abdullah, 2024).

Alpha-Liponsäure wird zudem eine Wirkung bei neurologischen Erkrankungen nachgesagt. Eine Analyse der verfügbaren Daten bezüglich einer Wirkung bei Nervenschädigungen, die im Rahmen einer Zuckerkrankheit regelmäßig auftreten, konnte dies jedoch nicht bestätigen (Abubaker, 2022; Baicus, 2024). Ähnliches gilt für die Anwendung bei Patienten mit Alzheimer-Demenz. Obwohl die Wirkmechanismen der ALA – Unterstützung der Mitochondrien und antioxidative Wirkung – nahezu ideal für eine positive Wirkung erscheinen, lässt sich dies in Studien an Alzheimer-Patienten allenfalls als leichte Tendenz nachweisen (Maczurek, 2008).

Ähnliche Hoffnungen bestanden für eine Wirkung bei Herz-Kreislauf-Erkrankungen, da auch hier ein im Alter zunehmender oxidativer Stress eine wichtige Rolle in der Krankheitsentstehung spielt. Es liegt nahe, dass ein starkes Antioxidans wie ALA eine positive Wirkung zeigen könnte. Sie werden es bereits vermutet haben: Die Studien konnten keine überzeugende positive Wirkung nachweisen (Skibska, 2015).

Auch in der Behandlung von COVID-19-Infektionen wurde ALA auf ihre Wirksamkeit hin untersucht, konnte aber auch hier keinen positiven Effekt erzielen (Nguyen, 2024).

Dosierung und Toxizität

Die übliche Dosierung von ALA als Nahrungsergänzungsmittel liegt meist zwischen 200–600 mg pro Tag. Relevante Toxizität oder Nebenwirkungen einer Einnahme von Alpha-Liponsäure sind nicht bekannt (Fogacci, 2020). Denken Sie an den hohen Gehalt von ALA in Walnüssen und greifen Sie im Zweifel auf diese Quelle zurück.

Fazit

Obwohl Alpha-Liponsäure ein vielversprechendes Wirkungsprofil hat, lassen sich aktuell durchschlagende Wirkungen am Menschen nur in einigen Teilbereichen belegen. Im Rahmen einer Longevity-Therapie ist die

Einnahme von ALA ein „Kann", aber auf keinen Fall ein „Muss". Regelhafter Walnusskonsum ist eine gute Option, sich die Vorteile der ALA zunutze zu machen. Wer sich Sorgen um seine Blutfette macht oder sein Gewicht optimieren möchte, findet in ALA eine Option.

Omega-6-Fettsäuren

- Longevity-Potenzial: niedrig
- Datenqualität: gut
- Risiko: mittel
- Kosten: gering

Omega-6-Fettsäuren sind eine Gruppe essenzieller mehrfach ungesättigter Fettsäuren, die der Körper nicht selbst herstellen kann und daher über die Nahrung aufnehmen muss. Die wichtigste Omega-6-Fettsäure ist Linolsäure (LA), die in Arachidonsäure (AA) umgewandelt werden kann. Diese Fettsäuren sind wichtig für das Wachstum, die Zellmembranstruktur und die Immunfunktion.

Omega-6-Fettsäuren kommen in vielen pflanzlichen Ölen und Lebensmitteln vor, darunter:

- Pflanzliche Öle: Sonnenblumenöl, Sojaöl, Maisöl, Distelöl
- Nüsse und Samen: Sonnenblumenkerne, Kürbiskerne
- Fleisch und Eier: Besonders aus konventioneller Tierhaltung, da das Futter oft reich an Linolsäure ist.

Omega-6- und Omega-3-Balance

Ein ungleiches Verhältnis von Omega-6 zu Omega-3-Fettsäuren kann problematisch sein. Während Omega-6-Fettsäuren teilweise entzündungsfördernd wirken, haben Omega-3-Fettsäuren meist entzündungshemmende Effekte. In einer modernen westlichen Ernährung überwiegt oft Omega-6, was chronische Entzündungen und das Risiko für Herz-Kreislauf-Erkrankungen erhöhen kann.

Ein ideales Verhältnis von Omega-6 zu Omega-3 liegt etwa bei 4:1 oder niedriger, während viele westliche Ernährungsweisen ein Verhältnis von 10:1 oder höher aufweisen (Simopoulos, 2002). Es gibt einen direkten Zusammenhang zwischen einem übermäßigen Konsum von Omega-6-Fettsäuren und einer höheren Sterblichkeitsrate durch Herz-Kreislauf-Erkrankungen. Danach hatten Personen mit sehr hohem Omega-6-Konsum eine doppelt so hohe Sterblichkeit wie Personen mit niedrigem Konsum von Omega-6-Fettsäuren. Dieses Ergebnis zeigte eine erst kürzlich veröffentlichte Studie an 5.000 Patienten (Zhao, 2025).

Sie können das Verhältnis günstiger gestalten, indem Sie den Fleischkonsum reduzieren.

Fazit

Omega-6-Fettsäuren sind essenziell für die Gesundheit, sollten jedoch in einem ausgewogenen Verhältnis zu Omega-3-Fettsäuren konsumiert werden, um entzündungsfördernde Effekte zu vermeiden. Eine abwechslungsreiche Ernährung hilft, diese Balance zu erhalten. Omega-6-Fettsäuren müssen üblicherweise nicht als Nahrungsergänzung zugeführt werden.

Medikamente

Achtung: Es gibt keine Medikamente, die offiziell für die Longevity Therapie zugelassen sind. Der Einnahme von Medikamenten kann mit bedeutenden Risiken verbunden sein! Der Einsatz für die Longevity ist „off-label", also außerhalb der offiziellen Zulassung aller Medikamente. Das ist zwar grundsätzlich möglich, allerdings erlischt in diesem Fall die Herstellerhaftung, falls Schäden auftreten. Ein Einsatz sollte wohl überlegt sein und nur in enger Absprache mit einem Arzt erfolgen!

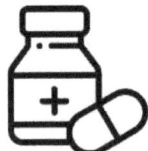

Die moderne Longevity-Forschung hat in den letzten Jahren einige Medikamente identifiziert, die potenziell das biologische Altern verlangsamen und altersbedingte Erkrankungen hinauszögern können. Ob Metformin, Acarbose oder Rapamycin – diese Substanzen versprechen nicht nur eine längere Lebensspanne, sondern auch eine verlängerte Gesundheitsspanne. Doch welche Medikamente haben tatsächlich wissenschaftlich fundierte Effekte? Welche Risiken sind zu beachten? Und wie unterscheiden sich experimentelle Ansätze von bereits wissenschaftlich begründeten Therapieoptionen? Dieses Kapitel beleuchtet die aktuellen Erkenntnisse, die potenziellen Vorteile und Grenzen medikamentöser Longevity-Strategien und gibt einen Einblick in den Stand der Forschung sowie zukünftige Entwicklungen.

Melatonin

- Longevity-Potenzial: Mittel
- Datenqualität: gut
- Risiko: gering
- Kosten: gering

Melatonin ist ein körpereigenes Hormon, das in der Zirbeldrüse des Gehirns produziert wird und den Schlaf-Wach-Rhythmus reguliert. Es wird oft als Medikament oder Nahrungsergänzungsmittel zur Behandlung von Schlafstörungen wie Insomnie oder Jetlag eingesetzt. Besonders bei Menschen mit unregelmäßigen Schlafmustern, etwa durch Schichtarbeit oder Reisen über Zeitzonen hinweg, kann Melatonin helfen, den Schlaf zu verbessern.

Bioverfügbarkeit

Melatonin ist als Tablette, aber auch als Nasenspray verfügbar. Beide Methoden erreichen wirksame Plasmaspiegel nach etwa 50 Minuten (Harpsøe, 2015).

Studienlage

Melatonin ist seit etwa 50 Jahren ein beliebtes Forschungsobjekt in Bezug auf eine schlaffördernde Wirkung. Die ersten Studien konnten für Melatonin tatsächlich nachweisen, dass die Gabe schläfrig macht und auch die Ergebnisse von Reaktionstests negativ beeinflusst. Allerdings ist es wichtig zu beachten, dass damals deutlich höhere Dosierungen (bis 80 mg) verwendet wurden als in den heute üblichen Präparaten zu finden sind (Dollins, 1993). Inzwischen konnte jedoch auch gezeigt werden, dass eine geringe Dosis von 0,3 mg abends um 21 Uhr ausreicht, um das Einschlafen zu verkürzen (Zhdanova I. V., 1996). Dies wurde durch eine Analyse von 17 verschiedenen Studien rund um das Thema „Melatonin" und Schlaf bestätigt. Melatonin wirkt offenbar sowohl schlafanstoßend als auch positiv auf die Schlafdauer (Brzezinski, 2005).

Weiterhin wirkt Melatonin nicht nur einfach schlaffördernd, sondern auch förderlich auf einen normalen zirkadianen Schlaf-Wach-Rhythmus und wird deshalb als „Chronobioticum" bezeichnet (Lewy, 1992). Der zirkadiane Rhythmus ist die innere biologische Uhr des Körpers, die den 24-Stunden-Zyklus verschiedener physiologischer Prozesse steuert, insbesondere den Schlaf-Wach-Rhythmus. Er wird hauptsächlich durch Licht und Dunkelheit reguliert, wobei die Ausschüttung des Schlafhormons Melatonin in der Zirbeldrüse bei Dunkelheit ansteigt und bei Tageslicht abnimmt. Neben dem Schlaf beeinflusst der zirkadiane Rhythmus auch Körpertemperatur, Hormonproduktion, Stoffwechsel und kognitive Funktionen.

Wichtig für die Gesamtbeurteilung einer schlaffördernden Substanz ist natürlich auch eine mögliche negative Wirkung auf die Schlafarchitektur. Diese sollte möglichst natürlich sein und den üblichen Schlafphasen folgen. Erfreulicherweise hat Melatonin keine negativen Effekte auf die Schlafqualität (Zhdanova I. V., 2005).

Neben der beschriebenen Wirkung auf den Schlaf mehren sich in den letzten Jahren die Hinweise, dass Melatonin daneben als Antioxidans schützende Effekte insbesondere auf Mitochondrien, insbesondere in Muskelzellen, besitzt (Reiter, 2018) und anti-entzündlich wirkt (Nabavi, 2019). So konnte eine Untersuchung einen antioxidativen und antiinflammatorischen schützenden Effekt einer Melatoningabe vor extremer körperlicher Belastung beim Menschen zeigen (Ochoa, 2011). Studienteilnehmer mussten einen 50-km-Lauf absolvieren, der aufgrund der hohen Belastung zu messbarem oxidativen Stress und Entzündungsreaktionen führte. Beides wurde durch eine Melatoningabe abgeschwächt.

Diese schützende Wirkung von Melatonin bekommt für die Longevity-Therapie besondere Relevanz, da man inzwischen weiß, dass Melatoninspiegel und Melatoninwirkung im Alter abnehmen (Stacchiotti, 2020). Dies scheint möglicherweise eine der Ursachen für Alterserscheinungen wie den altersbedingten Muskelschwund (Sarkopenie) zu sein. Dass fallende Melatoninspiegel dabei eine entscheidende Rolle spielen könnten, zeigen Studien, in denen dieser Muskelschwund durch eine Melatoningabe bei Tieren aufgehalten wurde (Sayed, 2020). In einer Studie an Personen mit altersbedingtem Muskelschwund konnte jedoch eine 4-wöchige Melatoningabe keine positiven Effekte bewirken (Rondanelli, 2018). Allerdings halte ich die Studiendauer für zu kurz, um tatsächlich Effekte sichtbar zu machen.

Nichtsdestotrotz geht aus der aktuellen Literatur eine mögliche hilfreiche Wirkung von Melatonin bei Sarkopenie hervor, die jedoch noch weiter untersucht werden muss, um einen definitiven Nutzen daraus ableiten zu können. Eine Melatonintherapie könnte jedoch in Verbindung mit sportlicher Aktivität eine wirksame Prävention der Sarkopenie darstellen (Coto-Montes, 2016), (Fernández-Martínez, 2023).

Biochemisch scheint zumindest ein Teil dieser vorteilhaften Wirkungen auf eine Aktivierung von Sirtuinen und FOXO-Faktoren zu beruhen – es könnte also sein, dass wir zukünftig noch mehr von Melatonin als Longevity-Option hören (Reiter, Dysfunctional mitochondria in age-related neurodegeneration: Utility of melatonin as an antioxidant treatment , 2024).

Dosierung und Toxizität

Melatonin wird zur schlafanstoßenden Wirkung und zur Unterstützung der zirkadianen Rhythmik in niedrigen Dosen von 0,3–1 mg 30-60 Minuten vor dem Zubettgehen verabreicht. Höhere Dosierungen bis 3 mg können verwendet werden, allerdings ist auch dann keine bessere Wirkung zu erwarten. Erfreulicherweise ist Melatonin sehr gut verträglich, sodass selbst in Dosierungen bis 50 mg keine schweren Nebenwirkungen zu erwarten sind.

Fazit

Melatonin in niedrigen Dosierungen zur Unterstützung des Nachtschlafes und der zirkadianen Rhythmik erscheint eine sinnvolle Ergänzung einer Longevity-Therapie. Auch mögliche Effekte auf den altersbedingten Muskelschwund und eine entzündungshemmende Wirkung machen eine Therapie mit Melatonin interessant. Aus meiner Sicht erscheint eine tägliche Dosierung von 0,3–1 mg sinnvoll zu sein.

Acarbose

- Longevity-Potenzial: mittel
- Datenqualität: mittel
- Risiko: gering
- Kosten: gering

Acarbose, ein Medikament, das traditionell bei der Behandlung von Typ-2-Diabetes eingesetzt wird, hat in der Wissenschaft unerwartete Aufmerksamkeit erregt. Ursprünglich entwickelt, um den Blutzuckerspiegel zu kontrollieren, scheint Acarbose möglicherweise auch eine Rolle bei der Verlängerung der Lebenszeit zu spielen – zumindest bei Mäusen. Aber was steckt dahinter?

Acarbose wirkt wie eine Art "Geschwindigkeitsbegrenzer" für den Zuckerstoffwechsel. Es blockiert ein Enzym namens Alpha-Glukosidase in der Schleimhaut des Dünndarms. Dieses Enzym ist normalerweise dafür verantwortlich, größere Kohlenhydratmoleküle – etwa Stärke – in kleinere Zuckermoleküle zu spalten, die schnell ins Blut aufgenommen werden können. Wird das Enzym gehemmt, läuft dieser Prozess langsamer ab, und die Zuckeraufnahme wird verzögert. Das Ergebnis: Blutzuckerspitzen nach dem Essen werden abgeflacht, der Langzeitblutzuckerwert (HbA1c) verbessert sich, und Komplikationen der Zuckerkrankheit können abgemildert werden. Für Diabetiker ist das bereits ein klarer Gewinn.

Doch die Geschichte endet hier nicht. In Studien zeigte sich, dass Acarbose die Lebensdauer von Mäusen signifikant verlängern kann – um erstaunliche 20 % bei männlichen Tieren. Weibliche Mäuse profitierten zwar weniger, erreichten aber immer noch eine Lebensverlängerung von etwa 5 % (Harrison, 2019). Aber warum hat ein Diabetesmedikament einen solchen Effekt auf die Lebenszeit? Die Antwort könnte im Darmmikrobiom liegen.

Acarbose verändert das Mikrobiom im Darm auf bemerkenswerte Weise. Dadurch, dass große Kohlenhydratmoleküle, die normalerweise im Dünndarm aufgespalten und aufgenommen werden, den Dickdarm erreichen, können diese von Darmbakterien fermentiert werden (Zhang X., 2017). Das Ergebnis ist eine Verschiebung der bakteriellen Zusammensetzung, die mit mehreren positiven Effekten verbunden ist (Wu B., 2022):

- Reduktion von Entzündungsreaktionen.
- Hemmung von oxidativem und mitochondrialem Stress
- Verlängerung der Telomere
- Aktivierung von SIRT1-Genen

Spannend wird es, wenn Acarbose mit einem anderen vielversprechenden Longevity-Medikament, Rapamycin, kombiniert wird. In Studien an Mäusen führte diese Kombination zu einer Lebensverlängerung von bis zu 30 % – und zwar bei männlichen und weiblichen Tieren gleichermaßen (Strong, 2022). Die beiden Substanzen scheinen sich gegenseitig zu verstärken, was die Effekte auf Entzündungen, oxidativen Stress und andere Alterungsmechanismen betrifft.

Dosierung

Die Dosierung von Acarbose im Kontext von Longevity ist bislang nicht standardisiert, da es keine spezifischen Studien am Menschen gibt, die diesen Effekt eindeutig belegen. In der Diabetesbehandlung werden üblicherweise 50–100 mg zu den Hauptmahlzeiten eingenommen, um die Glukoseaufnahme zu verzögern.

In Tierstudien, die positive Longevity-Effekte zeigten, wurde Acarbose mit der Nahrung verabreicht, wobei die Dosierung an das Körpergewicht der Tiere angepasst wurde. Auf den Menschen übertragen könnte eine niedrige Dosis (z. B. 50 mg zu den Mahlzeiten) für erste Versuche sinnvoll sein – jedoch immer in Absprache mit einem Arzt.

Fazit

Trotz der vielversprechenden Ergebnisse aus der Forschung gibt es bislang keine überzeugenden Studien, die die Wirkung von Acarbose auf die Langlebigkeit beim Menschen belegen. Die Effekte bei Mäusen sind zwar faszinierend, aber ihre Übertragbarkeit bleibt unklar. Wer bereits Rapamycin einnimmt und keine Scheu vor zusätzlichen Medikamenten hat, könnte

Acarbose als Ergänzung in Betracht ziehen. Doch für eine alleinige Einnahme im Rahmen einer Longevity-Therapie fehlt derzeit zumindest die wissenschaftliche Grundlage.

Rapamycin

- Longevity-Potenzial: gut
- Datenqualität: gut
- Risiko: hoch
- Kosten: hoch

 **Rapamycin ist ein Medikament mit starken Wirkungen auf das Immunsystem und möglichen Nebenwirkungen.**

Rapamycin – ein Molekül, das klingt wie ein Geheimnis aus einem Science-Fiction-Roman, hat die Forschung zur Lebensverlängerung revolutioniert. Seine Geschichte beginnt an einem der entlegensten Orte der Welt, der Osterinsel, auch bekannt als Rapa Nui. Dort wurde dieses außergewöhnliche Molekül von Bodenbakterien isoliert und zunächst als Immunsuppressivum bei Organtransplantationen eingesetzt. Doch bald geschah etwas Unerwartetes – etwas, das die Wissenschaft in Aufruhr versetzte.

Patienten, die Rapamycin erhielten, entwickelten auffällig selten Krebserkrankungen. Die ersten Hinweise darauf sorgten für Skepsis – zu unwahrscheinlich schien der Zusammenhang. Doch eine umfassende Datenanalyse aus dem Jahr 2005 brachte Klarheit. Die Ergebnisse waren verblüffend: Rapamycin reduzierte das Auftreten neuer Krebserkrankungen um mehr als die Hälfte (Kauffman, 2005). Eine Studie von 2006 bestätigte diese bahnbrechenden Ergebnisse. Innerhalb von fünf Jahren entwickelten nur 4,0 % der Patienten, die Rapamycin erhielten, Organtumore, verglichen mit 9,6 % in der Kontrollgruppe. Und bei Hautkrebs? Rapamycin verdreifachte die Zeitspanne, bis ein Tumor auftrat (Campistol, 2006).

Diese Entdeckungen sorgten für Aufsehen. Was steckte hinter der schützenden Wirkung von Rapamycin? Die Wissenschaft wollte es genau wissen, und so begann eine intensive Untersuchung, die von Zellstudien bis hin zu Experimenten an Tieren reichte.

In einer wegweisenden Studie untersuchten Forscher 2008 gezielt die Fähigkeit von Rapamycin, das Leben zu verlängern – und die Ergebnisse waren beeindruckend. Mäuse, die mit Rapamycin behandelt wurden, lebten länger: 14 % länger bei weiblichen und 9 % länger bei männlichen Tieren. Doch es ging noch weiter. Eine Studie aus dem Jahr 2013 zeigte, dass eine höhere Dosis die Lebensdauer sogar um 29 % bei weiblichen und um 26 % bei männlichen Tieren verlängerte (Miller, 2013). Solche Ergebnisse waren beispiellos und zementierten Rapamycins Ruf als potenzielles „Anti-Aging-Wundermittel".

Diese lebensverlängernde Wirkung wurde inzwischen in zahlreichen Studien an Tieren, Geweben und Zellen bestätigt, und heute gilt Rapamycin als einer der spannendsten Kandidaten in der Erforschung von Lebensverlängerung und Alterungsprozessen.

Die Wirkungsweise von Rapamycin liest sich wie eine Anleitung zur Verlangsamung des Alterns und zur Förderung von Gesundheit auf allen Ebenen (Lee D. J., 2024):

- **mTOR-Hemmung**: Rapamycin ist ein gezielter Hemmer des mTOR-Komplexes 1 (mTORC1), eines zentralen Regulators für Zellwachstum und Nährstoffverwertung.

- **Autophagie**: Eines der beeindruckendsten Ergebnisse der mTOR-Hemmung ist die Förderung der Autophagie. Rapamycin hilft dabei, diesen natürlichen Prozess wieder in Gang zu setzen – eine regelrechte Verjüngungskur auf molekularer Ebene.

- **Entzündungshemmung**: Chronische Entzündungen, auch bekannt als "Inflammaging", sind ein heimlicher Treiber des Alterns und zahlreicher altersbedingter Krankheiten. Rapamycin hat gezeigt, dass es entzündungshemmend wirkt und dabei hilft, diesen gefährlichen Kreislauf zu durchbrechen.

- **Optimierung des Stoffwechsels**: Eine weitere bemerkenswerte Eigenschaft von Rapamycin ist seine Fähigkeit, den Zuckerstoffwechsel zu regulieren und die Insulinempfindlichkeit zu verbessern.

Es ist dennoch wichtig zu beachten, dass die Forschung zu Rapamycin und seiner Anwendung bei der Alterung weiterhin aktiv und erst am Anfang ist. Weitere Studien sind erforderlich, um die Sicherheit und Wirksamkeit bei Menschen umfassend zu untersuchen, bevor es als allgemeine Anti-Aging-Therapie eingesetzt werden kann. Es gibt durchaus auch widersprüchliche Forschungsergebnisse; so erhöhte sich die Sterblichkeit von Mäusen mit einem Diabetes mellitus, die mit Rapamycin behandelt wurden, um den

Faktor 1,7 in einer Studie (Sataranatarajan, 2016). Zwar konnten folgende Studien diesen Zusammenhang nicht bestätigen, aber dennoch sollte man mit Bedacht handeln, wenn man über eine Rapamycin-Therapie nachdenkt (Blagosklonny, 2019).

Zum Schluss noch ein Hinweis auf die Erfahrungen, die Bryan Johnson, einer der Longevity-Pioniere, über einen längeren Zeitraum mit der Einnahme von Rapamycin gesammelt hat. Nach einer Einnahmedauer von fünf Jahren hat er sich schließlich gegen eine weitere Einnahme entschieden und begründet das unter anderem mit offensichtlichen immunologischen Problemen (verstärkt auftretenden [Haut-]Infektionen), negativen Auswirkungen auf Blutfettwerte und Blutzuckerspiegel sowie der unklaren Lage bezüglich weiterer schädlicher Effekte von Rapamycin bei der Langzeiteinnahme (Johnson B., 2025).

Die richtige Dosis finden

Die Dosierung von Rapamycin für die Verwendung in der Longevity-Therapie ist noch nicht standardisiert und sollte mit Vorsicht betrachtet werden. Die Dosierung nach einer Transplantation beginnt üblicherweise mit einer einmaligen höheren Dosis, gefolgt von einer täglichen Erhaltungsdosis. Dies kann man jedoch nicht so ohne Weiteres auf die Longevity-Therapie übertragen, denn es muss mit störenden Nebenwirkungen gerechnet werden, wie zum Beispiel einer Erhöhung der Blutfettwerte, gestörter Wundheilung, Schleimhautschäden im Mund, Magen-Darm-Beschwerden oder einem gestörten Glukose-Stoffwechsel (Augustine, 2007). Nebenbei sei noch gesagt, dass die Therapiekosten einer täglichen Rapamycin-Therapie bei mehreren Hundert Euro pro Monat liegen.

Bislang gibt es jedoch nicht genügend klinische Studien, die eine definitive Dosierung für die Longevity-Therapie empfehlen, insbesondere bei Menschen. Die verfügbare Forschung beruht hauptsächlich auf Tierversuchen.

In einigen frühen Studien und Berichten, die sich mit der Lebensverlängerung und den gesundheitlichen Vorteilen von Rapamycin befassen, werden folgende Beispiele genannt:

- **Verschieden dosierte Langzeitbehandlungen:** In einigen Tierstudien wurde eine Dosis von etwa 1–6 mg/kg Körpergewicht pro Tag verwendet.

- **Menschliche Anwendungen:** Die übliche Dosierung liegt für Patienten nach einer Transplantation bei 6 mg als einmalige Dosis, gefolgt von 2 mg pro Tag.

Eine Dauertherapie mit Rapamycin wie nach einer Organtransplantation möchte natürlich aus den genannten Gründen niemand einnehmen. Glücklicherweise ergeben sich für Rapamycin seit einigen Jahren starke Hinweise, dass eine kontinuierliche Gabe für die Longevity-Therapie nicht nötig ist: In einer Studie zeigte sich, dass für die lebensverlängernden Effekte keine dauerhafte Therapie mit Rapamycin erfolgen muss. An Mäusen konnte nach einer dreimonatigen Therapie, die dann gestoppt wurde, noch sechs Monate lang der lebensverlängernde Effekt von Rapamycin beobachtet werden (Juricic, 2022). Ähnliches konnte auch an Mäusen beobachtet werden, die nur alle fünf Tage eine Dosis Rapamycin erhielten: Die Rapamycin-Gruppe lebte im Durchschnitt 972 Tage, während die Tiere ohne Rapamycin im Durchschnitt nach 859 Tagen verstarben (Apelo, 2016). Das älteste Tier mit Rapamycin schaffte es ins stolze Mäusealter von 1122 Tagen, da war das älteste Tier ohne Rapamycin schon fast ein halbes Jahr tot.

Ähnliches galt auch, wenn die Versuchstiere zwei Wochen Rapamycin erhielten und dann zwei Wochen eine Pause machten: Rapamycin verzögerte das Auftreten und das Wachstum von Tumoren bei den Versuchstieren deutlich (Anisimov, 2010). Ursächlich dafür könnte die lange Halbwertszeit von Rapamycin sein, die bei 40–60 Stunden liegt (Harinath, 2024) und damit dafür sorgt, dass Rapamycin auch nach einmaliger Gabe noch für einige Tage im Blut nachweisbar ist.

Einen Hinweis darauf, dass eine einmalige Einnahme von 5 mg Rapamycin pro Woche bereits einen guten Effekt haben könnte, zeigte die meines Wissens einzige Studie am Menschen, die Rapamycin-Effekte untersuchte. In dieser Studie erhielten ältere Personen einmal pro Woche 5 mg eines eng mit Rapamycin verwandten Stoffes, und anschließend wurde die Reaktion auf eine Grippe-Impfung getestet. Patienten mit der Therapie des Rapamycin-ähnlichen Stoffes zeigten dabei eine bessere Immunreaktion als Personen ohne diese Therapie (Mannick, 2016). Dies wurde interpretiert als eine zumindest teilweise Verjüngung altersbedingter Immunschwäche durch die Rapamycin-Therapie.

Auch wenn das alles immer noch keinen direkten Schluss auf eine Longevity-Dosierung von Rapamycin am Menschen zulässt, wurden diese Informationen innerhalb der Longevity-Community natürlich heiß diskutiert, und es haben sich verschiedene Dosierungsschemata herausgebildet. Im

Internet lassen sich an der einen oder anderen Stelle Angaben finden, wie viel Rapamycin der eine oder andere Longevity-Jünger einnimmt, und es handelt sich dabei fast immer um eine Variante einer wöchentlichen Einnahme, die eventuell noch kombiniert wird mit einer Therapiepause nach einer gewissen Zeit. So gibt Peter Diamandis, ein amerikanischer Longevity-Jünger, auf seiner Webseite an, 12 Wochen lang jede Woche 6 mg Rapamycin zu nehmen und dann eine Pause von einem Monat einzulegen (Diamandis, 2024).

Tatsächlich wurden im Rahmen einer Studie in den USA gezielt Personen befragt, die Rapamycin als Longevity-Therapie einnehmen. Immerhin 333 Personen machten entsprechende Angaben, und die Einnahme von 1 × 6 mg Rapamycin pro Woche war bei weitem die am häufigsten genannte Dosierung (Kaeberlein, 2023). Die darunter geschilderten Nebenwirkungen waren allesamt harmlos. Am häufigsten (14,7 %) klagten die Personen über Schleimhautschäden im Mund, ansonsten wurde eine gute Verträglichkeit berichtet.

Dies wird durch die Daten der größten bisher gelaufenen Studie zur Untersuchung von Rapamycin und Longevity mit dem Namen „Participatory Evaluation (of) Aging (With) Rapamycin (for) Longevity Study" (PEARL) unterstützt. Im Rahmen dieser Studie erhielten die Teilnehmer entweder 5 oder 10 mg Rapamycin pro Woche, und es wurden verschiedene altersabhängige Parameter erfasst. Allerdings wurde eine eigene Herstellung von Rapamycin verwendet, deren Bioverfügbarkeit etwa um den Faktor 3,5 geringer ist als die kommerziell erhältliche Version von Rapamycin. 10 mg in dieser Studie entsprechen daher nur etwa 2,9 mg „echtem" Rapamycin. In der Studie wurde also sehr niedrig dosiert.

Eine wichtige Erkenntnis dieser Studie war die gute Verträglichkeit der wöchentlichen Rapamycin-Gabe. Weiterhin wurden verschiedene Parameter der Alterung erfasst, wie etwa der Anteil der fettfreien Körpermasse (sinkt im Alter), die Knochendichte (sinkt im Alter), die berichtete Lebensqualität der Studienteilnehmer und andere Parameter. Tatsächlich ergaben sich positive Effekte in einigen dieser Parameter: So verbesserte sich die fettfreie Körpermasse bei Frauen sowie Werte für die Gebrechlichkeit, während bei Männern die Knochendichte positiv beeinflusst wurde – die Ergebnisse sind aber insgesamt breit gestreut.

Während einzelne Individuen starke Vorteile erzielten, zeigten andere keine Reaktion auf die Rapamycin-Therapie, sodass weitere Studien nötig sind, um neue Erkenntnisse zu gewinnen. Die genannte Studie untersuchte auch nur einen Zeitraum von 48 Wochen, in dem keine bahnbrechenden Änderungen durch diese doch eher niedrig angesetzte Therapie zu erwarten sind. Im Studienzeitraum verstarb eine Person in der Placebo-Gruppe gegenüber null Todesfällen in der Rapamycin-Gruppe.

Wer Rapamycin auf Dauer nimmt, sollte einen Serumspiegel 24 Stunden nach Einnahme einer Einmaldosis überprüfen lassen, da die Bioverfügbarkeit individuell stark schwanken kann (Leung L. Y., 2006). Dieser sollte etwa bei 3–5 ng/ml liegen (Harinath, 2024). Die Bioverfügbarkeit ist dabei recht stabil, d. h., die Messung muss nicht wiederholt werden – gelegentliche oder einmalige Überprüfungen oder Messungen nach einer Dosisänderung reichen aus.

Des Weiteren wird die Bioverfügbarkeit nicht durch Körpergewicht oder Geschlecht beeinflusst (Harinath, 2024). Wichtig ist jedoch die Beeinflussung der Plasmaspiegel durch Nahrung oder andere Medikamente. So kann die Bioverfügbarkeit um bis zu 350 % steigen, wenn Rapamycin gemeinsam mit 240 ml Grapefruitsaft eingenommen wird (Cohen, 2012). Tatsächlich nutzen mutige (oder verrückte?) Longevity-Jünger diesen Effekt, um die Rapamycin-Wirkung zu verstärken. Um das zu tun, muss man übrigens nicht nur am Tag der Rapamycin-Einnahme den Saft zu sich nehmen, sondern das bereits einen Tag vorher tun und die ganze Woche über fortsetzen.

Der angesprochene Plasmaspiegel von 3–5 ng/ml Rapamycin passt übrigens auch in das Bild, das uns zwei Studien vermitteln: In diesen Untersuchungen reichte ein Spiegel von 1 ng/ml aus, um einerseits Tumorwachstum zu hemmen (Huber S., 2007) und andererseits hemmend auf mTOR einzuwirken (Marx, 1995).

Nebenwirkungen

Wie beschrieben, ist eine der häufigsten Nebenwirkungen die Ausbildung von Schleimhautschäden im Mund, eine sogenannte Stomatitis. Sonstige Nebenwirkungen wurden in der Befragung der Personen, die Rapamycin als Longevity-Medikation einnahmen, nicht geäußert.

Grundsätzlich handelt es sich bei Rapamycin aber um ein potentes Präparat, das – gerade bei höherer Dosierung – zu einer Vielzahl von Nebenwirkungen führen kann, deren Rahmen dieses Kapitel bei weitem sprengen würde. Die wichtigsten sind Störungen der Immunabwehr oder der Blutbildung, Gerinnungsstörungen, Magen-Darm-Beschwerden, Hauterscheinungen, Herzbeschwerden oder Schwäche.

Fazit

Führen Sie eine Rapamycin-Therapie unbedingt nur unter ärztlicher Aufsicht und Kontrolle durch. Nichtsdestotrotz ist Rapamycin aktuell eine der spannendsten Substanzen. Man darf jedoch nicht vergessen, dass man sich damit im absolut experimentellen Bereich der Longevity-Therapie bewegt!

Metformin

$$H_3C-\overset{\overset{\displaystyle CH_3}{|}}{N}-\overset{NH}{\underset{\displaystyle \|}{C}}-\overset{\overset{\displaystyle H}{|}}{N}-\overset{NH}{\underset{\displaystyle \|}{C}}-NH_2$$

- Longevity-Potenzial: hoch
- Datenqualität: gut
- Risiko: mittel
- Kosten: gering

Metformin, ein häufig verschriebenes Medikament zur Behandlung von Typ-2-Diabetes, wurde intensiv auf seine potenziellen krebshemmenden Eigenschaften untersucht. Die Forschung deutet darauf hin, dass Metformin möglicherweise das Krebsrisiko verringern und das Wachstum bestimmter Krebsarten hemmen kann. Die Longevity-Story für Metformin begann ähnlich wie für das Rapamycin: Bei Studien an Patienten mit Zuckerkrankheit fiel überraschend auf, dass Patienten mit Metformin-Therapie eine geringere Rate an Krebserkrankungen aufwiesen als Patienten, die kein Metformin einnahmen.

Dieses Phänomen wurde inzwischen vielfach untersucht und bestätigt. So hatten Patienten nach einer etwa sechsjährigen Therapiedauer mit Metformin ein fast um die Hälfte gesunkenes Risiko, an Krebs zu erkranken (Evans, 2005).

Aber auch bei bereits bestehender Krebserkrankung zeigte Metformin eine positive Wirkung. So ergab sich beispielsweise bei Patienten mit einer Tumorerkrankung der Bauchspeicheldrüse, dass die Sterblichkeit um etwa

20 % geringer war, wenn die Patienten Metformin als Medikation eines Diabetes mellitus erhielten (Cerullo, 2016).

Abschließend sei noch eine Auswertung von fast 65.000 Krebserkrankungen bei Diabetes-Patienten zitiert. Eine Metformin-Therapie führte bei diesen Patienten dazu, dass das Auftreten einer Krebserkrankung um 31 % reduziert war und die Sterblichkeit durch eine Krebserkrankung um satte 34 % sank.

Die offensichtlich beeindruckende Wirkung von Metformin beruht dabei auf mehreren Mechanismen. Erkenntnisse dazu liegen aus vielen Tier- und Zellstudien vor:

Metformin senkt den Insulinspiegel im Blut und damit auch die wachstumsfördernde Wirkung von Insulin (Liu B., 2011). Weiterhin aktiviert Metformin in den Zellen das Enzym AMP-aktivierte Proteinkinase (AMPK), das den Energiestoffwechsel reguliert und Zellwachstumsprozesse hemmen kann (Lu J., 2015) und FOXO-Faktoren (Hou, 2024). Dies kann die Proliferation von Krebszellen einschränken.

Ähnliches bewirkt Metformin auch über die Hemmung des mTOR-Signalwegs, der an Zellwachstum und Zellteilung beteiligt ist, und es fördert darüber hinaus den programmierten Zelltod (Apoptose) in Tumorzellen. Darüber hinaus kann Metformin Schäden an der DNA reduzieren (Algire, 2012) und chronische Entzündungsprozesse positiv beeinflussen (Saisho, 2015).

Metformin scheint zudem das uns bereits bekannte Enzym SIRT1 zu aktivieren und darüber auch die zelluläre Autophagie (ebenfalls ein alter Freund der Longevity) zu begünstigen (Song Y. M., 2015).

Als wäre das noch nicht genug, kann Metformin auch die Ausbildung seneszenter Zellen verhindern und die Sekretion der SASP (seneszenz-assoziierter sekretorischer Phänotyp) einschränken (Jadhav, 2013; Moiseeva, 2013). Klingt eigentlich alles viel zu schön, um wahr zu sein. Sollte es tatsächlich ein so umfassendes Longevity-Medikament geben? Zumindest aktuell sieht es so aus.

In einer großen Studie wird derzeit konkret untersucht, wie sich Metformin bei gesunden Personen auf das Fortschreiten oder die Entwicklung von Gesundheitsproblemen wie Herzerkrankungen, Demenz oder Krebs auswirkt. Passenderweise trägt die Studie den Namen **„Targeting Aging With Metformin" (TAME Study).** Insgesamt wurden 3.000 Personen im Alter von 65–79 Jahren eingeschlossen und werden nun weiter beobachtet. Die

Ergebnisse werden sicherlich spannend, aber leider auch noch einige Zeit auf sich warten lassen.

Dosierung und Toxizität

Die Dosierung von Metformin zur Longevity-Therapie ist jedoch aktuell wenig gesichert. Am ehesten ist eine Dosierung von 1 × oder 2 × 500 mg Metformin pro Tag zu empfehlen. In Tierexperimenten wurde gezeigt, dass die Metformin-Therapie umso lebensverlängernder wirkt, je früher sie begonnen wird (Anisimov, 2011).

Sie sollten eine Metformin-Therapie nur unter ärztlicher Aufsicht durchführen. Eine Kontrolle der Nierenwerte ist in jedem Fall empfohlen, da es in seltenen Fällen bei eingeschränkter Nierenfunktion zu schweren Komplikationen kommen kann (FDA, 2016).

Da es unter einer Metformin-Therapie zu einem Vitamin-B12-Mangel kommen kann, empfehle ich die gleichzeitige Anwendung eines Vitamin-B-Komplex-Präparats. Üblicherweise ist Metformin jedoch gut verträglich, es kann aber zu (vorübergehenden) Magen-Darm-Beschwerden kommen.

Fazit

Metformin zeigt vielversprechende Ansätze als Longevity-Medikament, und eine positive Wirkung auf Tumorentstehung und Tumorwachstum kann als gesichert angesehen werden. Weitere Daten folgen in den nächsten Jahren. Eine Metformin-Therapie sollte aber in jedem Fall zu einer ambitionierten Longevity-Therapie dazugehören.

Wer auf Metformin verzichten möchte, findet übrigens in Berberin (siehe dort) eine geeignete, natürliche Alternative, die statt Metformin aber auch gemeinsam mit Metformin eingenommen werden kann (Guo H.-H. , 2023).

Statine

- Longevity-Potenzial: gering
- Datenqualität: gut
- Risiko: mittel
- Kosten: gering

Statine sind eine Gruppe von Medikamenten, die den Cholesterinspiegel senken, indem sie das Enzym HMG-CoA-Reduktase hemmen, das für die Cholesterinsynthese in der Leber verantwortlich ist. Sie werden vor allem zur Prävention und Behandlung von kardiovaskulären Erkrankungen eingesetzt, insbesondere bei erhöhten LDL-Cholesterinwerten. Nebenwirkungen können Muskelschmerzen (Myalgien), Leberschädigungen, kognitive Beeinträchtigungen und ein erhöhtes Diabetes-Risiko sein. In der Longevity-Medizin wird diskutiert, ob Statine durch ihre entzündungshemmenden und antioxidativen Effekte sowie ihre potenzielle Senkung des Krebsrisikos zur Lebensverlängerung beitragen könnten. Allerdings ist die langfristige Anwendung bei gesunden Menschen noch umstritten.

In Tierversuchen haben die Statine neben der bekannten Wirkung auf den Cholesterinspiegel tatsächlich auch einen lebensverlängernden Effekt um knapp 20 %. Ursächlich scheint eine FOXO3-Aktivierung zu sein (Jahn, 2020).

Eine Studie, die genauer auf Cholesterinspiegel, Statin-Einnahme und Sterblichkeit bei Personen im Alter von 70 bis 90 geschaut hat, konnte übrigens keinen positiven Effekt finden. Die Ergebnisse waren uneinheitlich: Teilweise hatten die Personen mit Statintherapie eine niedrigere Sterblichkeit, teilweise aber auch eine höhere Sterblichkeit (Jacobs J. M., 2013).

Dass eine Statineinnahme tatsächlich nur dann Sinn macht, wenn erhöhte Cholesterinspiegel vorliegen, bestätigte auch eine Studie an 1.500 Patienten aus Japan. Während Patienten mit erhöhten Cholesterinspiegeln bezüglich des Sterblichkeitsrisikos von einer Einnahme profitierten, war ein solcher Effekt bei Patienten mit normalen Cholesterinspiegeln nicht zu sehen (Tsujimoto, 2017).

Die eingangs erwähnte mögliche Wirkung gegen Krebserkrankungen hat sich bisher lediglich in Studien an Zellen oder Tieren gezeigt. Eine Wirkung am Menschen ist nach aktuellem Stand unwahrscheinlich (Rezano, 2021) (Karimi, 2018).

Fazit

Eine Statin-Einnahme ist als Longevity-Therapie bei ansonsten gesunden Personen nicht zu empfehlen. Ein Einsatz kommt nur im Rahmen einer Choleterin-senkenden Therapie in Frage.

Aspirin

- Longevity-Potenzial: gering
- Datenqualität: gut
- Risiko: gering
- Kosten: gering

Aspirin, ursprünglich als einfaches Schmerz- und Fiebermittel entwickelt, hat sich über Jahrzehnte einen festen Platz in der Prävention von Herz-Kreislauf-Erkrankungen gesichert. Doch in jüngster Zeit ergab sich aus verschiedenen Studien die Frage: Hat Aspirin möglicherweise auch eine allgemeine, lebensverlängernde Wirkung? Könnte Aspirin mehr sein als nur ein Medikament gegen Schmerzen und Herzinfarkte?

Die möglichen Anti-Aging-Effekte von Aspirin sollten dabei auf seiner Fähigkeit beruhen, mehrere zentrale Mechanismen zu beeinflussen, die mit dem Altern und altersbedingten Krankheiten zusammenhängen. Entzündungshemmung steht dabei im Mittelpunkt: Chronische, niedriggradige Entzündungen, oft als „Inflammaging" bezeichnet, kennen wir bereits als eine der *Hallmarks of Ageing*. Sie sind ein Schlüsselmechanismus des Alterns und ein Treiber vieler altersbedingter Erkrankungen wie Herz-Kreislauf-Leiden, neurodegenerative Krankheiten und Krebs. Aspirin, ein nichtsteroidales Antirheumatikum (NSAID), hemmt die Cyclooxygenase-Enzyme (COX-1 und COX-2) und reduziert so die Produktion entzündungsfördernder Moleküle wie Prostaglandine – ein potenter Mechanismus, um Entzündungen im Körper zu bekämpfen. Neuere

Erkenntnisse deuteten außerdem darauf hin, dass Aspirin den Mechanismus der zellulären Autophagie begünstigt und so einen weiteren wichtigen Faktor der Longevity auf zellulärer Ebene beeinflusst (Pietrocola, 2018).

Als wäre das noch nicht genug, zeigt Aspirin antioxidative Eigenschaften, die oxidativen Stress und DNA-Schäden verringern können – zentrale Ursachen der zellulären Alterung. Interessant ist auch die Wirkung auf die Blutgerinnung: Durch die Hemmung der Thrombozytenaggregation senkt Aspirin nicht nur das Risiko für Herzinfarkte und Schlaganfälle, sondern verbessert möglicherweise auch die Mikrozirkulation, was eine bessere Versorgung der Gewebe und Organe fördern könnte.

Ein besonders aufregender Forschungszweig untersucht Aspirin im Zusammenhang mit Krebsprävention. Epidemiologische Daten deuten darauf hin, dass eine langfristige, niedrig dosierte Einnahme von Aspirin das Risiko für bestimmte Krebsarten, insbesondere Darmkrebs, signifikant senken könnte. Der Mechanismus dahinter könnte sowohl mit der Hemmung von Entzündungsprozessen als auch mit der Blockade bestimmter Signalwege zusammenhängen, die das Tumorwachstum fördern.

Bis hierher liest sich Aspirin wie die neue Longevity-Wunderdroge, und eine mögliche lebensverlängernde Wirkung erscheint nur allzu logisch, wenn wir die beschriebenen Wirkmechanismen subsummieren. Den wilden Spekulationen setzte aber im Jahr 2018 eine Studie ein jähes Ende. Sonst wäre Aspirin wohl tatsächlich heute ein Standardwerkzeug in jedem Longevity-Koffer. Glücklicherweise hatten jedoch australische und amerikanische Wissenschaftler in einer Studie insgesamt etwa 20.000 gesunden Personen über 65 Jahre täglich 100 mg Aspirin oder eine Placebo-Tablette verordnet. Im Zeitraum von 2010–2014 wurde dann beobachtet, wie sich die Aspirin-Einnahme auf das Weiterleben der Personen auswirkte – die Autoren erwarteten, dass Personen mit Aspirin-Einnahme länger und gesünder leben würden als ohne. Tatsächlich waren die Ergebnisse überraschend und ernüchternd: Die Aspirin-Einnahme zeigte überhaupt keine Effekte, weder auf die Sterblichkeit noch auf die Entwicklung einer Demenz oder die Ausbildung einer körperlichen Einschränkung im Sinne einer Gebrechlichkeit (McNeil, 2018)! Tatsächlich ergab sich sogar unter der Aspirin-Therapie eine leicht erhöhte Sterblichkeit, und es wurden deutlich mehr schwere Blutungen registriert – eine Nebenwirkung, die bei einer Aspirin-Therapie immer gefürchtet ist.

Aktuell laufen weitere Studien, die allesamt in den 2010er Jahren gestartet wurden, um die positiven Aspekte einer Aspirin-Einnahme zu beleuchten, und auch wenn wir von vielen Studien noch keine Ergebnisse haben, trudeln diese so langsam ein. So erschien 2024 eine Auswertung, bei der Aspirin in der Krebstherapie keine Vorteile brachte, wenn es zusätzlich zur etablierten Therapie eingesetzt wurde (Chen W. Y., 2024). Die einst in das Medikament gesetzten Hoffnungen scheinen sich also nicht zu bewahrheiten.

Fazit

Nach aktuellem Stand der Forschung macht es für gesunde Personen keinen Sinn, Aspirin als Longevity-Medikament einzunehmen.

Dasatinib

- Longevity-Potenzial: mittel
- Datenqualität: mittel
- Risiko: hoch
- Kosten: hoch

Dasatinib ist ein Tyrosinkinase-Inhibitor, der hauptsächlich zur Behandlung bestimmter Formen von Blutkrebs, insbesondere der chronischen myeloischen Leukämie (CML) und der akuten lymphatischen Leukämie (ALL), eingesetzt wird. Das Medikament wirkt, indem es abnorme Signalkaskaden in Krebszellen blockiert, die für deren Wachstum und Überleben notwendig sind. Es gehört zur Gruppe der zielgerichteten Therapien und hat sich als effektive Alternative zu älteren Chemotherapien erwiesen, insbesondere für Patienten mit Resistenzen gegen andere Medikamente wie Imatinib.

Nebenwirkungen und Risiken

Obwohl Dasatinib hochwirksam ist, kann es eine Reihe von Nebenwirkungen verursachen. Zu den häufigsten gehören Blutbildveränderungen, Magen-Darm-Beschwerden, Flüssigkeitsansammlungen in den Beinen oder der Lunge, Bluthochdruck und Muskelschmerzen. Es handelt sich also auf keinen

Fall um ein Medikament, das ohne ärztliche Aufsicht eingenommen werden sollte.

In der Longevity-Forschung hat Dasatinib zusammen mit Quercetin große Aufmerksamkeit als Senolytikum erlangt. Studien an Mäusen zeigen, dass eine Kombination aus Dasatinib und Quercetin seneszente Zellen eliminieren kann, was zu verbesserter körperlicher Funktion, reduzierter Entzündung (SASP) und einer potenziell verlängerten Gesundheitsspanne führt (Takaya, 2024; Xu, 2018). Weiterhin verbessert die Kombination der beiden Substanzen die Sekretion der SASP und metabolische Parameter des Glukosestoffwechsels (Islam, 2023) sowie das Mikrobiom im Darm (Saccon, 2021). Kurzum: Die Kombination aus Dasatinib und Quercetin zeigt in einer Vielzahl von Tier- und Zellexperimenten eine vielversprechende senolytische Wirkung.

Erste klinische Studien am Menschen deuten darauf hin, dass diese Therapie auch als Longevity-Konzept vielversprechend sein könnte. So reduzierte eine nur dreitägige Gabe der beiden Substanzen (100 mg Dasatinib und 1000 mg Quercetin) beim Menschen sowohl die seneszenten Zellen im Fettgewebe als auch die SASP-Sekretion (Hickson, 2019).

In einer anderen Studie konnte die Kombination der Substanzen über drei Wochen hinweg (jeweils drei Tage pro Woche) die Symptome einer Lungenfibrose bessern, deren Ursache unter anderem in zellulärer Seneszenz und SASP liegt (Justice, 2019).

Eine sehr spannende Studie über die senolytische Wirkung wurde erst 2024 publiziert. Die Forscher untersuchten die Gabe von 500 mg Quercetin plus 50 mg Dasatinib montags, mittwochs und freitags über sechs Monate hinweg. Da man die positiven senolytischen Eigenschaften dieser Kombination aus vielen vorhergehenden Experimenten bereits kannte, erwarteten die Forscher, dass diese Therapie zu einer Reduzierung des biologischen Alters und zu einer Verbesserung anderer Parameter wie der Telomerlänge der Chromosomen führen würde.

Erstaunlicherweise trat aber genau das Gegenteil ein: Die Erfassung der DNA-Methylierung zeigte zumindest für einen Teil der ausgewerteten Methoden eine Beschleunigung der biologischen Alterung! Auch die Telomerlänge verkürzte sich im Laufe der Studie – ebenfalls ein Hinweis auf eine Alterung. Aufgrund dieser Ergebnisse machte sich natürlich eine gewisse Ratlosigkeit breit. Man hatte doch etwas ganz anderes erwartet. Leider fehlte in der Studie eine Gewebsuntersuchung, aus der man weitere

Schlüsse, zum Beispiel über die Anzahl der seneszenten Zellen, hätte ziehen können. Auf jeden Fall zeigen diese Ergebnisse, dass Erkenntnisse aus Tierstudien nicht immer 1:1 auf den Menschen übertragbar sind und dass wir gut beraten sind, nicht jede Substanz einzuwerfen, die im Tierversuch erfolgreich war.

Übrigens gaben sich die Studienärzte nach diesen etwas enttäuschenden Ergebnissen nicht geschlagen und führten eine Folgestudie durch: Die Versuchspersonen erhielten nicht nur Quercetin und Dasatinib, sondern zusätzlich noch Fisetin, eine weitere Substanz mit hohem senolytischem Potenzial. Und diesmal schienen die Wissenschaftler einen kleinen Erfolg feiern zu können: Der Zusatz von Fisetin führte dazu, dass die beschleunigende Wirkung von Quercetin und Dasatinib ausblieb. Zwar war auch keine verjüngende Wirkung auf die DNA-Methylierung feststellbar, aber offenbar erreichte der Fisetin-Zusatz einen positiven Effekt (Lee E., 2024)

Dosierung und Toxizität

In Studien wird am häufigsten eine Kombination aus Dasatinib 100 mg plus Quercetin 1000 mg oder 1250 mg eingesetzt. Diese wird für drei Tage pro Woche gegeben, entweder einmalig oder über mehrere Wochen hinweg. Allgemein ist die Verträglichkeit gut, allerdings treten Symptome wie Husten, Kurzatmigkeit, Unwohlsein, grippale Symptome, Abgeschlagenheit, Schlafstörungen oder Magen-Darm-Beschwerden bei etwa der Hälfte der Behandlungen auf (Nambiar, 2023).

Fazit

Dasatinib ist ein hochwirksames Medikament gegen Leukämie, das jedoch mit erheblichen Nebenwirkungen verbunden sein kann. Sein Potenzial als Senolytikum in der Longevity-Forschung könnte in Zukunft neue Anwendungsmöglichkeiten eröffnen. Allerdings ist die Therapie mit 1000 Euro pro Monat sehr teuer.

Weitere Studien erforderlich, um die Sicherheit und Wirksamkeit bei gesunden älteren Menschen oder im Kontext der Altersmedizin besser zu verstehen. Der Einsatz außerhalb der zugelassenen Indikationen sollte daher nur unter medizinischer Aufsicht erfolgen.

Captopril

- Longevity-Potenzial: gering
- Datenqualität: gut
- Risiko: mittel
- Kosten: gering

Captopril, ein ACE-Hemmer (Angiotensin-Converting-Enzyme-Hemmer), der ursprünglich zur Behandlung von Bluthochdruck und Herzinsuffizienz entwickelt wurde, hat zunehmend Aufmerksamkeit im Kontext von Longevity erlangt. Seine potenziellen Anti-Aging-Effekte beruhen auf mehreren Mechanismen. Zum einen reduziert Captopril die Aktivität des Renin-Angiotensin-Systems (RAS), dessen Überaktivierung mit Alterungsprozessen, Entzündungen und oxidativem Stress in Verbindung gebracht wird. Durch die Senkung von Blutdruck und Entzündungsmarkern schützt es kardiovaskuläre und renale Funktionen, die entscheidend für ein gesundes Altern sind. Darüber hinaus zeigt Captopril antioxidative Eigenschaften, die freie Radikale neutralisieren und so Zellschäden verringern können.

In Tiermodellen wurde nachgewiesen, dass ACE-Hemmer wie Captopril die Lebenserwartung verlängern und altersbedingte Erkrankungen wie Diabetes und Nierenschäden positiv beeinflussen können. So lebten weibliche Mäuse mit einer Captopril-Therapie 4–5 % länger. Es gibt aktuell keinerlei Forschungsergebnisse am Menschen, die auf eine Longevity-Wirkung hindeuten.

Aus meiner Sicht ist daher eine Longevity-Therapie mit Captopril nicht geboten.

GLP-1-Agonisten

- Longevity-Potenzial: mittel
- Datenqualität: mittel
- Risiko: mittel
- Kosten: hoch

GLP-1-Agonisten (Glucagon-like-Peptide-1-Agonisten) sind eine Klasse von Medikamenten, die ursprünglich für die Behandlung von Typ-2-Diabetes entwickelt wurden, inzwischen aber weit über dieses Gebiet hinaus Bedeutung erlangt haben. Sie imitieren die Wirkung des körpereigenen Hormons GLP-1, das eine Schlüsselrolle bei der Regulierung des Blutzuckerspiegels und des Appetits spielt. Durch ihre Wirkungsweise können GLP-1-Agonisten nicht nur den Blutzucker effektiv kontrollieren, sondern auch den Appetit regulieren und das Sättigungsgefühl verlängern – Eigenschaften, die sie zu einer vielversprechenden Lösung im Bereich der Gewichtsabnahme und der Behandlung von Fettleibigkeit machen.

Diese Medikamente wirken auf mehrere Weisen gleichzeitig. Einerseits fördern sie die Insulinfreisetzung in der Bauchspeicheldrüse, jedoch nur dann, wenn der Blutzuckerspiegel erhöht ist. Das bedeutet, dass das Risiko einer gefährlichen Unterzuckerung (Hypoglykämie), wie sie bei anderen Diabetes-Medikamenten auftreten kann, gering bleibt. Gleichzeitig hemmen GLP-1-Agonisten die Freisetzung von Glukagon, einem Hormon, das den Blutzuckerspiegel erhöht, indem es die Leber zur Abgabe von Glukose anregt. Außerdem verlangsamen sie die Magenentleerung, was bewirkt, dass die Nahrung langsamer verdaut wird und der Anstieg des Blutzuckers nach einer Mahlzeit abgeschwächt wird (Müller, 2019). Blutzuckerspitzen werden über diese beiden Mechanismen vermieden – ein günstiger Effekt, wie wir aus dem Kapitel über die CG-Messung wissen.

Doch die Wirkung von GLP-1-Agonisten endet nicht beim Blutzucker. Sie beeinflussen auch das Gehirn, insbesondere jene Bereiche, die den Appetit steuern. Studien haben gezeigt, dass diese Medikamente das Hungergefühl deutlich reduzieren und das Sättigungsgefühl fördern, was zu einer erheblichen Gewichtsabnahme führen kann. Und dass eine Kalorienrestriktion günstig für die Longevity-Therapie ist, haben wir ebenfalls bereits gelernt.

Medikamente wie Semaglutid (Ozempic, Wegovy) und Liraglutid (Saxenda, Victoza) haben in klinischen Studien bewiesen, dass sie bei vielen Patienten zu einem Gewichtsverlust von bis zu 15 % des Körpergewichts führen können. Aus diesem Grund werden GLP-1-Agonisten heute zunehmend auch bei der Behandlung von Adipositas eingesetzt – mit beeindruckenden Ergebnissen (Wadden, 2021).

Neben der Blutzucker- und Gewichtskontrolle haben GLP-1-Agonisten auch positive Auswirkungen auf die Herz-Kreislauf-Gesundheit gezeigt (Kreiner, 2023). Studien haben belegt, dass sie das Risiko von Herzinfarkten und Schlaganfällen bei Menschen mit Typ-2-Diabetes und/oder Adipositas deutlich senken können und darüber hinaus auch einen positiven Einfluss auf die Sterblichkeit dieser Patienten haben (Sattar, 2021). Dies macht sie besonders wertvoll für Patienten, die neben Diabetes auch ein erhöhtes Risiko für kardiovaskuläre Erkrankungen haben. Ihre kardioprotektive Wirkung hat dazu geführt, dass sie als "Rundum-Medikament" für den Stoffwechsel angesehen werden.

Darüber hinaus wird in der Wissenschaft zunehmend untersucht, ob GLP-1-Agonisten über diese bekannten Effekte hinaus auch einen Einfluss auf den Alterungsprozess haben könnten. Da sie Entzündungen reduzieren (Zobel, 2021), den Stoffwechsel optimieren und möglicherweise die Autophagie fördern (Costantino, 2019), gibt es Hoffnung, dass sie auch eine Rolle bei der Langlebigkeit spielen könnten. Einige Wissenschaftler spekulieren, dass GLP-1-Agonisten dazu beitragen könnten, altersbedingte Erkrankungen wie Demenz oder bestimmte Krebsarten zu verzögern oder zu verhindern. Dies konnte zum Teil inzwischen auch schon für die Anwendung bei Patienten mit Diabetes mellitus gezeigt werden. So hatten Diabetes-Patienten mit einer GLP-1-Therapie ein um 53 % reduziertes Risiko, an Alzheimer-Demenz zu erkranken (Nørgaard, 2022).

Aktuell gibt es leider noch keine Studien, die eine positive Wirkung der GLP-1-Agonisten auch an gesunden Personen belegen. Daher ist die Empfehlung zur Anwendung dieser Substanzgruppe aus meiner Sicht noch etwas verfrüht. Denn eines darf man nicht vergessen, wenn man die bisherigen Studienergebnisse bewertet: Es handelt sich um Erfolge bei Patienten mit einer chronischen Stoffwechselerkrankung, die ohnehin ein deutlich erhöhtes Risiko für verschiedene Erkrankungen haben. Ob eine bei diesen Patienten erfolgreiche Therapie auch automatisch bei Gesunden Vorteile bringt, muss erst in eigenen Studien dazu geprüft und bestätigt werden. Man würde als Gesunder ja auch nicht auf die Idee kommen, eine Chemotherapie zu sich zu nehmen, nur weil sie bei Krebspatienten das Leben verlängert.

Nebenwirkungen

Und trotz dieser vielversprechenden Eigenschaften sind GLP-1-Agonisten auch nicht ohne Nebenwirkungen. Besonders in den ersten Wochen der Behandlung treten häufig Magen-Darm-Beschwerden wie Übelkeit, Erbrechen oder Durchfall auf, die jedoch in der Regel mit der Zeit abklingen. In seltenen Fällen können schwerwiegendere Nebenwirkungen wie eine Entzündung der Bauchspeicheldrüse (Pankreatitis) oder die Bildung von Gallensteinen auftreten. Außerdem ist der Preis dieser Medikamente derzeit hoch, was ihre Verfügbarkeit für viele Patienten einschränkt.

Fazit

Die Popularität von GLP-1-Agonisten ist aktuell ungebrochen. Sie haben die Art und Weise, wie Diabetes und Fettleibigkeit behandelt werden, revolutioniert, und ihre potenziellen Auswirkungen auf die allgemeine Gesundheit und das Altern könnten die Forschung in den kommenden Jahren weiter prägen. Die Frage, ob diese Medikamente eines Tages auch eine Schlüsselrolle in der Verlängerung der menschlichen Lebensspanne spielen könnten, bleibt spannend – und noch unbeantwortet.

Atracurium

- Longevity-Potenzial: mittel
- Datenqualität: schlecht
- Risiko: hoch
- Kosten: gering

Atracurium ist ein Medikament, das in der Anästhesie längst zum Alltag gehört. Als nicht-depolarisierendes Muskelrelaxans sorgt es dafür, dass Patienten während einer Operation vollständig entspannen – indem es gezielt die Kommunikation zwischen Nerv und Muskel blockiert. Dies geschieht durch die Hemmung der nikotinischen Acetylcholinrezeptoren (nAChR) an der neuromuskulären Endplatte, wodurch die Signalübertragung zwischen Nerven und Muskeln unterbrochen wird. Klingt nach einem klassischen Arzneimittel für die Chirurgie – doch was hat das mit Longevity zu tun?

Und vor allem: Wie kommt man auf die Idee, ein Muskelrelaxans als potenzielles Medikament zur Lebensverlängerung zu untersuchen?

Die Antwort darauf ist ebenso faszinierend wie revolutionär – und zeigt, wie Künstliche Intelligenz die Longevity-Forschung für immer verändern könnte.

Zufall oder wissenschaftliche Präzision? Die neue Ära der Medikamentenentdeckung

Eines der größten Probleme der Longevity-Forschung ist offensichtlich: Wie findet man heraus, ob eine Substanz tatsächlich das Leben verlängern kann? Theoretisch müsste man unzählige Wirkstoffe an Zellen oder Tieren testen und anschließend jahrelange Studien durchführen, um valide Ergebnisse zu erhalten. Ein solcher Prozess wäre extrem teuer, zeitraubend und schlicht nicht praktikabel. Oft beruht die Entdeckung von Longevity-Medikamenten daher auf purer Zufälligkeit – so wie es bei Metformin oder Rapamycin der Fall war. Beide Substanzen wurden ursprünglich für völlig andere Zwecke entwickelt (Metformin für Diabetes, Rapamycin als Immunsuppressivum), bevor man zufällig ihre lebensverlängernde Wirkung entdeckte.

Doch hier kommt die Künstliche Intelligenz (KI) ins Spiel. Dank neuer computergestützter Verfahren kann heute gezielt nach Substanzen gesucht werden, die auf zellulärer Ebene Alterungsprozesse beeinflussen. Eine dieser Methoden ist das *Transcriptome-based in silico Drug Screening*.

Wie KI hilft, Longevity-Wirkstoffe zu entdecken

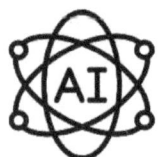 Diese Technologie ermöglicht es Forschern, mithilfe von RNA-Sequenzierung das Transkriptom – also die Gesamtheit aller aktiven Gene in einer Zelle – zu analysieren. Man kann so erkennen, welche Gene in gesunden und alternden Zellen aktiv sind und wie sich bestimmte Krankheiten oder Altersprozesse auf die Genexpression auswirken. Anschließend werden riesige Datenbanken mit bereits existierenden Medikamenten durchsucht, um Substanzen zu finden, die diese ungünstigen Veränderungen in der Genaktivität rückgängig machen oder positiv beeinflussen.

Das Entscheidende: Dieser Prozess läuft vollständig digital ab. Keine teuren Tierversuche, keine langwierigen Laboruntersuchungen – stattdessen ermöglicht die KI eine schnelle und kosteneffiziente Auswahl der vielversprechendsten Kandidaten. Erst danach werden diese Substanzen gezielt in experimentellen Studien getestet.

Über genau diesen Ansatz wurde Atracurium als ein potenziell lebensverlängerndes Medikament unter fast 3000 (!) Kandidaten identifiziert. Laut einer Analyse von McIntyre (2021) zeigte das Mittel eine vielversprechende Aktivierung des FOXO-Signalwegs, einer zentralen

Schaltstelle für Zellschutz, Stressresistenz und Langlebigkeit. Daraufhin wurden Experimente an Würmern durchgeführt – und das Ergebnis war spektakulär: Die Lebensspanne der Würmer verlängerte sich um satte 58 %.

Natürlich ist dies erst ein erster Hinweis, und es gibt bislang keine weiterführenden Daten an Säugetieren oder gar Menschen. Doch das Beispiel zeigt eindrucksvoll, wie moderne Wissenschaft funktioniert: KI-gestützte Analysen führen zu neuen Kandidaten, die dann in präklinischen Modellen getestet werden. Es ist sehr wahrscheinlich, dass wir in den kommenden Jahren noch viele weitere solcher „unerwarteten" Substanzen sehen werden – Medikamente, die ursprünglich für ganz andere Zwecke entwickelt wurden, aber plötzlich als potenzielle Longevity-Therapien in den Fokus rücken. Die nächste große Entdeckung könnte bereits in einer Datenbank verborgen sein – bereit, durch die Kraft der Künstlichen Intelligenz enthüllt zu werden.

Teil IV Sonstiges & Vorsorge

In diesem Kapitel finden Sie Interventionen, für die Sie üblicherweise einen „Anbieter" benötigen, d. h., Sie können die Therapie meist nicht selbst durchführen, da Ihnen das nötige Equipment fehlt. In dieses Kapitel habe ich alle Verfahren aufgenommen, auf die ich während meiner Recherche gestoßen bin oder die als Longevity-Therapie angepriesen werden. Weiterhin finden Sie Infos über Vorsorge und Labortests.

Hyperbare Sauerstofftherapie

- Longevity-Potenzial: hoch
- Datenqualität: mittel
- Risiko: mittel
- Kosten: hoch

 Die hyperbare Sauerstofftherapie (HBOT) ist eine medizinische Behandlung, bei der Patienten in einer speziellen Druckkammer reinen Sauerstoff unter erhöhtem Umgebungsdruck einatmen. Während wir normalerweise Sauerstoff bei atmosphärischem Druck (~1 ATA) aufnehmen, wird in der hyperbaren Kammer der Druck auf 1,5 bis 3 ATA erhöht. Dadurch steigt der Sauerstoffpartialdruck im Blut erheblich, was die Sauerstoffversorgung im Gewebe verbessert. Die Behandlung wird meistens für 50–90 Minuten durchgeführt.

Die hyperbare Sauerstofftherapie ist für eine Vielzahl von Indikationen zugelassen und wird in der klinischen Medizin bereits erfolgreich eingesetzt. Eine der bekanntesten Anwendungen ist die Behandlung der Dekompressionskrankheit, die bei Tauchern durch Stickstoffblasen im Blut entsteht. Auch bei Kohlenmonoxidvergiftungen wird HBOT eingesetzt, um das giftige Gas schneller aus dem Körper zu eliminieren.

Ein weiteres großes Anwendungsgebiet ist die Behandlung schwerer Infektionen wie Gasbrand oder nekrotisierender Fasziitis. In der Wundheilung hat sich HBOT besonders bei chronischen Wunden, wie diabetischen Fußgeschwüren, als wirksam erwiesen. Auch Strahlennekrosen, die als Folge einer Strahlentherapie auftreten können, profitieren von dieser Therapie. Darüber hinaus wird HBOT bei großflächigen Verbrennungen eingesetzt, um die Heilung zu beschleunigen und das Risiko von Komplikationen zu verringern.

Studienlage

In den letzten Jahren hat HBOT zunehmend Aufmerksamkeit als potenzielle Therapie zur Lebensverlängerung oder zur Behandlung altersbedingter Veränderungen erhalten. Einige Studien weisen darauf hin, dass diese Behandlung möglicherweise zelluläre Alterungsprozesse verlangsamen oder sogar umkehren könnte. Ein bemerkenswertes Forschungsergebnis stammt von einer Studie von Hachmo et al. (2020), die zeigte, dass HBOT die Telomere – die schützenden Enden der Chromosomen – um 20 bis 38 % verlängern kann. Da verkürzte Telomere mit dem Alterungsprozess und zahlreichen altersbedingten Krankheiten assoziiert sind, könnte dies ein Hinweis darauf sein, dass HBOT tatsächlich verjüngende Effekte hat. Die Probanden hatten allerdings auch 60 Behandlungen erhalten. Ein weiterer interessanter Befund dieser Studie ist die Reduktion seneszenter Zellen um bis zu 37 %.

In einer weiteren, kürzlich erschienenen Studie erhielten gesunde Probanden über 64 Jahre insgesamt 30 hyperbare Sauerstoffbehandlungen und wurden dann auf ihre körperliche und kardiale Leistungsfähigkeit hin untersucht. Im Vergleich zu einer Gruppe, die keine HBOT erhalten hatte, zeigte sich tatsächlich eine deutliche Verbesserung der Parameter durch die HBOT (Hadanny, 2024).

Auch die kognitive Leistungsfähigkeit lässt sich durch die HBOT möglicherweise verbessern: Dies wurde zusammen mit einer verbesserten Hirndurchblutung in manchen Bereichen zumindest bei 33 Personen ab 65 Jahren festgestellt, die sich insgesamt 30 HBOTs unterzogen (Hadanny, 2020).

Trotz dieser vielversprechenden Befunde gibt es einige erhebliche Einschränkungen und offene Fragen in Bezug auf HBOT als Longevity-Therapie. Eine der größten Herausforderungen ist das Fehlen langfristiger Studien mit einer großen Teilnehmerzahl.

Sicherheit

Als häufigste Nebenwirkung berichten Patienten über Ohrenschmerzen, die in bis zu 30 % der Fälle auftreten und vom verwendeten Druck abhängen. Insgesamt wird die HBOT aber als sicher und gut verträglich beschrieben (Zhang Y., 2023).

Kosten

Wenn man über die HBOT spricht, darf man die Kosten nicht vergessen. Diese sind zum Teil sehr variabel, liegen aber in vielen Zentren bei deutlich über 200 Euro pro Behandlung. Für eine in Studien verwendete „Dosierung" von 30 Behandlungen werden also schnell mehrere Tausend Euro fällig – ohne dass aktuell ein Langzeiteffekt der Behandlung nachgewiesen ist.

Fazit

Im Bereich der Longevity-Forschung gibt es zwar vielversprechende Hinweise auf potenzielle Vorteile, insbesondere in Bezug auf Telomerverlängerung und die Reduktion seneszenter Zellen sowie klinische Effekte auf die körperliche und geistige Leistungsfähigkeit. Dennoch sind diese Erkenntnisse noch vorläufig, und es fehlen langfristige Studien, die die tatsächlichen Auswirkungen auf die Lebenserwartung bestätigen könnten. Aufgrund der Kosten scheint die HBOT aktuell eine optionale, aber nicht eindeutig empfohlene Therapie zu sein.

Ozontherapie

- Longevity-Potenzial: gering
- Datenqualität: schlecht
- Risiko: mittel
- Kosten: mittel

Die Ozontherapie ist ein alternativmedizinisches Verfahren, bei dem medizinisches Ozon (O_3) – eine aktivierte Form von Sauerstoff – zur therapeutischen Anwendung kommt.

Bei der rektalen Anwendung wird Ozon in gasförmiger Form über ein dünnes Katheterröhrchen in den Enddarm eingebracht. Dort wird es von der Darmschleimhaut aufgenommen und gelangt in den Blutkreislauf.

Bei der großen Autohemotherapie werden 50–100 ml Blut entnommen, mit Ozon vermischt und injiziert. Bei der kleinen Autohemotherapie wird eine geringe Menge Blut (ca. 5–10 ml) entnommen, mit Ozon vermischt und intramuskulär injiziert.

Diese Verfahren der Ozontherapie sollen je nach Anwendung entzündungshemmende, antibakterielle und durchblutungsfördernde Effekte haben, sind jedoch wissenschaftlich umstritten.

305

Studienlage

Leider gibt es wenige Studien von ausreichender Qualität, um die Ozontherapie in Bezug auf die Longevity-Therapie beurteilen zu können. Eine der wenigen placebokontrollierten Studien zeigte für den Einsatz der großen und kleinen Hämoautohemotherapie bei Patienten mit Fibromyalgie keinen Effekt im Vergleich zu Placebo bei der Erfassung der Symptome mit dem *Fibromyalgia Impact Questionnaire* (Fragebogen) (Sucuoğlu, 2023).

Einige positive Studien gibt es für die Wirkung bei orthopädischen Kniebeschwerden. Hier kann die Ozontherapie offenbar bezüglich Schmerzen und klinischer Funktion eine Besserung bringen, wenn Ozon in das Gelenk gespritzt wird (Nazarieh, 2024).

Mit Spannung dürfen wir auf die Ergebnisse einer italienischen Studie warten, die eine fünfwöchige Ozontherapie in Bezug auf die Gebrechlichkeit von 75 älteren Personen untersucht (Scassellati, 2024).

Fazit

Aktuell fehlen Daten für einen Longevity-Einsatz der Ozontherapie.

Rotlichttherapie

- Longevity-Potenzial: mittel
- Datenqualität: mittel
- Risiko: gering
- Kosten: auf Dauer gering

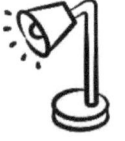

Die Rotlichttherapie habe ich berücksichtigt, da sie an einigen Stellen als Longevity-Therapie beworben wird. Das Verfahren nutzt rotes Licht mit einer Wellenlänge von 600–700 nm, da dieses Licht mit am tiefsten in die Gewebeschichten eindringen und dort Effekte hervorrufen kann. In zahlreichen experimentellen Untersuchungen ist ein positiver Effekt von Lichttherapie auf molekularer und zellulärer Ebene nachgewiesen. So verbessert die Lichttherapie offensichtlich die Funktion der Mitochondrien, wirkt sich positiv auf Transkriptionsfaktoren aus, fördert Zellwachstum, Zellüberleben und verhindert Zellsterben (Huang Y.-Y., 2009). Insbesondere positive Effekte auf die Wundheilung wurden bereits in einer Vielzahl von Studien nachgewiesen.

Studienlage

In einer aktuellen Studie an Mäusen wurde durch eine Rotlichttherapie im Blutplasma und der Netzhaut eine erhöhte Sekretion von verschiedenen Entzündungsmarkern (Zytokinen) ausgelöst. Die Autoren folgern, dass die Rotlichttherapie grundsätzlich sinnvoll sein könnte, merken aber an, dass man zum jetzigen Zeitpunkt nicht sagen kann, ob diese erhöhten Zytokine positive oder negative Effekte haben (Shinhmar, 2023). In einer ähnlichen Untersuchung, ebenfalls an Mäusen, konnten Netzhautschäden durch eine Rotlichttherapie zum Teil rückgängig gemacht werden, was in dieser Studie wahrscheinlich an einer teilweisen Regeneration der gestörten Mitochondrienfunktion lag (Sivapathasuntharam, 2017).

Um das Jahr 2010 gab es mehrere Hinweise, dass eine transkranielle Rotlichttherapie (also durch den Schädelknochen) positive Effekte bei Patienten mit einem Schlaganfall haben könnte. Dies hat sich jedoch nach einigen Jahren nicht bestätigt (Lin, 2024).

Auch an Menschen ist das Verfahren zur Netzhauttherapie bereits in Studien angewandt worden. Bei Patienten mit einer altersbedingten Netzhautveränderung und bei gesunden Personen konnte eine zweiminütige morgendliche Rotlichttherapie über 12 Monate allerdings keine wesentlichen positiven Ergebnisse liefern (Grewal, 2020). Weitere Studien zu dieser Anwendung zeigen zum Teil eine Besserung bei Patienten mit einer altersbedingten Netzhauterkrankung, allerdings fehlen bisher große, aussagekräftige Studien (Muste, 2021).

Anwendungen einer Ganzkörperrotlichttherapie an Menschen haben verschiedene Aspekte gezeigt. Eine Studie an Profisportlerinnen ergab zwar eine Verbesserung der Erholung nach Belastung, allerdings nahm die Schlafdauer insgesamt um 40 Minuten ab und die Herzfrequenz stieg durch die Therapie an – Effekte, die noch keine klare Einordnung zulassen (Rentz, 2022). Eine weitere Untersuchung an Sportlern ergab eine verbesserte Leistungsfähigkeit direkt nach einer Rotlichttherapie und eine erhöhte antioxidative Widerstandsfähigkeit (Tomazoni, 2019). Probanden einer dermatologisch-ästhetischen Studie berichteten zudem subjektiv über positive Effekte auf die Hautalterung (Couturaud, 2023).

Bezüglich möglicher Nebenwirkungen muss man sich keine Sorgen machen. Eine Übersicht über die verfügbare Literatur kam zu dem Schluss, dass die Rotlichttherapie sicher und gut verträglich ist (Glass, 2023).

Fazit

Die Rotlichttherapie zeigt insbesondere in Tier- oder Zellversuchen vielversprechende Effekte, auch in Bezug auf Alterung. Auf den Menschen lassen sich diese Effekte nicht so ohne Weiteres übertragen. Positive Effekte auf die Hautalterung und insbesondere auf die Wundheilung sind aber in Studien nachgewiesen. Ob tiefgreifendere Effekte im Menschen erreicht werden können, kann man aktuell nicht sagen. Die Therapie ist einfach in der Anwendung, aber eben auch beschränkt durch die begrenzte Eindringtiefe des Lichts in den menschlichen Körper (Henderson, 2024). Wer Rotlichttherapie auf größeren Flächen anwenden möchte, kann Geräte bis 2000 Euro erwerben.

Kryotherapie

- Longevity-Potenzial: mittel
- Datenqualität: mittel
- Risiko: gering
- Kosten: hoch

 Eiskalte Temperaturen, versprochene Verjüngungseffekte und beeindruckende gesundheitliche Vorteile – die Kryotherapie wird als eine der aufregendsten Methoden in der Longevity-Medizin beworben. Sie soll Entzündungen hemmen, das Immunsystem stärken und möglicherweise sogar den Alterungsprozess verlangsamen. Doch hält sie wirklich, was sie verspricht? Ist sie ein revolutionärer Biohacking-Ansatz oder nur ein teurer Trend mit fragwürdiger Evidenz?

Bei der Ganzkörper-Kryotherapie werden kaum bekleidete Personen für 1 bis 4 Minuten einer Umgebung von -110 °C ausgesetzt (Bouzigon, 2016). Die extreme Kälte bewirkt eine sofortige Vasokonstriktion – das bedeutet, dass sich die Blutgefäße in der Haut zusammenziehen, wodurch die Durchblutung der Haut stark reduziert wird. Gleichzeitig sinkt die Hauttemperatur auf etwa 5 °C, während die Körperkerntemperatur stabil bleibt. Doch kaum verlässt man die Kältekammer, normalisiert sich die Hauttemperatur rasch – ein regelrechter Kontrastschock für den Organismus, der zahlreiche biologische Prozesse aktiviert (Westerlund, 2003).

Neben der klassischen Ganzkörper-Kryotherapie gibt es die sogenannte Kältesauna, bei der der Körper mit -196 °C kaltem Stickstoffnebel umhüllt wird – der Kopf bleibt jedoch draußen. Klingt intensiv, doch das Problem: Es gibt kaum wissenschaftliche Studien zu dieser Methode. Mit Ausnahme einer einzigen Untersuchung existieren lediglich Berichte über mögliche Verletzungen (O'Connor, 2018). Da die Evidenz fehlt, wird dieses Verfahren hier nicht weiter betrachtet.

Studienlage

Dass Kälte nicht nur erfrischt, sondern auch biologisch messbare Effekte hat, zeigen einige Studien. So wurde in Untersuchungen festgestellt, dass 10 Kryotherapie-Sitzungen nicht nur Entzündungsmarker im Blut reduzieren, sondern auch den schützenden Faktor NO steigern und die Gedächtnisleistung verbessern können (Rymaszewska, 2018). Eine andere Studie ergab, dass 24 Sitzungen die Spiegel der sogenannten Sirtuine SIRT1 und SIRT3 erhöhen – Enzyme, die als Schlüsselproteine für Langlebigkeit und Zellschutz gelten (Wojciak, 2020).

Auch im Bereich der mentalen Gesundheit gibt es Hinweise auf positive Effekte. Bereits 2008 zeigte eine Studie, dass eine Kryotherapie mit 15 Sitzungen Symptome von Depressionen und Angststörungen lindern kann (Rymaszewska, 2008). Zudem wurde bei 32 gesunden Probanden nach 10 Sitzungen eine deutliche Reduktion von oxidativem Stress nachgewiesen – einer der Haupttreiber des Alterns (Stanek, 2016).

Trotz dieser vielversprechenden Ergebnisse bleibt die Gesamtzahl an Studien begrenzt. Eine Übersichtsarbeit aus dem Jahr 2021 kam zu dem Schluss, dass die Kryotherapie zwar Potenzial für neurologische und psychiatrische Anwendungen hat, es aber noch nicht genügend Daten gibt, um eine klare Empfehlung für eine Longevity-Therapie auszusprechen (Tabisz, 2023).

 Tipp: Kaltes Duschen ist zwar keine Kryotherapie und verlängert auch nicht das Leben, stärkt aber tatsächlich messbar die Immunabwehr (El-Ansary, 2024), indem immunregulatorische Interleukine (IL-2 und IL-4) sowie Antikörper messbar ansteigen. Ausserdem reudzierte in einer anderen Studie das regelmäßige kalte Duschen die krankheitsbedingten Fehltage bei der Arbeit (Buije, 2026).

Kryotherapie & Sport

Besonders bei Sportlern hat die Kryotherapie einen festen Platz – und hier ist die Studienlage tatsächlich deutlich robuster. Mehrere Untersuchungen zeigen, dass Kryotherapie nach intensiven Belastungen Muskelschmerzen reduziert und Entzündungen in den Muskeln eindämmt (Pournot, 2011; Lombardi, 2017).

Auch die umstrittene Kältesauna zeigte in einer einzigen Studie positive Effekte auf Erholung, Muskelsteifigkeit und Entzündungsmarker innerhalb der ersten 48 Stunden nach dem Training. Allerdings hat dies wenig mit Longevity zu tun.

Für Sportler scheint Kryotherapie also eine sinnvolle Ergänzung zu sein. Doch ob die Methode auch langfristig die Gesundheit und Lebensdauer beeinflusst, ist bislang unklar.

Sicherheit

Trotz der großen Beliebtheit der Kryotherapie gibt es immer wieder Berichte über ernste Nebenwirkungen. In seltenen Fällen wurden unter anderem dokumentiert:

- Hirnblutung während der Kryotherapie (Cronier, 2020).
- Herzmuskel-Schäden durch extreme Kältebelastung (Chen, 2020).
- Lebensbedrohliche Aortendissektion (ein Riss der Hauptschlagader) nach einer Sitzung (Cámara-Lemarroy, 2017).

Dennoch: Gemessen an der hohen Anzahl durchgeführter Kryotherapien weltweit scheinen diese Fälle extrem selten zu sein. Wer sich jedoch für eine Behandlung entscheidet, sollte sich bewusst sein, dass Risiken – insbesondere für Personen mit Herz-Kreislauf-Erkrankungen – nicht ausgeschlossen werden können (Legrand, 2023).

Fazit

Die Kryotherapie bietet einige nachweisbare Vorteile, insbesondere im Bereich Entzündungshemmung, Regeneration und Stimmungsausgleich. Allerdings gibt es keine Langzeitstudien, die belegen, dass sie tatsächlich den Alterungsprozess verlangsamen oder das Leben verlängern kann.

Positiv nachgewiesene Effekte sind die Reduktion von Entzündungen und oxidativem Stress, die Verbesserung der Regeneration nach dem Sport und die potenzielle Unterstützung bei Depressionen und Angststörungen. Allerdings besteht kein gesicherter Langzeiteffekt auf die Lebensdauer. Es fehlen Studien mit großen Probandengruppen, und es gibt potenzielle Risiken bei Vorerkrankungen.

Ob Kryotherapie wirklich ein Longevity-Hack ist? Die Antwort lautet derzeit: unklar. Während sie definitiv positive kurzfristige Effekte auf Entzündungen, Stress und Regeneration hat, bleibt die Frage nach einem tatsächlichen Anti-Aging-Effekt offen. Wer sie ausprobieren möchte, sollte sich bewusst sein, dass es sich um ein vielversprechendes, aber noch nicht vollständig erforschtes Verfahren handelt.

Sauna

- Longevity-Potenzial: hoch
- Datenqualität: gut
- Risiko: gering
- Kosten: mittel

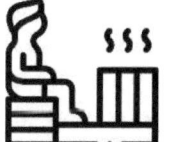 Die Sauna hat seit Jahrhunderten einen festen Platz in den Kulturen Skandinaviens, insbesondere in Finnland, wo sie nicht nur als Entspannungsort, sondern auch als Gesundheitsritual geschätzt wird. Neuere Erkenntnisse aus der Langzeitbeobachtung von Saunagängern deuten darauf hin, dass regelmäßige Saunabesuche nicht nur das allgemeine Wohlbefinden fördern, sondern auch zur Langlebigkeit beitragen können. Der Zusammenhang zwischen Sauna und einem längeren Leben beruht auf einer Vielzahl von Faktoren, die sich positiv auf Herz, Kreislauf und allgemeine Gesundheitsmarker auswirken.

Studienlage

Eine der bedeutendsten Erkenntnisse über die Sauna ist ihr positiver Einfluss auf die Herzgesundheit. Während des Saunierens erhöht sich die Herzfrequenz auf ein Niveau, das einem moderaten Training entspricht. Gleichzeitig erweitern sich die Blutgefäße, was den Blutfluss verbessert und den Blutdruck senken kann. Bereits vor mehr als 20 Jahren begann eine finnische Forschergruppe, fast 1.700 Personen zu beobachten und deren Saunagewohnheiten sowie ihr mögliches Versterben durch eine Herz-Kreislauf-Erkrankung aufzuzeichnen. Die Ergebnisse waren überwältigend: Personen mit einem Saunagang pro Woche hatten eine dreimal so hohe Sterblichkeit wie Personen mit 4 bis 7 Saunagängen pro Woche (Laukkanen, 2018).

Ähnliches ergab eine frühere Beobachtung von 2.300 Personen über 20 Jahre hinweg. Je öfter die Personen jede Woche in die Sauna gingen, desto geringer fiel die Sterblichkeit im Beobachtungszeitraum aus. So verstarb innerhalb der 20 Jahre die Hälfte der Personen, die einmal pro Woche in die Sauna gingen, während es in der Gruppe der „Saunaliebhaber" mit 4 bis 7 Saunagängen pro Woche nur etwa 30 % waren (Laukkanen, 2015).

Scheinbar hat ein Saunagang etwa den gleichen positiven Einfluss auf die Fitness wie eine mittlere bis anstrengende Sporteinheit (Kunutsor, 2017). Und wer schon mal in der Sauna war, hat das sicherlich schon beobachtet: Die Herzfrequenz steigt an, man kommt ins Schwitzen – Ähnliches kennt man vom Sport, auch wenn die Ursache eine andere ist. Durch die erhöhte Herzfrequenz steigt die Arbeit, die unser Herz leisten muss, und Herzmuskel sowie Blutgefäße werden trainiert (Patrick, 2021).

Aber nicht nur der „sportliche" Trainingseffekt ist entscheidend. Man weiß auch, dass die kurze Belastung des Körpers mit einem grundsätzlich schädlichen Reiz – hier: die Hitze – zu einer Anpassung des Körpers führt. Unser Körper reagiert auf eine Belastung, indem er sich schützt und für zukünftige Belastungen wappnet. Dieser Prozess nennt sich *Hormesis* und umfasst eine Reihe von Vorgängen auf molekularer Ebene:

Der wichtigste ist dabei die Aktivierung der sogenannten Hitzeschockproteine (HSP). Diese wirken sich u. a. positiv auf die Proteostase der Zellen aus – also auf die ordnungsgemäße Gestaltung und Ausstattung der zellulären Proteine. Sie verhindern, dass Proteine falsch aufgebaut sind oder miteinander verklumpen.

Eine Störung der Proteostase haben wir bereits als eine der *Hallmarks of Ageing* kennengelernt. Eine interessante Studie aus Dänemark konnte sogar zeigen, dass Personen mit einem durch Mutation aktivierten Hitzeschockprotein HSP90 länger leben als Personen ohne eine solche Veränderung im Erbgut (Singh, 2010).

Außerdem kommt es zu einer verbesserten Entzündungsregulation und durch das verstärkte Schwitzen zu einer Ausscheidung von Schwermetallen wie Cadmium, Blei, Aluminium oder Kobalt (Genuis, 2010).

Ein faszinierender Aspekt der Sauna ist ihre Auswirkung auf zelluläre Prozesse. Die durch die Hitze induzierte Produktion von sogenannten Hitzeschockproteinen (HSPs) spielt eine Schlüsselrolle bei der Reparatur geschädigter Zellen und der Verlangsamung von Alterungsprozessen. HSPs fördern die Gesundheit der Mitochondrien – der Energiekraftwerke der Zellen

– und unterstützen die Beseitigung von schädlichen Proteinaggregaten, die mit Alterskrankheiten wie Alzheimer in Verbindung gebracht werden.

Regelmäßigkeit als Schlüssel

Die positiven Effekte der Sauna auf die Langlebigkeit hängen stark von der Häufigkeit der Nutzung ab. Studien, die in Finnland durchgeführt wurden, legen nahe, dass Menschen, die vier bis sieben Mal pro Woche in die Sauna gehen, ein um bis zu 50 % geringeres Risiko haben, an Herz-Kreislauf-Erkrankungen zu sterben, verglichen mit Personen, die nur einmal pro Woche saunieren. Regelmäßiges Saunieren könnte also ein einfaches und angenehmes Mittel sein, um die Gesundheit langfristig zu fördern.

Fazit

Die Sauna bietet eine beeindruckende Kombination aus physischem und psychischem Nutzen, die zur Langlebigkeit beitragen kann. Sie verbessert die Herz-Kreislauf-Gesundheit, stärkt das Immunsystem, reduziert Stress und unterstützt zelluläre Prozesse, die den Alterungsprozess verlangsamen können. Für alle, die nach einem natürlichen und gleichzeitig genussvollen Weg suchen, ihre Gesundheit zu fördern und ein längeres Leben zu führen, könnte die Sauna eine Schlüsselrolle spielen.

Blutspenden und Co

Das Blut als Organ verstehen

Jeder Mensch verfügt über etwa 70 ml Blut pro Kilogramm Körpergewicht. Ein 100-Kilo-Kerl also über rund 7 Liter, ein eher normalgewichtiger Mensch mit 70 Kilo etwa über 5 Liter.

Obwohl Blut oft nur als eine Körperflüssigkeit betrachtet wird, erfüllt es in Wirklichkeit die Kriterien eines Organs. Ein Organ ist eine funktionelle Einheit aus verschiedenen spezialisierten Zelltypen, die gemeinsam eine bestimmte Aufgabe erfüllen. Blut erfüllt genau diese Definition, da es eine komplexe Zusammensetzung von Zellen und Plasma aufweist und lebenswichtige Funktionen im gesamten Körper übernimmt.

Wie jedes Organ setzt sich Blut aus verschiedenen spezialisierten Zellen zusammen, die auf spezifische Aufgaben ausgerichtet sind: Erythrozyten (rote Blutkörperchen), Leukozyten (weiße Blutkörperchen) und

Thrombozyten (Blutplättchen). Diese Zelltypen arbeiten koordiniert zusammen, ähnlich wie die Zellen in einem festen Organ, um die Homöostase im Körper aufrechtzuerhalten.

Während feste Organe durch Gewebe wie Muskeln oder Nerven gekennzeichnet sind, besteht Blut aus Zellen, die in einer flüssigen Matrix (Plasma) suspendiert sind. Plasma enthält Proteine, Nährstoffe, Hormone, Elektrolyte (und Müll, wie wir sehen werden), die für die Zellfunktion essenziell sind. Ähnlich wie das Gewebe anderer Organe sorgt das Plasma für eine strukturierte Umgebung, in der die Blutzellen optimal funktionieren können.

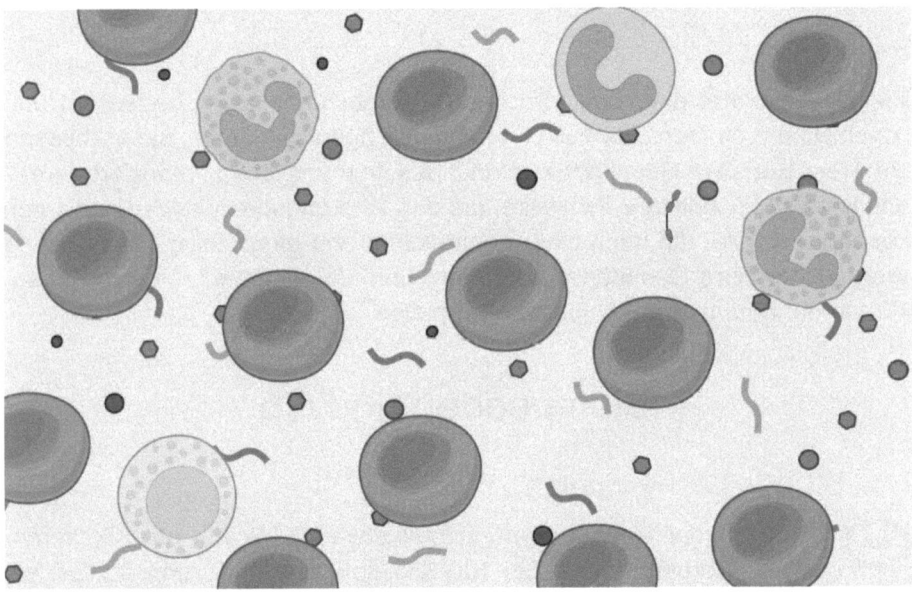

Abbildung 4: Blut mit Blutzellen und Blutplasma mit Nährstoffen und Proteinen. (Created in https://BioRender.com)

Um die Bedeutung für die Longevity-Medizin besser zu verstehen, müssen wir außerdem verstehen, dass die Gesamtheit der im Blut zu findenden Proteine (= das Proteom des Blutes) wichtige Funktionen für Leben und Altern hat.

Das Proteom des Blutes umfasst sämtliche im Blut vorkommenden Proteine, darunter Transportproteine, Enzyme, Immunfaktoren und Gerinnungsproteine. Insgesamt umfasst das Proteom des Blutes mehr als 4000 verschiedene Proteine (Kliuchnikova, 2023). Es ist hochkomplex und dynamisch, da es nicht nur die Funktion des Blutes als Organ unterstützt, sondern auch als biochemische Schnittstelle zwischen verschiedenen Geweben und Organen dient. Die wichtigsten Plasmaproteine wie Albumin, Globuline und Fibrinogen sind essenziell für den Stofftransport, die Immunabwehr und die Blutgerinnung. Neben den frei zirkulierenden Proteinen enthalten auch Blutzellen wie Erythrozyten, Leukozyten und Thrombozyten spezifische Proteine, die für den Sauerstofftransport, die Immunreaktion und die Wundheilung entscheidend sind. Darüber hinaus spielen extrazelluläre Vesikel und Exosomen eine Schlüsselrolle in der Zellkommunikation, indem sie Proteine und RNA transportieren.

Das Blutproteom ist hochgradig anpassungsfähig und reagiert auf verschiedene Einflüsse wie Infektionen, Entzündungen, metabolische Veränderungen oder körperliche Belastung (aber auch die Alterung), wodurch sich die Konzentrationen spezifischer Proteine verändern.

So wie alle anderen Organe unterliegt auch unser Blut einem Alterungsprozess. Dieser ist hauptsächlich durch die *Hallmarks of Ageing – Inflammaging*, *Immunoseneszenz* und *Stammzellerschöpfung* – gekennzeichnet.

Immunoseneszenz beschreibt die funktionelle Alterung des Immunsystems, die sich direkt im Blut als Organ manifestiert (Wang Y., 2022). Mit zunehmendem Alter nimmt die Fähigkeit des Blutes ab, eine effiziente Immunabwehr zu gewährleisten, da die Produktion neuer T-Zellen in der Thymusdrüse sinkt und bestehende Immunzellen zunehmend erschöpft sind (Andrew, 2002). Gleichzeitig steigt die Anzahl seneszenter Immunzellen, die ihre Funktion nicht mehr effektiv erfüllen, aber dennoch Entzündungsprozesse im Blut verstärken. Das haben wir bereits in anderen Zusammenhängen als *Senescence-assoziierten sekretorischen Phänotyp* (SASP) kennengelernt. Auch das Proteom des Blutes verändert sich entsprechend.

Diese zunehmende, niedriggradige chronische Entzündungsreaktion entsteht durch eine Kombination aus seneszenten Immunzellen, einer gesteigerten Produktion entzündungsfördernder Zytokine (z. B. IL-6, TNF-α) und einer abnehmenden Fähigkeit des Körpers, Entzündungsreaktionen zu regulieren.

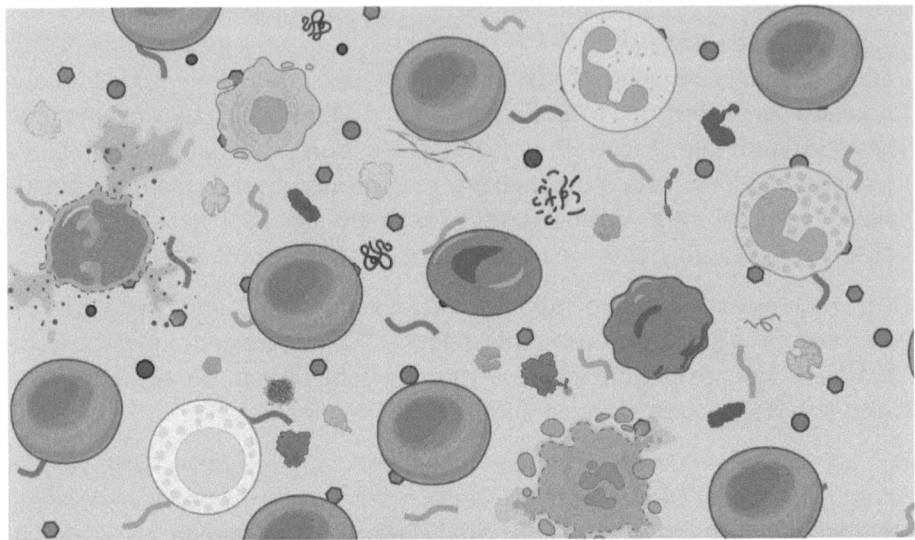

Abbildung 5: Seneszentes Blut mit gealterten Zellen, Proteomic Noise und erhöhter Entzündungsaktivität. (Created in https://BioRender.com)

Im Blutplasma kommen im Rahmen von Alterungsprozessen Proteine für Reparatur- und Regenerationsprozesse vermindert vor. Die genannten Prozesse unterhalten sich dabei gegenseitig: Aus gesunden Zellen entstehen durch natürliche Alterung seneszente Zellen sowie SASP und *Proteomic Noise*. Dies führt zu *Inflammaging*, und das bedingt die Entstehung weiterer seneszenter Zellen.

Dieser Begriff bezeichnet das vermehrte Vorkommen von fehlerhaften Proteinen, die durch Fehler in der Produktion, Faltung und Regulation zustande kommen. Während junge Zellen die Proteinsynthese präzise steuern, nimmt mit dem Alter die Fähigkeit zur Fehlerkorrektur ab. Dies führt dazu, dass Proteine in falscher Menge produziert, fehlerhaft gefaltet oder unzureichend abgebaut werden. Dadurch entstehen funktionslose oder sogar schädliche Proteinaggregate, die die Zellfunktion stören und im Blutplasma nachweisbar sind. Besonders in Geweben mit langsamer Zellerneuerung, wie dem Gehirn oder den Muskeln, kann dies schwerwiegende Folgen haben und Krankheiten wie Alzheimer oder Sarkopenie begünstigen. Da Proteine die zentralen Bausteine und Funktionsmoleküle der Zelle sind, wirkt sich *Proteomic Noise* direkt auf die zelluläre Stabilität und damit auf den Alterungsprozess aus.

Spannend sind im Zusammenhang von Zellseneszenz, *Inflammaging* und *Proteomic Noise* die sich selbst unterhaltenden Prozesse. Alle drei Prozesse entstehen im Rahmen der Alterung und bewirken weitere Zellschäden sowie zunehmende Alterung (Sviercovich, 2024). Sie befeuern sich demnach selbst. Darauf werden wir nochmals bei der Besprechung von Plasma-austausch und Plasmaspende zurückkommen.

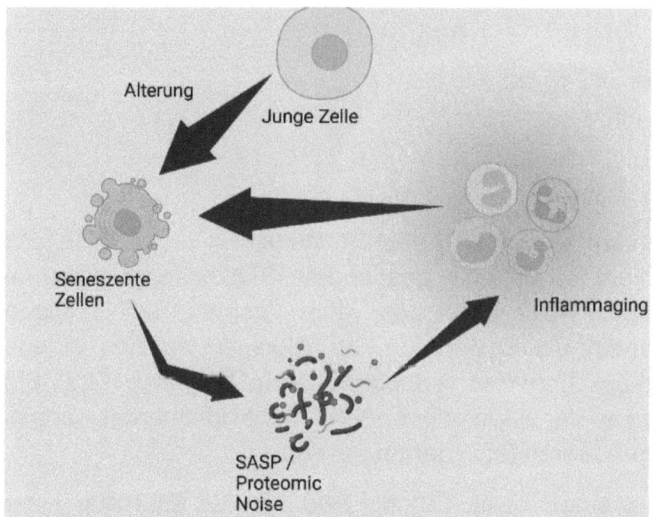

Abbildung 6: Kreislauf aus Zellalterung und SASP / Proteomic Noise. (Created in https://BioRender.com)

Ein weiterer Aspekt der Organalterung ist schlicht und einfach die Ansammlung von „Müll": Im Laufe des Lebens reichert sich das Blut mit einer Vielzahl von toxischen Umweltstoffen an, die aus der Nahrung, der Luft und dem Wasser stammen. Zu den besorgniserregendsten Schadstoffen gehören PFAS (Per- und Polyfluoralkylsubstanzen), Schwermetalle, Mikroplastik und andere Umweltgifte, die sich nur schwer oder gar nicht vom Körper abbauen lassen.

PFAS, auch als „Ewigkeitschemikalien" bekannt, finden sich in beschichteten Verpackungen, wasserabweisender Kleidung und Industrieabfällen und können hormonelle Störungen, erhöhte Blutfettwerte, Immunsystem-Schwächungen und sogar Krebs begünstigen (Xie, 2024; Cao, 2021). Schwermetalle wie Blei, Quecksilber und Cadmium gelangen durch belastete Lebensmittel, Zahnamalgam oder Umweltverschmutzung in den Körper und beeinträchtigen das Nervensystem, die Nierenfunktion und den Stoffwechsel.

Glücklicherweise müssen wir einer Alterung des Organs Blut nicht tatenlos zusehen, sondern haben die eine oder andere Handlungsoption. Denn im Unterschied zu allen anderen Organen ist das Blut relativ gut zugänglich, und wir haben sogar die Möglichkeit, Teile davon zu entfernen oder auszutauschen – spannende Optionen für die Longevity-Medizin!

Blutspenden

- Longevity-Potenzial: mittel
- Datenqualität: mittel
- Risiko: gering
- Kosten: gering

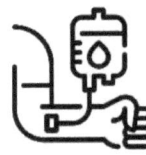 Blutspenden verlängert Leben! Natürlich in erster Linie das von Patienten, die eine gespendete Blutkonserve erhalten. Interessanterweise gibt es aber bereits seit einigen Jahrzehnten die Diskussion, ob Blutspenden das eigene Leben möglicherweise verlängern könnte (Gasale, 1983). Sie finden diese Information an der einen oder anderen Stelle im Internet, sodass es Sinn macht, einen genaueren Blick darauf zu werfen.

Bei einer Blutspende werden etwa 450 bis 500 Milliliter Blut aus einer Armvene des Spenders entnommen. Der Vorgang beginnt mit einer kurzen Untersuchung, bei der Gesundheit und Eignung des Spenders geprüft werden, z. B. durch eine Blutdruckmessung und einen Hämoglobintest. Während der Spende, die etwa 5 bis 10 Minuten dauert, fließt das Blut in einen speziellen Beutel, der mit einer gerinnungshemmenden Substanz versehen ist. Nach der Spende werden die Blutbestandteile (rote Blutkörperchen, Plasma und Thrombozyten) im Labor verarbeitet und getrennt, um sie gezielt für verschiedene medizinische Zwecke einzusetzen. Der Körper des Spenders regeneriert das verlorene Blut innerhalb weniger Wochen vollständig. Eine Blutspende ist sicher, schmerzarm und kann Leben retten, da sie bei Notfällen, Operationen und der Behandlung von Blutkrankheiten eingesetzt wird.

Zur Frage, ob Blutspenden einen positiven Effekt für den Spender hat, wurde 2015 eine große Analyse von mehr als einer Million Blutspendern aus Skandinavien publiziert (Ullum, 2015). Dabei zeigte sich auf den ersten Blick tatsächlich ein deutlicher positiver Effekt der Blutspenden: Jede jährliche Blutspende senkte das Sterblichkeitsrisiko der Spender im 8-jährigen Beobachtungszeitraum um satte 18,6 %!

Problematisch bei der Auswertung von Blutspendern ist allerdings der sogenannte *"Healthy Donor Effect"* (HDE) (Atsma, 2011) oder auf Deutsch: *Gesunder-Spender-Effekt*, der die Daten verfälschen kann.

Das bedeutet: Wer sich zu einer Blutspende entschließt, ist tendenziell gesünder als jemand, der sich nicht zu einer Blutspende entschließt. Ist ja auch logisch: Wer an einer Krankheit leidet oder mit Beschwerden kämpft, wird sich weniger wahrscheinlich freiwillig Blut abzapfen lassen als jemand, der vor Vitalität geradezu strotzt.

Und nicht nur der eigene Wille zählt – wenn sich jemand mit umfangreichen Vorerkrankungen bei der Blutspende vorstellt, wird er natürlich öfter wieder unverrichteter Dinge nach Hause geschickt als ein völlig gesunder Mensch. Die Gruppe der Blutspender ist also *a priori* bereits gesünder als der Durchschnitt der Bevölkerung und sollte allein daher schon eine niedrigere Sterblichkeit haben. Oder anders ausgedrückt: Je öfter jemand Blut spendet, desto gesünder wird diese Person sein und allein deshalb schon länger leben als jemand, der gar nicht oder selten Blut spendet. Mit einem positiven Effekt des Blutspendens an sich hat das gar nichts zu tun. Vielmehr ist die Beziehung genau umgekehrt: Wer mehr Blut spendet, war einfach schon vorher gesünder.

Dennoch gelingt es mit statistischen Methoden, diesen HDE aus den Daten herauszurechnen, was in der vorliegenden Studie dann auch gemacht wurde, um trotzdem eine Aussage über mögliche Effekte des Blutspendens treffen zu können.

Tatsächlich sank der positive Effekt der Blutspende auf die Sterblichkeit deutlich ab und lag nach Berücksichtigung des HDE nur noch bei 7,5 % bezogen auf den Beobachtungszeitraum von 8 Jahren. Oder vereinfacht gesagt: Je öfter jemand Blut gespendet hat, desto geringer war das Risiko, im Beobachtungszeitraum von 8 Jahren zu sterben – auch wenn eine Senkung des Risikos um 7,5 % nicht sehr beeindruckend ist.

Und bei aller Freude über diese Ergebnisse: Die Autoren der Studie merken richtigerweise an, dass die beobachtete Risikoreduktion zum einen eher gering ausfällt und zum anderen trotz allem nicht klar ist, ob noch ein gewisser HDE für die Effekte verantwortlich ist, der sich nicht so einfach herausrechnen lässt.

Ein ähnliches, eher ernüchterndes Ergebnis zeigt eine Analyse aus Australien, die erst Ende 2024 veröffentlicht wurde. Zwar war die analysierte Patientenzahl weitaus geringer – es wurden nämlich nur etwas mehr als

7.000 Blutspender analysiert (Rahman, 2024). Das vermindert die Aussagekraft der Studie natürlich im Vergleich zu der Studie von Ullum deutlich.

Die Sterblichkeit lag bei sehr aktiven Blutspendern bei 1,5 % im Beobachtungszeitraum und bei weniger aktiven Spendern etwas höher, nämlich bei 1,7 %. In der statistischen Analyse war dieser Unterschied nicht signifikant, was bedeutet, dass diese Studie keine Hinweise für einen Effekt der Blutspende auf die Sterblichkeit ergibt.

Wie könnte man diese Unsicherheit bezüglich des Effekts von Blutspenden lösen? Ein Weg wäre idealerweise eine Studie, bei der Personen in zwei Gruppen aufgeteilt werden: Die eine Gruppe fängt an, Blut zu spenden, und die andere Gruppe tut das nicht – und die Menschen in beiden Gruppen sind eben nicht unterschiedlich in ihren Vorerkrankungen.

Wenn sich dann nach einigen Jahren herausstellt, dass die Blutspender länger leben, könnte man sicherer urteilen, dass die Blutspende tatsächlich den gewünschten Effekt hat. Leider gibt es aber bis dato keine solche Studie, die eine Aussage über eine mögliche Lebensverlängerung durch Blutspenden zulassen würde. Es gibt tatsächlich eine Studie, die Blutspender und Nichtspender so verglichen hat – darauf kommen wir gleich zu sprechen.

Auch ohne solche Studien wissen wir aber bereits, dass Blutspenden durchaus positive Auswirkungen auf das Auftreten verschiedener Krankheiten haben kann: So zeigte 1997 eine große Studie an fast 3.000 Männern, dass Blutspender in einem 9-Jahres-Zeitraum ein um 88 % reduziertes Risiko hatten, einen Herzinfarkt zu erleiden (Salonen, 1998). Nur einer von 153 Blutspendern hatte einen Herzinfarkt erlitten, während das bei 316 von 2.529 Nicht-Blutspendern der Fall war. Die Frage nach einem HDE besteht natürlich auch bezüglich dieser Ergebnisse, aber die Autoren der Studie haben dies berücksichtigt und die Daten hinsichtlich der vorhandenen kardiovaskulären Risikofaktoren bereinigt. Also wieder ein Fingerzeig, dass Blutspenden sich positiv auf Sterblichkeit oder Folgeerkrankungen auswirken könnte.

Eine mögliche Erklärung für diese Ergebnisse ist ein Zusammenhang zwischen dem Herzinfarkt-Risiko und hohen Eisenspeichern, der schon früher bekannt wurde (Salonen, 1992). Regelmäßiges Blutspenden könnte also über einen Verlust von Eisen dazu führen, dass ein zu hoher Eisenspiegel verhindert wird.

Übrigens hat es in den letzten Jahrzehnten immer wieder Hinweise gegeben, dass stark gefüllte Eisenspeicher auch das Risiko für verschiedene Krebsarten erhöhen können (Wen, 2014). Daraus könnte man folgern, dass Blutspender mit regelmäßigem „Eisenverlust" dann weniger häufig Krebs bekommen als Nichtspender.

Um diese Frage zu klären, wurden die bereits oben erwähnten 7.000 Spender noch einmal näher untersucht. Nachdem in dieser Gruppe nichts bezüglich der Sterblichkeit herausgekommen war, ergab sich das Gleiche bezüglich Krebs: Blutspenden half nicht, das Risiko verschiedener Krebsarten zu senken (Rahman, 2024).

Risiken

Abschließend noch ein Wort zu möglichen Risiken: Eine Blutspende geht natürlich auch mit verschiedenen potenziellen Risiken einher. Wiederholte Blutspenden können zu Blutarmut (Finch, 1977), Eisenmangel (Newman, 2006) und zum Restless-Legs-Syndrom führen (Ngoma, 2024). Klar ist also, dass nur Blut spenden sollte, wer selbst über ausreichend davon verfügt. Sie sollten daher nur Blut spenden, wenn der Wert des roten Blutfarbstoffs (Hämoglobin) kontrolliert und hoch genug ist. Essenziell für die Blutbildung ist außerdem das Vorhandensein von ausreichend Eisen. Auch das sollte im Labor überprüft werden, wenn Sie dauerhaft Blut spenden.

Fazit

Es gibt zwar Hinweise, dass regelmäßiges Blutspenden die Sterblichkeit oder das Auftreten von Herzinfarkten senken kann, diese Ergebnisse sind aber aktuell nicht aussagekräftig genug, um das Blutspenden zu einem echten Longevity-Faktor zu machen. Ich gehe dennoch regelmäßig zur Blutspende. Blutspender berichten nämlich über einen besseren mentalen und körperlichen Zustand (Rigas, 2017) – auch hier könnte der HDE verantwortlich sein, aber mir gefällt einfach die Vorstellung, dass Blutspenden glücklich macht :-). Und wie wir im nächsten Absatz sehen werden, gibt es eben vielleicht doch relevante positive Effekte einer Blutspende…

Plasmaspende

- Longevity-Potenzial: hoch
- Datenqualität: gering
- Risiko: gering
- Kosten: gering

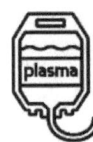 Neben der Spende von Vollblut, also dem, was wir allgemein unter „Blut" (= der rote Saft) verstehen, kann man auch nur das Blutplasma spenden. Dabei werden ca. 750 ml Blutplasma entnommen. Blutplasma ist der flüssige Bestandteil des Blutes und macht etwa 55 % des gesamten Blutvolumens aus. Es ist eine klare, gelbliche Flüssigkeit, die hauptsächlich aus Wasser (ca. 90 %) sowie Proteinen wie Albumin, Globulinen und Fibrinogen besteht. Zusätzlich enthält es Elektrolyte, Nährstoffe, Hormone, Abfallstoffe und gelöste Gase wie Sauerstoff und Kohlendioxid.

Blutplasma übernimmt wichtige Funktionen im Körper, darunter den Transport von Nährstoffen, Hormonen und Abfallstoffen, die Regulierung des Flüssigkeitshaushalts, die Unterstützung der Blutgerinnung und die Immunabwehr. Es spielt auch eine Rolle bei der Temperaturregulierung durch seine hohe Wärmekapazität. Medizinisch wird Plasma oft verwendet, etwa für Transfusionen oder zur Herstellung von Medikamenten wie Immunglobulinen, und ist essenziell für die Aufrechterhaltung vieler Gleichgewichte im Körper.

Bei einer Plasmaspende wird Blut aus einer Vene entnommen und in einem speziellen Gerät (einem sogenannten Zellseparator) verarbeitet, um das Blutplasma von den festen Blutbestandteilen (rote und weiße Blutkörperchen sowie Blutplättchen) zu trennen. Das Plasma wird gesammelt, während die festen Bestandteile zusammen mit einer sterilen Kochsalzlösung zurück in den Körper des Spenders geleitet werden. Der Vorgang dauert in der Regel 30 bis 60 Minuten und ist für den Spender in der Regel gut verträglich, da der Körper das verlorene Plasma innerhalb weniger Stunden bis Tage wieder ersetzt. Eine Plasmaspende kann mehrfach im Monat durchgeführt werden, da sie weniger belastend ist als eine Vollblutspende. Das gespendete Plasma wird unter anderem zur Herstellung von lebenswichtigen Medikamenten oder für Transfusionen bei Patienten mit Gerinnungsstörungen verwendet.

Und haben Sie etwas gemerkt? Blutplasma enthält Abfallstoffe! Da drängt sich der Schluss auf, dass die Plasmaspende ein Weg sein könnte, diese Abfallstoffe loszuwerden. Und glücklicherweise gibt es eine sehr brauchbare

Studie zu dieser Frage. Dazu vorher noch ein paar Erläuterungen zum Thema „Abfallstoffe im Blut":

Abfallstoffe im Blut sind Substanzen, die während der Stoffwechselprozesse im Körper entstehen und ausgeschieden werden müssen, um die Stoffwechselprozesse und Gleichgewichte aufrechtzuerhalten. Zu den häufigsten körpereigenen Abfallstoffen gehören Harnstoff, der beim Abbau von Proteinen in der Leber entsteht, und Kreatinin, ein Nebenprodukt des Muskelstoffwechsels. Beide werden über die Nieren aus dem Blut gefiltert und mit dem Urin ausgeschieden. Weitere Abfallstoffe umfassen Bilirubin, ein Abbauprodukt des Hämoglobins, das in der Leber verarbeitet und über Galle und Stuhl ausgeschieden wird, sowie überschüssige Elektrolyte und giftige Substanzen, die aus der Nahrung oder Medikamenten stammen können.

Der Körper verfügt über ausgeklügelte Mechanismen, um diese Stoffe effizient zu entfernen und die Gesundheit zu bewahren. Allerdings gibt es auch Abfallstoffe, die der Körper kaum oder gar nicht loswerden kann und die ein gesundheitliches Risiko darstellen – und uns auf dem Weg zu hundert vitalen Lebensjahren einen Strich durch die Rechnung machen können. Ein Beispiel dafür sind die sogenannten PFAS (Per- und polyfluorierte Alkylsubstanzen).

PFAS sind eine Gruppe von synthetischen Chemikalien, die in einer Vielzahl von Industrie- und Verbraucherprodukten eingesetzt werden, da sie wasser-, fett- und schmutzabweisende Eigenschaften besitzen. Sie finden sich beispielsweise in wasserabweisender Kleidung, Antihaftbeschichtungen, Lebensmittelverpackungen und Feuerlöschschäumen. PFAS sind äußerst stabil und bauen sich in der Umwelt sowie im menschlichen Körper nur sehr langsam ab, weshalb sie auch als „Forever Chemicals" bezeichnet werden. Diese Langlebigkeit hat zu einer weltweiten Verbreitung und Umweltbelastung geführt.

Studien zeigen, dass einige PFAS gesundheitsschädlich sein können und mit Problemen wie Hormonstörungen, geschwächtem Immunsystem, erhöhtem Krebsrisiko und Entwicklungsstörungen bei Kindern in Verbindung gebracht werden. Ihr Einsatz wird zunehmend reguliert, um ihre Auswirkungen auf Mensch und Umwelt zu minimieren.

Aber nicht nur die PFAS sind ein Problem für unser Blut – auch Mikroplastik lässt sich inzwischen im Blut nachweisen. Eine Untersuchung von sechs Freiwilligen ergab einen Gehalt von 1,6 µg pro ml Blut und eine wilde Mischung verschiedener Plastikarten (Leslie, 2022). Doch nicht nur im Blut, sondern auch in anderen Organen und Geweben lässt sich Mikroplastik finden, und es gibt (natürlich) Hinweise darauf, dass dies nicht gesundheitsförderlich ist. Mikroplastik steht im Verdacht, Krebs auslösen zu können (Rafazi, 2024), Organe zu schädigen und oxidativen Stress auszulösen (Kehinde, 2024).

Es scheint also eine gute Idee zu sein, Mikroplastik und PFAS wieder loszuwerden. Und genau da kann uns die Plasmaspende helfen. Eine Studie an australischen Feuerwehrmännern untersuchte, wie sich die PFAS-Werte bei mehrfacher Blutspende oder Plasmaspende veränderten (Mikroplastik wurde nicht untersucht). Man suchte bewusst eine Gruppe von Feuerwehrmännern aus, denn diese sind beruflich bedingt einer höheren PFAS-Belastung ausgesetzt als die Normalbevölkerung, da PFAS in Löschmitteln vorkommt.

Für die Studie spendeten 95 Feuerwehrmänner alle 12 Wochen 470 ml Blut, 95 weitere Feuerwehrmänner spendeten alle 6 Wochen 870 ml Plasma, und eine Gruppe mit ebenso 95 Feuerwehrmännern wurde einfach nur als Vergleichsgruppe beobachtet und spendete weder Plasma noch Blut. Zu Beginn und nach einem Jahr wurden die Blutspiegel von PFAS bei den Studienteilnehmern gemessen, um den Effekt von Blut- und Plasmaspenden untersuchen zu können.

Und tatsächlich zeigte sich, dass sowohl die Blutspende als auch die Plasmaspende den Spiegel von PFAS senken konnte – während die Blutspiegel in der Gruppe ohne Spendenaktivität unverändert blieben. Und der Effekt war in der Gruppe der Plasmaspender am größten – der PFAS-Spiegel war nach einem Jahr und durchschnittlich 6,4 Plasmaspenden um satte 30 % gesunken, in der Gruppe der Blutspender immerhin um etwa 10% (Gasiorowski, 2022). Und besonders interessant: Auch 16 Wochen nach Ende der Spenderei, waren die Effekte noch präsent. Wer dranbleibt, kann also seine PFAS-Spiegel sicherlich weiter senken.

Besonders das Spenden von Blutplasma hat also erwartungsgemäß einen positiven Effekt auf die im menschlichen Blutplasma zu findenden Abfallstoffe. Und man kann vermuten, dass auch andere Verunreinigungen wie Schwermetalle oder das angesprochene Mikroplastik durch Plasmaspenden entfernt werden. Schließlich wird durch die Plasmaspende etwa 20 % des aktuell vorhandenen Blutplasmas „abgelassen" und damit natürlich auch die darin enthaltenen Verunreinigungen. Der Körper bildet das entnommene Plasma dann über wenige Wochen wieder vollständig nach, sodass durch wiederholte Spenden kein Schaden zu erwarten ist.

Auch aus Tierexperimenten weiß man, dass die Entnahme von Blutplasma ein interessantes Longevity-Potenzial hat. Im Jahr 2020 erschien ein Artikel über eine spannende Studie an Mäusen, denen man die Hälfte ihres Blutplasmas entnommen und durch eine Salzlösung mit etwas Eiweiß ersetzt hatte. Die Wissenschaftler untersuchten die Folgen dieser Behandlung und stellten überrascht fest, dass eine Vielzahl von verjüngenden Prozessen angestoßen worden war: Heilungsprozesse verbesserten sich, die Struktur der Leber verjüngte sich, und in bestimmten Hirnregionen entstanden neue Nervenzellen. Darüber hinaus beobachteten die Forscher eine Art „Reset" des Blutes. Die Menge an „guten" Botenstoffen, die Gewebserhalt, Heilungsprozesse und Immunantworten hervorrufen, stieg an, ebenso der stimulierende Reiz auf Stammzellen. Das alles verleitete die Wissenschaftler sogar dazu, von einer Verjüngung des Blutes zu sprechen (Mehdipour, 2020). Offensichtlich konnte die Entfernung eines Teils des Blutplasmas den sich selbst unterhaltenden Effekt des *Inflammaging* und des *Proteomic Noise* durchbrechen und verjüngende Prozesse anstoßen.

Offensichtlich zirkulieren in unserem alternden Blut eine Menge „schlechter" Bestandteile, und diese loszuwerden, scheint ein Ansatzpunkt für die Longevity-Therapie zu sein. Weitere Forschungsergebnisse dazu werden sicherlich in den nächsten Jahren folgen. Eine sehr beachtenswerte Studie dazu gibt es bereits – diese werden wir im nächsten Abschnitt kennenlernen.

 Aus meiner Sicht ist die Plasmaspende durchaus ein „Longevity-Hack", den man beherzigen sollte. Man muss sicherlich nicht lebenslang alle paar Wochen eine Plasmaspende hinter sich bringen. Dies aber zumindest ab und zu in Betracht zu ziehen, kann die Menge an schädlichen Substanzen deutlich absenken und möglicherweise gleichzeitig noch weitere verjüngende Reaktionen auslösen – zumal es kostenlos bei jedem Blutspendestandort durchgeführt werden kann.

Sollten Sie kein Plasma spenden können (teilweise dürfen dies nur Personen mit der Blutgruppe AB), dann bleibt die „normale" Blutspende als Alternative, um auf Dauer dennoch PFAS und Anderes aus dem Blut loszuwerden.

Therapeutischer Plasma-Austausch

- Longevity-Potenzial: hoch
- Datenqualität: gering
- Risiko: hoch
- Kosten: hoch

Man kann beim Menschen nicht nur einen Teil des Blutplasmas durch eine Plasmaspende entfernen, sondern gleich das gesamte Blutplasma!

Der therapeutische Plasmaaustausch (*Therapeutic Plasma Exchange*, TPE) ist ein spezielles medizinisches Verfahren, das darauf abzielt, krankheitsverursachende Substanzen aus dem Blut zu entfernen. Dabei wird das Plasma von den zellulären Bestandteilen (rote und weiße Blutkörperchen sowie Blutplättchen) getrennt. Das entfernte Plasma wird dann durch eine Ersatzlösung ersetzt, die aus frischem gefrorenem Plasma (*Fresh Frozen Plasma*, FFP), Albumin oder einer Kombination aus Kochsalzlösung und anderen Flüssigkeiten besteht.

TPE wird häufig bei Autoimmunerkrankungen angewendet, um überschüssige Autoantikörper, Immunkomplexe oder andere toxische Substanzen zu entfernen. Es wird auch bei einigen Stoffwechselerkrankungen, bestimmten Vergiftungen oder seltenen Bluterkrankungen wie der thrombotisch-thrombozytopenischen Purpura (TTP) eingesetzt – bisher jedoch nicht bei gesunden Patienten und im Hinblick auf Longevity-Faktoren.

Das Verfahren ist ziemlich aufwändig und erfordert spezielle Geräte zur Trennung des Plasmas sowie eine engmaschige Überwachung, da es zu Komplikationen wie Infektionen, Blutdruckabfall, Elektrolytstörungen oder allergischen Reaktionen kommen kann. Nichtsdestotrotz hat sich der Aufwand für die Studienteilnehmer gelohnt, wie man an den vielversprechenden Ergebnissen sehen kann.

Interessant in diesem Zusammenhang ist eine Studie aus dem Jahr 2022, bei der ein Plasmaaustausch bei gesunden Probanden vorgenommen wurde (Kim D., 2022). Die Studie zeigte, dass der Plasmaaustausch tatsächlich das biologische Alter der Teilnehmer senken konnte, gemessen durch Veränderungen in Biomarkern, die für Entzündungen, Immunfunktion und Zellalterung relevant sind.

Um die Auswirkungen auf das Proteom zu erfassen, wurde das Proteom von älteren Probanden (70–79 Jahre) vor und nach der TPE-Behandlung mit dem Plasma von jungen Probanden (28–32 Jahre) verglichen. Es zeigte sich, dass das Plasma der älteren Probanden durch die TPE im Erscheinungsbild wieder dem Plasma der jungen Probanden angeglichen wurde. Das *Proteomic Noise* wurde durch mehrfache TPE-Behandlungen deutlich vermindert. Das in der Studie anhand des Blut-Proteoms berechnete biologische Alter wurde durch die TPE-Behandlungen um mehrere Jahrzehnte gesenkt – beeindruckend.

Zudem verbesserten sich die Funktionen der Immunzellen, was auf eine Wiederherstellung jugendlicher Immunreaktionen hinweist, und DNA-Schäden waren vermindert feststellbar. Offensichtlich war es durch den Plasmaaustausch zumindest in Teilen gelungen, den Teufelskreis aus *Immunaging*, SASP und zellulärer Seneszenz zu durchbrechen.

Die Forscher folgerten, dass die Entfernung schädlicher Moleküle und *Proteomic Noise* aus dem Blutkreislauf durch TPE nicht nur Entzündungen und andere schädliche Prozesse reduziert, sondern möglicherweise auch altersbedingte Erkrankungen verlangsamt oder deren Auftreten hinauszögert.

Auch wenn die Ergebnisse einer einzelnen Studie noch kein Grund sein sollten, den TPE als Longevity-Therapie am eigenen Leib zu testen, müssen wir die Forschungsergebnisse in den nächsten Jahren im Auge behalten. Der TPE ist sicherlich ein sehr vielversprechender Ansatz, auch wenn die Kosten für sechs TPE-Behandlungen aktuell mit 14.000–17.000 Dollar sehr hoch sind. Eine preiswerte Alternative könnte aus meiner Sicht die langfristige Plasmaspende sein.

Plasmapherese

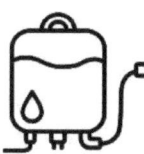

Nachdem wir gehört haben, dass im Blutplasma schädliche Substanzen und schlichtweg „Müll" zirkulieren und es nützlich ist, diese Stoffe loszuwerden, möchte ich noch eine Option besprechen, die ebenfalls dazu geeignet erscheint: die Plasmapherese.

Plasmapherese ist ein medizinisches Verfahren, bei dem das Plasma – der flüssige Anteil des Blutes – vom zellulären Anteil (rote und weiße Blutkörperchen sowie Blutplättchen) getrennt und entweder gereinigt oder durch eine Ersatzlösung ersetzt wird. Es ist also etwas weniger invasiv als der totale Plasmaaustausch.

Das Verfahren wird häufig eingesetzt, um schädliche Substanzen wie Antikörper, Toxine oder Stoffwechselprodukte aus dem Blut zu entfernen. Typische Einsatzgebiete sind Autoimmunerkrankungen, bei denen krankhafte Antikörper die Symptome verschlimmern, oder bestimmte Vergiftungen. Die getrennten Blutzellen werden anschließend mit gereinigtem oder frischem Plasma wieder in den Körper zurückgeführt.

Aktuell wird die Plasmapherese auch als reinigendes Verfahren in der Longevity-Medizin angepriesen. Grundsätzlich und im Einklang mit dem zuvor Gesagten bezüglich der Plasmaspende oder des Plasmaaustausches Plasmapherese eine interessante Longevity-Therapie zu sein. Allerdings ist sie auch sehr kostspielig, da eine einzelne Behandlung knapp 3.000 Euro kostet – und die Anbieter immer eine Serie von sechs Behandlungen empfehlen.

Studienlage

Leider ist die Datengrundlage aktuell noch etwas verbesserungswürdig, insbesondere in Bezug auf Longevity-Effekte. Zu dieser Thematik sind keine umfassenden Studien zu finden (Medizin-Transparent, 2023), sodass man aktuell nicht von einer Longevity-Wirkung sprechen kann. In der Literaturdatenbank findet sich tatsächlich nur eine Studie zu dem in Deutschland erhältlichen Verfahren der Inuspherese (Achleitner, 2023).

Im Rahmen der Studie wurden Patienten, die an einem Long-Covid-Syndrom litten, zweimal mit dem Verfahren der Plasmapherese behandelt. Unter anderem wurde der Effekt auf verschiedene Entzündungsparameter im Blut erfasst. Es zeigte sich tatsächlich ein deutlich positiver Effekt: Die gemessenen Zytokine und der Wert für das CRP waren nach der zweiten Anwendung des Verfahrens um etwa 30–60 % reduziert.

Allerdings muss man zur Gesamtbeurteilung der Plasmapherese anmerken, dass die wissenschaftliche Grundlage für eine regelhafte Anwendung nicht ausreichend ist. Oftmals scheinen Patienten aufgrund von Werbung oder Berichten in den sozialen Medien oder Selbsthilfe-Foren auf das Verfahren aufmerksam zu werden und sich dann selbst eine Klinik zu suchen, die eine Plasmapherese anbietet. Ein interessanter Artikel ist kürzlich dazu im *British Medical Journal* erschienen, der die Geschichten mehrerer Patienten schildert, die aus eigenem Antrieb weite Reisen (u. a. zu Kliniken auf Zypern) unternommen und fünfstellige Beträge ausgegeben haben, um eine Linderung ihrer Long-Covid-Symptome mittels Plasmapherese zu erreichen (Davies, 2022).

Sicherlich verdient die Plasmapherese in Zukunft mehr Aufmerksamkeit bezüglich möglicher Longevity-Effekte. Allerdings sind die finanziellen Hürden sehr hoch, und bislang gibt es keine Daten aus der Anwendung an Gesunden, die auf positive Effekte schließen lassen.

Plasma-Übertragung

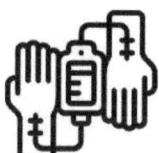

Ein weiterer, vielversprechender jedoch sehr experimenteller Ansatz ist die Übertragung von Plasma von einem Lebewesen auf ein anderes. Ausgehend von der Annahme, dass „junges" Blutplasma positive Eigenschaften besitzt, liegt der Schluss nahe, dieses den jungen abzuzapfen und den Alten und Kranken zu geben. Tatsächlich gibt es auch schon Daten aus Tierexperimenten, bei denen die Gabe von „jungem" Blutplasma bei älteren Tieren mit Einschränkung der Hirn-Funktion eine Verbesserung verschiedener Parameter bewirken konnte (Kim T.-W. , 2020). Andere Arbeiten dazu konnten einen deutlichen verjüngenden Effekt einer Gabe von jungem Blut zeigen: Sowohl untersuchten Stammzellen als auch Gewebe aktivierten und verjüngten sich durch den Kontakt mit jungem Blut (Ma S. , 2022) und es kommt sogar zu einer Umkehr der altersbedingten Veränderungen auf der Ebene der Gene (Pálovics, 2022).

Entsprechende Daten am Menschen gibt es noch nicht, es läuft aber aktuell eine Studie, bei dem Blutplasma von jungen, gesunden Spendern älteren, Demenzkranken verabreicht werden soll (Tari, 2022). Die Ergebnisse werden sicherlich noch einige Jahre auf sich warten lassen, könnten jedoch vielversprechend oder sogar bahnbrechend sein.

Medizinische Vorsorge

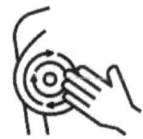 Gesund alt zu werden erfordert mehr als nur eine ausgewogene Ernährung, regelmäßige Bewegung und Stressmanagement. Ein entscheidender Faktor wird oft unterschätzt: die individuelle medizinische Vorsorge. Sie ermöglicht es, Krankheiten frühzeitig zu erkennen, wirksam zu behandeln und schlimmstenfalls tödliche Verläufe zu verhindern. Denn seien wir ehrlich: Was bringen täglicher Sport und eine Handvoll Nahrungsergänzungsmittel, wenn eine leicht erkennbare Erkrankung unbemerkt bleibt – bis es zu spät ist? Ein unbehandelter Darmtumor, ein verschleppter Bluthochdruck oder ein unentdeckter Diabetes können die besten Longevity-Strategien zunichtemachen.

Vorsorge ist kein überflüssiger Luxus, sondern ein lebensrettender Bestandteil der Gesundheitsstrategie. Krebs, Herz-Kreislauf-Erkrankungen oder Stoffwechselstörungen lassen sich oft in einem frühen Stadium aufspüren – zu einem Zeitpunkt, an dem die Heilungschancen hoch sind und ernste Komplikationen vermieden werden können. Das ist keine abstrakte Theorie, sondern für mich persönlich eine Herzensangelegenheit. Mein eigener Vater verstarb an einer Krebserkrankung, die ihn vielleicht nicht das Leben gekostet hätte, wenn er regelmäßige Vorsorgeuntersuchungen wahrgenommen hätte. Ob er heute noch leben würde, bleibt ungewiss – doch ein paar Jahre mehr, ein paar wertvolle Momente mit der Familie wären ihm und uns wohl sicher geblieben.

Welche Vorsorgemaßnahmen gibt es, und warum sind sie essenziell für ein langes, gesundes Leben? Es ist an der Zeit, das Bewusstsein für ihre Bedeutung zu schärfen – für Sie selbst, für Ihre Lieben und für eine Zukunft, in der vermeidbare Krankheiten nicht zur tragischen Realität werden.

Regelmäßige Vorsorgeuntersuchungen

Allgemeine Gesundheitsuntersuchungen dienen dazu, den aktuellen Zustand des Körpers zu bewerten und potenzielle Risiken frühzeitig zu erkennen. Dazu gehören:

Blutdruck- und Cholesterinkontrollen: Hoher Blutdruck und erhöhte Cholesterinwerte gehören zu den Haupttreibern von Herz-Kreislauf-Erkrankungen, die weltweit eine der häufigsten Todesursachen sind. Blutdruck und Blutfette sollten Sie immer im Blick haben. Messen Sie Ihren Blutdruck idealerweise selbst, es gibt für wenig Geld gute Geräte für die häusliche Messung. Erhöhter Blutdruck ist in der Regel gut behandelbar, stellt aber umgekehrt einen wichtigen Risikofaktor für die Herz-Kreislaufgesundheit und die Sterblichkeit dar (Yang W.-Y. , 2019).

Blutzuckerüberprüfung: Diabetes und ein erhöhter Blutzucker entwickeln sich oft schleichend, kann jedoch durch frühzeitige Diagnose und Intervention gut kontrolliert werden. Eine Butzuckermessung ist in jedem Longevity-Ansatz Pflicht. Siehe Abschnitt zur CG-Messung.

Nieren- und Leberfunktionstests: Diese Organe sind essenziell für die Entgiftung des Körpers und den Stoffwechsel. Frühzeitige Probleme können erkannt und behandelt werden, bevor sie schwerwiegende Folgen haben. Im Rahmen der regelmäßigen Laborkontrollen für Ihr Longevity-Programm sollten Sie beide Organe kontrollieren.

Krebsvorsorgeuntersuchungen

Krebs ist eine der führenden Ursachen für eine verkürzte Lebensdauer, aber viele Krebsarten lassen sich durch frühzeitige Erkennung effektiv behandeln. Zu den wichtigsten Vorsorgeuntersuchungen gehören:

Mammografie und Brustkrebsuntersuchung: Besonders wichtig für Frauen ab 50, um Brustkrebs in einem frühen Stadium zu erkennen. Allerdings sind auch hier die Daten uneindeutig. Eine 2024 erschienene Analyse konnte zeigen, dass das Brustkrebs-Screening die Sterblichkeit an Brustkrebs um etwa 50 % senken konnte. Allerdings sank bei den Patientinnen, die am Brustkrebs-Screening teilnahmen, auch die Gesamtsterblichkeit um 50 %. Sie starben also insgesamt seltener an anderen Ursachen wie anderen Krebserkrankungen oder Herz-Kreislauf-Erkrankungen.

Daraus folgerten die Autoren der Studie, dass die Mortalitätsreduktion vermutlich nicht auf den Effekt des Brustkrebs-Screenings zurückzuführen ist, sondern eher darauf, dass Patientinnen, die sich einem Brustkrebs-Screening unterziehen, auch sonst insgesamt „besser" mit ihrem Körper und ihrer Gesundheit umgehen. Sie achten vermutlich stärker auf Vorsorge und gesunde Lebensgewohnheiten als Patientinnen, die weniger Wert auf Prävention legen (Autier, 2024).

Das ist übrigens ein klares Statement für die Longevity-Therapie – denn schließlich geht es genau darum: Frühzeitig und nachhaltig auf Körper und Gesundheit achten!

Darmspiegelung (Koloskopie): Empfohlen ab 50 Jahren, um Darmkrebs oder dessen Vorstufen (Polypen) zu erkennen und zu entfernen. Kürzlich hat eine große Studie aus verschiedenen europäischen Ländern gezeigt, dass durch die vorsorgliche Darmspiegelung das Risiko einer Darmkrebserkrankung um 20 % gesenkt werden kann – ein messbarer aber geringer Effekt. Und wichtig: Es gab keine negativen Folgen durch die Darmspiegelungen (Bretthauer, 2022).

Stuhl-Untersuchung auf Blut oder DNA (ColoAlert): Ab einem Alter von 50 Jahren (ggf. früher, wenn Sie familiär belastet sind) sind regelmäßige Stuhluntersuchungen auf nicht sichtbares Blut sinnvoll zur Krebs-Vorsorge. Diese werden in der Regel in jährlichem oder zwei-jährlichem Abstand von der Krankenkasse übernommen und stellen ein einfaches Mittel zur Früherkennung dar. Seit einiger Zeit gibt es zusätzlich dazu Tests, die nicht nur Blut, sondern auch Tumor-verdächtige DNA-Profile detektieren können. Der in Deutschland erhältliche Test nennt sich ColoAlert. Ob Sie diesen verwenden wollen, ist eine individuelle Entscheidung. Der Preis liegt aktuell bei etwa 250 Euro, allerdings ist die Studienlage sehr dünn (Stürzlinger, 2023). Eine generelle Empfehlung kann man daher aktuell für ColoAlert nicht aussprechen, auch wenn es bereits einige Fallberichte gibt, bei denen mit diesem Test erfolgreich ein Darmkrebs oder Vorstufen davon entdeckt werden konnten (Helden, 2024), (Franck, 2024).

Prostatakrebsvorsorge: Männer sollten ab einem bestimmten Alter regelmäßige Untersuchungen in Betracht ziehen, um diese häufige Krebsart frühzeitig zu entdecken. Auch hier sind die Daten allerdings uneindeutig. Eine Analyse von mehreren Studien zu dem Thema ergab, dass eine allgemeine Vorsorge mittels Blutuntersuchungen (PSA) keine gesicherten Vorteile bringt (Ilic, 2018). Die schon zitierte US Task Force spricht daher keine Empfehlung für ein routinemäßiges Screening mittels PSA-Messung aus, sondern empfiehlt eine individuelle Entscheidung anhand von Risiken und Präferenzen (US Preventive Services Task Force, 2018).

Hautkrebsscreening: Frühe Erkennung von Melanomen oder anderen Hautkrebsarten durch regelmäßige Kontrolle der Haut. Auch hier gibt es Daten aus großen Analysen, in diesem Fall mit mehreren Millionen Patienten. Daraus ergab sich kein positiver Effekt auf die Hautkrebssterblichkeit insgesamt durch ein routinemäßiges Hautkrebs-Screening (Henrikson, 2023). Passend dazu kommt die US Preventive Services Task Force zu dem Ergebnis, dass man aktuell nicht sagen kann, ob Hautkrebs-Screening Vorteile bietet (US Preventive Services Task Force, 2023).

Herz-Kreislauf-Vorsorge: Da Herz-Kreislauf-Erkrankungen weltweit die häufigste Todesursache darstellen, ist ihre Prävention besonders wichtig. Zu den präventiven Maßnahmen gehören:

- **EKG und Belastungs-EKG**: Zur frühzeitigen Erkennung von Herzrhythmusstörungen oder Durchblutungsstörungen.
- **Ultraschalluntersuchung der Gefäße**: Dient dazu, Verkalkungen oder Verengungen in den Arterien frühzeitig zu entdecken.
- **Herz-CT oder -MRT**: In Risikogruppen können diese Bildgebungsverfahren genutzt werden, um Herzerkrankungen detaillierter zu analysieren.

Impfungen: Impfungen gehören ebenfalls zur medizinischen Vorsorge und spielen nicht nur in der Prävention von Infektionskrankheiten, sondern auch in der Longevity-Therapie eine Rolle. Krankheiten wie Grippe, Lungenentzündung oder COVID-19 können gerade bei älteren Menschen schwerwiegende Folgen haben. Regelmäßige Impfauffrischungen schützen nicht nur die eigene Gesundheit, sondern tragen auch zur allgemeinen Gesundheit der Bevölkerung bei. Da Impfungen ein sehr emotionales Thema sind, verzichte ich auf Daten. Es gibt nationale Empfehlungen und letztendlich sind auch Impfungen eine individuelle Entscheidung.

Knochengesundheit und Osteoporosevorsorge: Mit zunehmendem Alter steigt das Risiko für Osteoporose und Knochenschwund, was zu Brüchen und Mobilitätseinschränkungen führen kann. Untersuchungen wie die Knochendichtemessung (DXA) helfen, das Risiko zu bewerten und frühzeitig Maßnahmen zu ergreifen. Die Messung der Knochendichte ist für alle Frauen ab 65 Jahren sinnvoll, in jüngerem Alter sollte eine Messung bei Vorliegen von Risikofaktoren erfolgen (US Preventive Services Task Force, 2018).

Liquid Biopsy

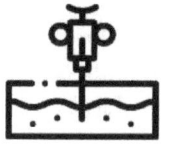 Eine der spannendsten Entwicklungen im Bereich der Vorsorge ist die *Liquid Biopsy*, ein bahnbrechendes Verfahren, das ohne invasive Eingriffe wertvolle Einblicke in den Gesundheitszustand eines Menschen ermöglicht. Statt Gewebeproben operativ zu entnehmen, genügt eine einfache Blutabnahme, um nach krankheitsspezifischen Biomarkern zu suchen.

Wie funktioniert die *Liquid Biopsy*?

Im Blut zirkulieren winzige Fragmente zellfreier DNA (*cfDNA*), die von sterbenden Zellen freigesetzt werden, oder Proteine, die speziell von Tumorzellen genutzt und auch in die Blutbahn abgegeben werden. Die *Liquid Biopsy* kann diese DNA-Spuren oder Proteine aufspüren und so bereits in sehr frühen Stadien Hinweise auf eine Krebserkrankung liefern – lange bevor sich Symptome bemerkbar machen. Doch nicht nur Krebs lässt sich so entdecken: Auch Herz-Kreislauf-Erkrankungen, neurodegenerative Erkrankungen wie Alzheimer und Parkinson oder Stoffwechselstörungen könnten mit dieser Methode künftig frühzeitig erkannt werden (Malhotra, 2023).

Die *Liquid Biopsy* ist auf dem besten Weg, die Art und Weise, wie wir Krankheiten diagnostizieren und bekämpfen, grundlegend zu verändern. In der Longevity-Medizin eröffnet sie völlig neue Möglichkeiten: Anstatt auf Symptome zu warten, können wir aktiv in die Zukunft blicken und Krankheiten stoppen, bevor sie entstehen. Mit kontinuierlichen Fortschritten in der Biotechnologie und künstlichen Intelligenz werden diese Tests immer präziser und zugänglicher. Es ist nicht mehr Science-Fiction, sondern eine greifbare Realität: eine Zukunft, in der präventive Medizin nicht nur das Leben verlängert, sondern auch die gesunden Jahre maximiert.

Pantum Detect

Ein besonders vielversprechender Fortschritt in der *Liquid Biopsy*-Technologie ist *Pantum Detect*, ein neuartiger Bluttest, der ursprünglich speziell zur Früherkennung von Pankreaskrebs entwickelt wurde, inzwischen aber auch andere Krebsarten erkennen kann. Eindrücklich wird das anhand der Geschichte einer 53-jährigen Frau geschildert, die sich aus völliger Gesundheit heraus einer *Liquid Biopsy* mit *Pantum Detect* unterzog und dabei im November 2020 einen auffälligen Befund erhielt (Burg, 2023).

Zur Klärung erfolgte Anfang 2021 eine PET-Untersuchung, die mit einer speziellen Bildgebung den Körper nach Tumorzellen absucht. Dabei zeigte sich ein verdächtiger Knoten in einem Lungenabschnitt, der damit den Hinweis der *Liquid Biopsy* bestätigte. Zügig erfolgte noch im Februar 2021 die Entfernung des Tumors, der sich dann auch als Lungenkrebs herausstellte. Alles in allem ein schönes Beispiel für den positiven Nutzen, den eine *Liquid Biopsy* bringen kann. Die Patientin konnte aufgrund der frühen Diagnose als „geheilt" entlassen werden und musste sich weder einer Bestrahlung noch einer Chemotherapie unterziehen.

Im Rahmen einer Studie wurde der *Pantum Detect*-Test an etwas mehr als 5.000 Personen durchgeführt (Burg, 2022). Dabei ergab der Test bei 3,67 % der Testpersonen einen auffälligen Befund, der weiter abgeklärt wurde und bei insgesamt 27 Patienten (0,66 %) den Befund einer tatsächlichen bösartigen Krebserkrankung erbrachte. Der Test hatte also durchaus für einzelne Patienten einen positiven Effekt.

Kritik der Deutschen Krebsgesellschaft

Nichtsdestotrotz möchte ich Ihnen auch noch eine sehr entschiedene Kritik der Deutschen Krebsgesellschaft (DKG) an dem Verfahren an die Hand geben (Deutsche Krebsgesellschaft, 2023). Darin wird ausgeführt, dass es an den Veröffentlichungen rund um den *Pantum Detect*-Test einige methodische Mängel gebe und die Ergebnisse aus Sicht der Experten nicht so eindeutig sind, wie dargestellt. Unter anderem wird angemerkt, dass solche Bluttests zu Verunsicherung der Patienten und letztendlich auch zu unnötiger Strahlenbelastung durch weitere Untersuchungen wie PET oder Computertomographie führen können.

Sollten Sie sich dazu entscheiden, eine *Liquid Biopsy* durchführen zu lassen, bietet eine deutsche Krankenversicherung dies als besonderen Versicherungstarif an. Für einen monatlichen Beitrag erhalten Sie einmal im Jahr einen *Pantum Detect*-Test sowie eine Versorgung als Privatpatient, sollten sich aus dem Testergebnis weitere Konsequenzen ergeben.

Übrigens greift auch bei diesem Angebot die Kritik: Warum muss man erst einen eigenen Tarif abschließen, wenn die übliche Vorsorge doch eigentlich Teil des normalen Versicherungstarifs sein sollte? Letztendlich ist die Datengrundlage für die Sinnhaftigkeit des Tests eben doch noch nicht so umfassend, dass dieser in offizielle Vorsorgeempfehlungen aufgenommen und damit auch Teil der üblichen Versicherungstarife wird. In Einzelfällen kann der Test aber – wie oben beschrieben – fatale Diagnosen frühzeitig ans Licht bringen.

Zukunftsperspektiven der *Liquid Biopsy*

Alles in allem befindet sich das Verfahren der *Liquid Biopsy* noch in seinen Anfängen, wird aber bereits vermarktet und verkauft. Solche Tests werden sicherlich in Zukunft bedeutender und irgendwann Teil von Routineuntersuchungen werden.

Aktuell gibt es dazu einen neuen Test, der speziell für Krebs der Bauchspeicheldrüse entwickelt und erst kürzlich veröffentlicht wurde. Er entdeckt Bauchspeicheldrüsenkrebs anhand spezieller Proteine, die von den Krebszellen bevorzugt produziert werden. Laut den publizierten Daten kann der Test den Krebs mit einer Sicherheit von 73 % finden – d. h. in fast drei Vierteln aller Fälle wird der Krebs mit diesem einfachen Bluttest entdeckt (Mira, 2025).

Es tut sich also einiges auf diesem vielversprechenden Forschungsgebiet, und wir können hoffen, dass wir bald in den Genuss dieser Methoden in der Routine kommen. Bis dahin müssen wir uns aber wohl noch eine Weile gedulden und selbst entscheiden, welche Diagnostik wir für uns wollen und welche nicht.

Vorsorge – wohlüberlegt und individuell

Vorsorgemaßnahmen sind aus meiner Sicht grundsätzlich zu empfehlen – allerdings ist die Datenlage – wie bereits oben bei den einzelnen Punkten angemerkt – nicht immer so eindeutig, wie man sich das vielleicht wünschen mag. Spannend ist dazu die Lektüre einer bedeutenden Übersichtsarbeit aus Dänemark, die im Jahr 2019 veröffentlicht wurde. Die Autoren haben sich für diese Auswertung die Mühe gemacht, insgesamt 15 Studien mit etwa 250.000 Patientendaten zusammenzufassen und ein gemeinsames Fazit zu ziehen (Krogsbøll, 2019). Die entscheidende zu beantwortende Frage dabei war: Haben Vorsorgeuntersuchungen einen positiven Effekt auf unsere Gesundheit und die Lebenserwartung?

Die Autoren kommen dabei überraschenderweise zu dem Schluss, dass regelmäßige Gesundheits-Checks keinen positiven Effekt auf die Gesundheit haben. Es konnte **keine** sinkende Sterblichkeit an Herz-Kreislauf-Erkrankungen, Krebserkrankungen oder Schlaganfällen bewiesen werden.

Außerdem stehen Vorsorgeuntersuchungen weiterhin in der Kritik, weil dadurch – zum Beispiel gut belegt für den Prostatakrebs – Befunde mehr oder weniger zufällig entdeckt werden, die eigentlich gar nicht behandlungsbedürftig wären. Nach einer Entdeckung wird aber dennoch oft eine Behandlung mit entsprechenden Nebenwirkungen und Risiken eingeleitet (Bell, 2015).

Einen sinnvollen Mittelweg skizziert eine Studie, die kürzlich erschienen ist und sich nochmal sehr intensiv mit der Problematik einer allgemeinen Vorsorge auseinander gesetzt hat (Christoffersen, 2023). Falls Sie sich für das Thema intensiver interessieren, empfehle ich diese Publikation als

Lektüre. Die Quintessenz ist: Vorsorge mit „one-size-fits-all" wird dem Thema nicht gerecht, sondern nur ein individueller Ansatz.

Fazit

Medizinische Vorsorge ist ein zentraler Baustein unserer Gesundheitsversorgung und auch Teil der Versicherungsleistungen unserer Krankenversicherungen. Allerdings gibt es auch berechtigte Kritik am Sinn und Unsinn der Vorsorgeuntersuchungen. Die Daten sprechen eine gemischte Sprache.

Aus meiner Sicht geht es bei der medizinischen Vorsorge auch immer um unsere persönliche Einstellung und individuelle Risikofaktoren. Möchten wir unsere Befunde kennen und gegebenenfalls handeln, auch wenn dabei Risiken und Nebenwirkungen entstehen können? Gibt es individuelle Risiken? Kommen Erkrankungen gehäuft in der Familie vor? Oder verzichten wir auf Vorsorge, müssen aber dann umgekehrt vor uns (und unseren Angehörigen) rechtfertigen, dass möglicherweise eine eigentlich gut behandelbare Erkrankung erst in einem Stadium erkannt wird, in dem ein fatales Schicksal nicht mehr abzuwenden ist?

Darüber hinaus fördert Vorsorge ein Bewusstsein für die eigene Gesundheit. Wer regelmäßig Vorsorge betreibt, wird ermutigt, einen proaktiven Ansatz für die eigene Langlebigkeit zu verfolgen – sei es durch Lebensstiländerungen oder die frühzeitige Behandlung potenzieller Probleme. Das ergibt sich auch aus den Daten zur Mammographie: Wer sich um Vorsorge kümmert, ist auch sonst eher gesundheitsbewusster unterwegs.

Ich persönlich bin durch meine Ausbildung und Erlebnisse im Familien- und Freundeskreis positiv gegenüber Vorsorgeuntersuchungen eingestellt. Ich halte regelmäßige, individuelle Vorsorge für einen wichtigen Baustein eines bewussten Umgangs mit unserem Körper und für eine nicht unbedeutende Longevity-Strategie. Außerdem darf in einem Buch über Longevity ein Kapitel über die medizinische Vorsorge natürlich nicht fehlen. Sie dürfen sich Ihre eigene Position und Meinung dazu natürlich selbst bilden.

Laborwerte

Ihre Longevity-Therapie wird nur dann richtig gut funktionieren, wenn Sie ab und zu verschiedene Laborwerte bestimmen lassen.

Die Laborkontrollen können Sie bei Ihrem Hausarzt durchführen lassen, es gibt aber inzwischen auch schon Möglichkeiten, Laborwerte selbst zu messen. Die sogenannte *Trockenblutanalyse* ist eine einfache Methode zur Blutuntersuchung, die bequem von zu Hause aus durchgeführt werden kann. Dabei wird mit einer kleinen Lanzette ein Tropfen Blut aus der Fingerkuppe entnommen und auf eine spezielle Filterkarte aufgetragen. Nach dem Trocknen wird die Probe an ein Labor geschickt, das verschiedene Biomarker analysiert, z. B. Nährstoffwerte (Vitamin D, Omega-3-Index), Hormone oder Entzündungsmarker.

Diese Methode ist besonders praktisch, da sie minimalinvasiv ist, keine Blutabnahme in der Praxis erfordert und zuverlässige Ergebnisse liefert. Sie eignet sich ideal für regelmäßige Selbstkontrollen im Bereich Longevity und Präventivmedizin. Allerdings ist die Trockenblutanalyse meistens deutlich teurer als die Untersuchung Ihres Blutes beim Arzt.

Wichtige Laborparameter

Vitamine und Mineralien: Zu Beginn einer Longevity-Therapie sollten Sie alle relevanten Mineralien und Vitamine bestimmen lassen, um Mangelzustände auszuschließen. Falls Defizite vorliegen, sollten diese entsprechend ausgeglichen und die Werte regelmäßig kontrolliert werden.

CRP (C-reaktives Protein): CRP ist ein Laborwert, der Entzündungsprozesse im Körper widerspiegelt. Er wird häufig zur Diagnose und Verlaufsbeurteilung von Infektionen, Autoimmunerkrankungen und anderen entzündlichen Zuständen bestimmt. Ein erhöhter CRP-Wert deutet auf eine akute Entzündung hin, kann aber keine spezifische Ursache identifizieren.

- Normalwerte: <2 mg/L
- Optimal für die Longevity-Therapie: <1 mg/L

Erhöhte Werte können auf Infektionen, Gewebeschäden oder chronische Entzündungen im Sinne des Inflammaging hinweisen. Da chronische Entzündungen und Seneszenzprozesse eine zentrale Rolle im Alterungsprozess spielen, ist der CRP-Wert einer der wichtigsten Parameter zur Beurteilung Ihrer Longevity-Therapie.

Interleukin-6 (IL-6): Interleukin-6 (IL-6) ist ein multifunktionales Zytokin, das eine zentrale Rolle in Immunreaktionen, Entzündungsprozessen und der Stoffwechselregulation spielt. Es wird von verschiedenen Zelltypen produziert, darunter Makrophagen, T-Zellen und Fibroblasten, und kann sowohl pro- als auch antiinflammatorische Effekte haben.

Wir nutzen IL-6 zur Beurteilung des Entzündungsstatus und des Inflammaging. Eine Auswertung von 12.000 Messwerten ergab einen Durchschnittswert bei Gesunden von etwa 5 pg/ml, wobei die Werte mit zunehmendem Alter leicht anstiegen (Said, 2021). Basierend auf einer Untersuchung an gesunden älteren Personen (>65 Jahre) lassen sich Idealwerte für IL-6 und CRP für die Longevity-Therapie ableiten (Puzianowska-Kuźnicka, 2016).

Alter	Interleukin-6 [pg/ml]	CRP [mg/ml]
65-69	1,8	2,0
70-74	1,7	1,9
75-79	1,9	1,9
80-84	2,4	2,4
85-90	2,7	2,8
>90	3,3	2,6

Mittelwerte der gesund Alternden. Wenn Sie diese Werte unterschreiten, sind Sie in jedem Fall auf einem sehr guten Weg!

Homocystein: Homocystein ist ein Laborparameter, der als Marker für das kardiovaskuläre Risiko und den Stoffwechsel von Folsäure, Vitamin B6 und B12 dient. Erhöhte Homocystein-Werte können auf einen Mangel dieser Vitamine hinweisen und sind mit einem erhöhten Risiko für Arteriosklerose, Thrombosen und neurodegenerative Erkrankungen verbunden. Normalwerte liegen typischerweise zwischen 5 und 15 µmol/L. Insbesondere wenn Sie über 30 liegen, sollten Sie dringend handeln. Sie sollten den Homocysteinspiegel auf jeden Fall zumindest einmalig bestimmen, um ein erhöhtes kardiovaskuläres Risiko auszuschließen.

Leberwerte: Leberwerte sind Laborparameter, die zur Beurteilung der Leberfunktion und möglicher Leberschädigungen herangezogen werden. Zu den wichtigsten gehören die Enzyme GPT (ALT), GOT (AST), GGT und AP, die Hinweise auf Leberschädigungen oder Gallenstauungen geben können. Zusätzlich werden Bilirubin und Albumin zur Einschätzung der Synthesefunktion der Leber gemessen. Erhöhte Werte können auf

Lebererkrankungen wie Hepatitis, Fettleber oder Leberzirrhose hindeuten, während Normalwerte eine intakte Leberfunktion anzeigen. Denken Sie an eine Kontrolle der Leberwerte, insbesondere wenn Sie Nahrungsergänzungsmittel wie Flavonoide einnehmen.

Nierenwerte: Nierenwerte sind Laborparameter, die zur Beurteilung der Nierenfunktion und zur Früherkennung von Nierenerkrankungen herangezogen werden. Zu den wichtigsten gehören Kreatinin, Harnstoff und die glomeruläre Filtrationsrate (GFR), die Hinweise auf die Ausscheidungsfunktion der Nieren geben. Zusätzlich wird der Elektrolythaushalt (z. B. Natrium, Kalium) überprüft, da die Nieren eine wichtige Rolle bei der Regulation dieser Werte spielen. Erhöhte Kreatinin- oder Harnstoffwerte sowie eine verringerte GFR können auf eine eingeschränkte Nierenfunktion oder eine chronische Nierenerkrankung hindeuten. Kontrollieren Sie Kreatinin und die Elektrolyte einmal im Jahr.

Blutfette: Blutfette, auch Lipide, sind wichtige Laborparameter zur Beurteilung des Fettstoffwechsels und des kardiovaskulären Risikos. Die wichtigsten Werte sind Gesamtcholesterin, LDL-Cholesterin, HDL-Cholesterin und Triglyceride. Erhöhte LDL- und Triglyceridwerte sowie niedrige HDL-Werte können das Risiko für Arteriosklerose und Herz-Kreislauf-Erkrankungen erhöhen. Kontrollieren Sie Ihre Blutfette einmal im Jahr.

LP-PLA2: Lipoprotein-assoziierte Phospholipase A2 (Lp-PLA2, auch Apo-PLA2 genannt) ist ein Enzym, das mit Lipoproteinen im Blut zirkuliert und eine Rolle im Entzündungsprozess der Gefäßwände spielt. Es wird hauptsächlich von Makrophagen produziert und ist an der Spaltung von oxidierten Phospholipiden beteiligt, die bei der Entstehung von Arteriosklerose eine Rolle spielen.

Ein erhöhter Lp-PLA2-Wert wird als unabhängiger Risikofaktor für Herz-Kreislauf-Erkrankungen, insbesondere für Herzinfarkt und Schlaganfall, betrachtet. Personen mit deutlich erhöhtem Wert haben im Vergleich zu Personen mit niedrigen Werten ein um 50 % erhöhtes Risiko (Li D., 2017), in einzelnen Risikogruppen sogar bis zu 10-fach (Guo J., 2021). Schließen Sie aus, dass Sie einen erhöhten Wert haben. Ihr Wert sollte <160 ng/ml oder µg/L liegen.

Apo(B): Apolipoprotein B (ApoB) ist ein wichtiger Laborparameter zur Beurteilung des kardiovaskulären Risikos, da es die Anzahl der atherogenen

Lipoproteine im Blut widerspiegelt. Es ist ein Hauptbestandteil von LDL (Low-Density Lipoprotein), VLDL und anderen lipoproteinreichen Partikeln, die zur Ablagerung von Cholesterin in den Gefäßwänden und damit zur Arteriosklerose beitragen.

Im Gegensatz zum LDL-Cholesterin, das nur die Cholesterinmenge angibt, misst ApoB direkt die Anzahl der Partikel, was eine genauere Risikobewertung ermöglicht. Ein erhöhter ApoB-Wert ist mit einem erhöhten Risiko für Herz-Kreislauf-Erkrankungen verbunden, weshalb er besonders bei Patienten mit metabolischem Syndrom oder unklaren Fettstoffwechselstörungen bestimmt wird. Messen Sie ApoB alle zwei Jahre, um eine Risikoerhöhung auszuschließen. Der Wert sollte um 1,0 g/L (100 mg/dL) sein. Niedrigere Werte haben sich in neuen Studien auch als Risikofaktor herausgestellt (Huang Y., 2024).

Glutathion: Glutathion ist ein essenzielles Antioxidans im Körper, das eine Schlüsselrolle im Zellschutz und bei der Entgiftung spielt. Es besteht aus den drei Aminosäuren Glutaminsäure, Cystein und Glycin und kommt in fast allen Körperzellen vor. Der Laborwert von Glutathion kann als Marker für oxidativen Stress und die allgemeine Zellgesundheit herangezogen werden.

Malondialdehyd: Malondialdehyd (MDA) ist ein Biomarker für oxidativen Stress und lipidperoxidative Schäden in Zellmembranen. Er entsteht als Nebenprodukt der Oxidation von mehrfach ungesättigten Fettsäuren und wird häufig zur Beurteilung des Ausmaßes von Zellschäden durch freie Radikale herangezogen. Ein erhöhter MDA-Wert kann auf vermehrten oxidativen Stress hinweisen und wird mit verschiedenen Erkrankungen wie kardiovaskulären Leiden, neurodegenerativen Erkrankungen und Entzündungsprozessen in Verbindung gebracht. Auch Alkoholkonsum und Rauchen können MDA erhöhen (Nielsen, 1997).

Verhältnis von Albumin zu RDW (RAR): Einer relativ unbekannter aber wertvoller Parameter, da er einfach zu bestimmen ist und umgekehrt viel aussagt. Der Quotient ist ein diagnostischer und prognostischer Biomarker, der das Verhältnis zwischen der *Red Cell Distribution Width* (RDW) und der Albuminkonzentration im Blut beschreibt. RAR wird zunehmend in der klinischen Forschung als potenzieller Marker für systemische Entzündungen, kardiovaskuläre Erkrankungen, chronische Krankheiten und die allgemeine Gesundheitsprognose untersucht.

RDW misst die Variabilität der Größe der roten Blutkörperchen (Erythrozyten) und wird als Teil des vollständigen Blutbildes bestimmt. Ein erhöhter RDW-Wert weist auf eine Anisozytose (ungleiche Zellgrößen) hin, die häufig mit entzündlichen Prozessen, oxidativem Stress, Anämie, Herz-Kreislauf-Erkrankungen und Malnutrition in Verbindung gebracht wird.

Albumin ist das häufigste Protein im Blut und wird in der Leber produziert. Es spielt eine zentrale Rolle bei der Aufrechterhaltung des kolloidosmotischen Drucks, um den Flüssigkeitshaushalt im Gefäßsystem zu regulieren. Außerdem übernimmt es Funktionen beim Transport von Hormonen, Fettsäuren, Medikamenten und Elektrolyten sowie bei der antioxidativen und entzündungshemmenden Abwehr des Körpers.

Ein niedriger Albuminspiegel tritt beispielsweise auf bei:

- Chronischen Entzündungen
- Malnutrition oder Kachexie
- Lebererkrankungen (z. B. Leberzirrhose, Hepatitis)
- Nierenfunktionsstörungen (z. B. nephrotisches Syndrom, Protein-verlust)

Da Albumin ein negatives Akute-Phase-Protein ist, sinkt seine Konzentration bei Entzündungsreaktionen, da der Körper verstärkt entzündungsfördernde Proteine wie Fibrinogen oder CRP produziert.

RAR kombiniert RDW als Indikator für Erythrozyten-Dysregulation und Entzündungen mit Albumin als Marker für den Nährstoffstatus und die Entzündungshemmung. Ein erhöhter RAR-Wert weist auf eine gestörte Hämatopoese (Blutbildung), chronische Entzündungen und einen schlechten Ernährungsstatus hin.

Studien zeigen, dass ein hoher RAR-Wert mit einer schlechteren Prognose bei einer Vielzahl von Krankheiten assoziiert ist. Eine Auswahl:

- **Kardiovaskuläre Erkrankungen:** Ein hoher RAR-Wert wurde mit einer höheren Mortalität bei Herzinsuffizienz, akutem Koronarsyndrom und Vorhofflimmern in Verbindung gebracht (Li D., 2022).

- **Krebserkrankungen:** Patienten mit erhöhtem RAR haben oft eine schlechtere Prognose und ein erhöhtes Sterberisiko (Tan, 2025).

- **Sepsis und Infektionen:** RAR kann ein Marker für schwere systemische Entzündungen und Infektionen sein (Xu W., 2022).

- **Nephrologische Erkrankungen:** Patienten mit chronischer Nierenerkrankung zeigen oft eine gestörte Albuminproduktion und eine erhöhte RDW, was zu einem hohen RAR-Wert führt (Kimura H., 2023).

- **Allgemeine Mortalität:** Eine Analyse von fast 500.000 Patientendaten und fast 45.000 Todesfällen im Rahmen der *NHANES*-Studie hat ergeben, dass eine Erhöhung des RAR ganz allgemein mit einer erhöhten Sterblichkeit einhergeht. Personen mit den höchsten RAR-Werten (oberes Quartil) hatten ein etwa doppelt so hohes Risiko, in den nächsten 9–13 Jahren zu versterben, im Vergleich zu Personen mit den niedrigsten RAR-Werten (unteres Quartil) (Hao, 2024).

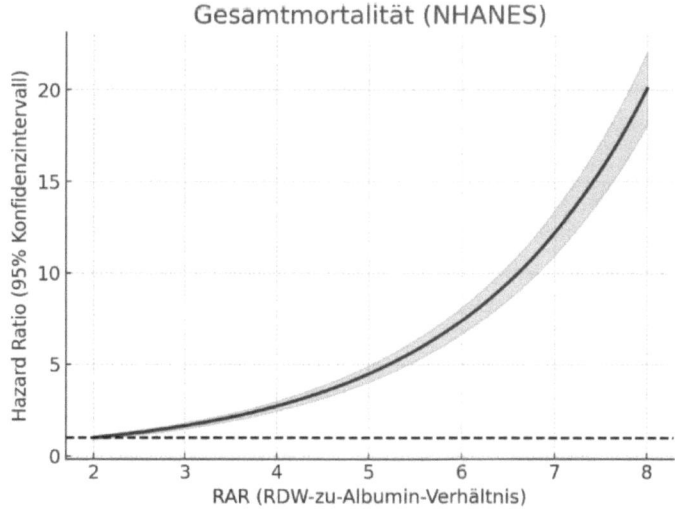

Quelle: NHANES Study, Zhang 2024.

Der RAR sollte <3 sein. Falls Sie einen höheren RAR-Wert aufweisen, sollten Sie sich auf die Suche machen, wie Sie Ihre Therapie noch optimieren können. Die Ursachen können vielfältig sein. Wenn bei Ihnen augenscheinlich keine systemische Erkrankung vorliegt, denken Sie an eine ausreichende Proteinzufuhr, um die Albumin-Synthese zu unterstützen. Außerdem liegt der Verdacht nahe, dass eine chronische

Entzündungssituation vorliegt (*Inflammaging*), die Sie in den Griff kriegen müssen.

Omega-3-Index: Der Omega-3-Index gibt den prozentualen Anteil von EPA und DHA in den Membranphospholipiden der roten Blutkörperchen an. Ein optimaler Wert liegt bei 8–12 % und ist mit einem geringeren Risiko für Herz-Kreislauf-Erkrankungen, neurodegenerative Erkrankungen und chronische Entzündungen assoziiert (Fielding, 2017).

Werte unter 4 % deuten auf eine unzureichende Omega-3-Versorgung hin und sind mit einem erhöhten Risiko für Herzkrankheiten und kognitive Beeinträchtigungen verbunden. Eine Messung der Omega-3-Fettsäurespiegel im Blut macht wenig Sinn, da dieser nicht mit dem Gehalt des in den Zellmembranen verbauten Anteils korreliert und daher nichts über den tatsächlichen Omega-3-Status aussagt (Tero-Vescan, 2022).

Sie können den Omega-3-Index recht einfach korrigieren: Eine Einnahme von nur 1 g Omega-3 täglich hebt den Omega-3-Index innerhalb von 8 Wochen um 2 Prozentpunkte an (Sanguansri, 2015).

ApoE4-Status: Apolipoprotein E4 (*APOE4*) ist eine genetische Variante des *APOE*-Gens, die mit einem erhöhten Risiko für neurodegenerative Erkrankungen, insbesondere Alzheimer, in Verbindung gebracht wird. Menschen mit einer oder zwei Kopien des *APOE4*-Allels haben ein signifikant höheres Risiko, im Laufe ihres Lebens und früher als andere kognitive Beeinträchtigungen zu entwickeln. Im Schnitt beginnen dementielle Veränderungen bei Personen mit homozygotem APOE4-Status 7-10 Jahre früher als bei Personen ohne APOE4 und die Symptome durchschnittlich Alter von 65 Jahren (Fortea, 2024).

APOE4 beeinflusst den Cholesterin- und Fettstoffwechsel im Gehirn und kann zu einer verstärkten Ablagerung von Beta-Amyloid-Plaques führen, einem Kennzeichen der Alzheimer-Krankheit. Es gibt inzwischen Tests im Internet, mit denen Sie Ihren *ApoE4*-Status prüfen können. Sollten Sie *ApoE4*-Träger sein, ist eine Nahrungsergänzung mit Omega-3-Fettsäuren Pflicht, da dies die Entstehung von Alzheimer gerade bei *ApoE4*-Trägern vermindern kann (Zhang X., 2023).

Teil IV Longevity Konkret

Ihre Longevity-Therapie

Hier beginnt der wirklich interessante Teil der Longevity Therapie. Endlich geht es nicht mehr um Biochemie und wissenschaftlich Studien an Zellen, Tieren oder Menschen. Es geht um Sie. Es geht darum, wie Sie von dem bisher gesagten den Bogen schlagen zu einer eigenen Longevity Therapie, die Sie tagtäglich umsetzen können.

Welche Longevity Therapie ist für mich die richtige?

Ihre Longevity-Therapie: So finden Sie die richtige Strategie für sich

Wenn Sie mit einer Longevity-Therapie beginnen möchten, stehen Sie vor einer wichtigen Entscheidung: Welche Strategie passt am besten zu Ihnen? Es gibt nicht die eine universelle Longevity-Therapie, die für alle gleichermaßen optimal ist, kein „one-size-fits-all". Stattdessen sollte Ihre persönliche Therapie individuell auf Ihre Bedürfnisse, Ihren Lebensstil und Ihre Ziele abgestimmt sein.

Natürlich gibt es einige Grundprinzipien, die für alle gelten, doch viele Aspekte sind stark von persönlichen Faktoren abhängig. Damit Sie eine fundierte Entscheidung treffen können, sollten Sie sich die folgenden Fragen stellen:

Wie viel Budget habe ich zur Verfügung?

Ein entscheidender Punkt bei der Planung Ihrer Longevity-Therapie ist die finanzielle Komponente. Da Longevity-Maßnahmen in der Regel nicht von gesetzlichen oder privaten Krankenkassen übernommen werden, müssen Sie die Kosten selbst tragen. Doch keine Sorge – eine effektive Therapie muss nicht zwangsläufig teuer sein.

Der Multimillionär Bryan Johnson investiert jährlich rund 2 Millionen Dollar in seine Longevity-Therapie, um das Maximum herauszuholen. Doch das bedeutet nicht, dass Sie ebenfalls Unsummen ausgeben müssen. Es gibt viele effektive Maßnahmen, die auch mit einem kleineren Budget möglich sind.

Eine grobe Einteilung könnte folgendermaßen aussehen:

- 30-50 € pro Monat: Eine solide Basis für erste Maßnahmen wie grundlegende Supplements oder Ernährungsoptimierung.
- 50-100 € pro Monat: Eine ambitionierte Therapie mit zusätzlichen Präparaten, regelmäßigen Laboranalysen und einer gezielten Nahrungsergänzung.
- 200-300 € pro Monat: Eine umfassende Therapie, bei der Sie nahezu alle sinnvollen Longevity-Maßnahmen ausschöpfen können.

Wichtig ist, dass Sie Ihr Budget so wählen, dass Sie es langfristig durchhalten können. Longevity ist eine lebenslange Investition in Ihre Gesundheit – nicht ein kurzfristiges Experiment.

Dazu kommen noch einmalige Kosten für die Anschaffung Ihres Longevity-Fuhrparks: Messgeräte ein Fitness-Tracker und/oder Schlaftracker, Blutdruckmessgerät, Fitness- und Schlaftrackern, eventuell einer CG-Messung usw. und die Kosten für einige Laboruntersuchungen, die Sie aber auch nach und nach erledigen können.

Wie viel Zeit kann und will ich investieren?

Neben den finanziellen Aspekten ist Zeit ein weiterer entscheidender Faktor. Eine Longevity-Therapie ist nicht nur eine Frage der Supplementeinnahme – sie erfordert auch Anpassungen in Ihrem Alltag.

Während Bryan Johnson seinen gesamten Tag der Langlebigkeit widmet, müssen die meisten Menschen ihre Therapie in einen normalen Alltag mit Beruf, Familie und Freizeit integrieren. Deshalb ist es wichtig, sich vorab bewusst zu machen, wie viel Zeit man tatsächlich in die eigene Gesundheit investieren möchte und kann.

Die größten Zeitfaktoren in der Longevity-Therapie sind:

- Schlaf: Eine der wichtigsten, aber oft unterschätzten Säulen der Langlebigkeit. Optimierte Schlafqualität und -dauer sind essenziell.
- Sport: Bewegung ist ein Schlüsselfaktor für gesundes Altern. Die empfohlene Mindestmenge liegt bei etwa 150 Minuten moderatem Training pro Woche. Eventuell kommt noch Krafttraining hinzu.
- Ernährung: Eine gesunde Ernährung erfordert mehr Planung und Zeit als eine schnelle Fast-Food-Mahlzeit.

- Interventionen: Sauna ist nützlich aber zeitintensiv, tägliche Meditation braucht Zeit usw.
- Supplemente & Medikamente: Mehrmals am Tag müssen bestimmte Präparate eingenommen werden, was einige Minuten täglich in Anspruch nimmt. Außerdem muss man sich um Nachschub und aktuelle Neuigkeiten und Infos kümmern.

Eine realistische Zeitplanung ist entscheidend, um die Therapie langfristig durchzuhalten. Empfehlenswert ist ein wöchentlicher Zeitaufwand von 5-6 Stunden, der sich aus Sporteinheiten und Interventionen zusammensetzt.

Welche individuellen Risiken und Voraussetzungen habe ich?

Nicht jede Longevity-Maßnahme ist für jeden gleichermaßen geeignet. Ihre persönlichen gesundheitlichen Voraussetzungen spielen eine entscheidende Rolle bei der Planung Ihrer individuellen Therapie.

Haben Sie eine familiäre Vorbelastung für Herz-Kreislauf-Erkrankungen? Besteht in Ihrer Familie ein erhöhtes Krebsrisiko? Oder leiden Sie bereits an bestimmten Erkrankungen? Solche Faktoren beeinflussen maßgeblich, welche Strategie für Sie am sinnvollsten ist.

Daher empfiehlt es sich, als ersten Schritt eine umfassende Analyse Ihrer persönlichen Gesundheitsrisiken durchzuführen. Ein gezielter Longevity-Check-up kann dabei wertvolle Erkenntnisse liefern. Dieser umfasst in der Regel:

- **Anamnese und ärztliche Untersuchung**, sofern Sie sich medizinisch begleiten lassen.
- **Detaillierte Blutanalysen**, um Entzündungswerte, Stress-indikatoren, Nährstoffdefizite und individuelle Risikofaktoren zu identifizieren.
- **Genetische Tests**, die Aufschluss über Ihre persönliche Veranlagung geben können.

Der große Vorteil eines Check-ups? Sie können Ihre Maßnahmen gezielt anpassen und haben eine objektive Grundlage für Ihre Therapie. Zudem ermöglichen regelmäßige Kontrolluntersuchungen eine bessere Überwachung Ihres Fortschritts – so können Sie Ihre Strategie kontinuierlich optimieren und langfristig von Ihrer Longevity-Therapie profitieren.

Wie viele Kapseln bin ich bereit zu schlucken? Wie viel Mühe nehme ich auf mich?

Ein häufig unterschätzter Punkt: Die Menge an Präparaten, die täglich eingenommen werden müssen. Es gibt nicht die eine Longevity-Pille, die alle notwendigen Stoffe auf einmal liefert.

Eine realistische Herangehensweise könnte so aussehen:

- 5 Kapseln täglich: Eine solide Basistherapie mit den wichtigsten Nährstoffen.
- 5-15 Kapseln täglich: Sie verfolgen eine gezielte Longevity-Strategie und nutzen wissenschaftliche Evidenz für Ihre Auswahl
- 20-30 Kapseln täglich: Eine intensive Therapie mit zahlreichen zusätzlichen Wirkstoffen und einem Prinzip „alles muss"

Hier gilt jedoch: Weniger ist manchmal mehr. Überlegen Sie sich gut, ob Sie eine hochkomplexe Therapie über viele Jahre hinweg konsequent umsetzen können. Das Leben soll schließlich auch und wegen einer Longevity-Therapie noch Spaß machen. Sonst macht das lange Leben wenig Sinn.

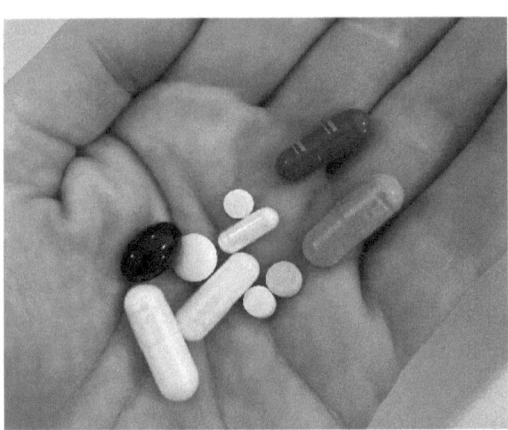

Abbildung 7: Ein "Longevity-Frühstück"

Kürzlich erhielt ich eine E-Mail von einem begeisterten amerikanischen Longevity-Anhänger mit zwei „heißen Tipps":

- **Essen in bestimmter Reihenfolge:** Zuerst das Gemüse, dann Proteine, zuletzt Kohlenhydrate – das mildert den Blutzuckeranstieg nach dem Essen ab und wird als „Meal Sequencing" bezeichnet.

- **Tief durchatmen vor jeder Mahlzeit:** Drei bewusste Atemzüge, um die Nährstoffaufnahme zu verbessern und Entzündungen zu reduzieren.

Die Liste solcher Longevity-Hacks ließe sich endlos fortsetzen. Doch für mich persönlich überschreiten solche Regeln eine Grenze – die zwischen *"Wie lange will ich leben?"* und *"Wie entspannt und genussvoll will ich leben?"* Spätestens wenn mir jemand vorschreiben will, in welcher Reihenfolge ich meine Mahlzeit zu essen habe, hört bei mir der Spaß auf.

Machen Sie Ihre Longevity-Therapie so, dass sie Ihnen Freude bereitet und für Sie Sinn ergibt! Schauen Sie dazu auch in den Abschnitt zur Motivation.

Denn Longevity bedeutet zu 80 % Lifestyle – und das heißt, wir arbeiten jeden Tag daran. Damit das langfristig funktioniert, sollte es leichtfallen, Spaß machen und sich nicht nach Verzicht anfühlen. Wählen Sie Ihre Strategie mit Bedacht, denn unser Ziel ist nicht nur, alt zu werden – sondern alt und glücklich!

Wie viel wissenschaftliche Evidenz brauche ich?

Sind Sie jemand, der gerne experimentiert und alles ausprobiert, was nach Longevity klingt? Oder legen Sie Wert auf harte wissenschaftliche Beweise?

Die wissenschaftliche Evidenz für Longevity-Maßnahmen variiert stark:

- **Hohe Evidenz:** Präparate oder Maßnahmen, die in zahlreichen Humanstudien nachgewiesen wirksam sind.
- **Mittlere Evidenz:** Maßnahmen, die in Tierversuchen oder kleinen Humanstudien vielversprechend erscheinen, aber noch nicht ausreichend belegt sind.
- **Niedrige Evidenz:** Maßnahmen, die sich rein auf theoretische Überlegungen stützen.

Wie viel Risiko bin ich bereit einzugehen?

Jede therapeutische Maßnahme bringt ein gewisses Risiko mit sich – insbesondere Medikamente. Und je schwächer die wissenschaftliche Evidenz, desto größer ist dieses Risiko. Selbst scheinbar harmlose Nahrungsergänzungsmittel sind nicht völlig unbedenklich, denn im Gegensatz zu Medikamenten durchlaufen sie keine umfangreichen Zulassungsstudien.

Über langfristige Nebenwirkungen wissen wir oft wenig – oder erfahren erst durch besorgniserregende Fallberichte von Konsumenten davon, die unerwartet in Kliniken landen. Denken Sie beispielsweise an die Berichte über Leberschäden durch Curcumin. Erst als sich entsprechende Fälle häuften, wurde das Risiko erkannt.

Deshalb gilt: Seien Sie kritisch, wägen Sie Nutzen und Risiko sorgfältig ab und informieren Sie sich gründlich, bevor Sie eine neue Substanz in Ihre Routine aufnehmen.

Finden Sie Ihre individuelle Strategie

Wie Sie sehen, gibt es zahlreiche Faktoren, die Ihre Longevity-Therapie beeinflussen. Entscheidend ist, dass Sie Ihre Strategie realistisch gestalten und an Ihre individuellen Bedürfnisse anpassen.

Denken Sie daran: Der Schlüssel zum Erfolg ist nicht Perfektion, sondern Beständigkeit. Setzen Sie auf Maßnahmen, die Sie langfristig in Ihren Alltag integrieren können, und optimieren Sie Ihre Strategie Schritt für Schritt. Kleine, nachhaltige Veränderungen summieren sich über die Jahre – und genau das macht den Unterschied für ein langes, gesundes Leben.

Motivation

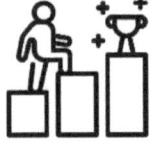

Warum eigentlich alt werden?

Longevity bedeutet viel Arbeit. Das Einnehmen von Nahrungsergänzungsmitteln ist – abgesehen vom finanziellen Aufwand – noch das Einfachste. Viel schwieriger ist es, jede Woche und jeden Monat die Lifestyle-Interventionen anzuwenden und durchzuhalten. Eine Longevity-Therapie ist kein Sprint, sondern ein Marathon – allerdings einer, bei dem man hofft, dass die Ziellinie niemals kommt.

Doch wie hält man die Motivation hoch, auch nach dem zehnten Grüntee-Extrakt, der zwölften Intervallfasten-Session und dem hundertsten Kältetherapie-Schock?

Da hilft es, ein bisschen etwas für die Longevity-Motivation zu tun. Wie das gehen kann:

- **Ziele setzen.** Was soll am Ende herauskommen? Wie alt wollen Sie werden?

Benennen Sie eine konkrete Zahl, die Sie erreichen wollen. Welchen Geburtstag wollen Sie mindestens feiern? Welches Jahr werden Sie dann erleben?

Ohne klare Ziele ist es schwierig, Fortschritte zu messen und langfristig motiviert zu bleiben. Versuchen Sie nicht, alles auf einmal zu erreichen. Nehmen Sie sich ausreichend Zeit, eine komplette Longevity-Strategie einzuschlagen. Es reicht, wenn Sie in ein oder zwei Jahren alles „richtig" machen. Setzen Sie sich Teilziele. Das kann ein Ziel für den BMI sein, ein Ernährungsziel oder ein Wert in Bezug auf einen Blutparameter. So können Sie das komplexe Longevity-Thema in kleinere, erreichbare Meilensteine unterteilen.

Ein hilfreiches Tool dafür ist die **SMART-Methode**:

SMART steht für **S**pezifisch, **M**essbar, **A**ttraktiv, **R**ealistisch und **T**erminiert – eine Strategie, die hilft, Ziele klar zu definieren und systematisch umzusetzen. Gerade für Zwischenziele auf dem Weg zu Ihrem Wunsch-Lebensalter eignet sich die SMART-Methode besonders gut. Ein Beispiel sehen Sie hier, weitere finden Sie im Anhang:

Verbesserung der kardiovaskulären Fitness (Cooper-Test)

Spezifisch: Ich möchte meine Ausdauerleistung steigern, indem ich meine Laufstrecke im 12-Minuten-Cooper-Test verlängere.
Messbar: Aktuell laufe ich 2.200 Meter, mein Ziel sind 2.500 Meter.
Attraktiv: Eine bessere Ausdauer verbessert meine Herzgesundheit und Lebensqualität.
Realistisch: Mit einem strukturierten Trainingsplan und drei Laufeinheiten pro Woche ist die Steigerung machbar.
Terminiert: Ich erreiche mein Ziel innerhalb der nächsten 10 Wochen.

Visualisieren Sie Ihr Wunschlebensjahr: Welches Jahr möchten Sie unbedingt erleben? Notieren Sie das genaue Datum und schauen Sie im Kalender nach: Welcher Wochentag wird es sein? Wie werden Sie diesen besonderen Geburtstag feiern? Wer wird an Ihrer Seite sein? Vielleicht Ihre Enkel oder sogar Urenkel? Lassen Sie das Bild vor Ihrem inneren Auge lebendig werden.

Welche Meilensteine wollen Sie erreichen? Große Ereignisse sind ideale Teilziele, denn sie motivieren langfristig. Vielleicht gibt es ein Konzert, eine Hochzeit oder ein Bauprojekt, das Sie unbedingt erleben möchten? In meiner

Heimatstadt wird eine Kirche für 14 Jahre eingerüstet – ich freue mich jetzt schon darauf, sie danach zum ersten Mal wieder in voller Pracht zu sehen.

Wen wollen Sie überleben? Klingt provokant, aber Hand aufs Herz: Gibt es Personen – vielleicht aus der Politik oder aus Ihrem persönlichen Umfeld –, die Sie unbedingt überleben möchten? Nehmen Sie sich drei Menschen vor, die Ihnen über die Jahre auf die Nerven gegangen sind. Und wenn Ihnen die Motivation für die nächste Sporteinheit fehlt – denken Sie daran: Die beste Rache ist, einfach länger zu bleiben!

Mit wem wollen Sie alt werden? Denken Sie an Freunde und Familie, mit denen Sie auch in hohem Alter noch besondere Momente teilen möchten. Vielleicht gibt es jemanden, mit dem Sie in 30 Jahren gemeinsam den 80. Geburtstag feiern wollen? Stellen Sie sich die gemeinsamen Erlebnisse vor – Reisen, Feiern, lange Gespräche.

Gönnen Sie sich „Longevity-Pausen": Nachhaltigkeit bedeutet auch Balance. Nehmen Sie sich bewusst Auszeiten, in denen Sie nicht auf jede Kalorie oder jeden Gesundheitswert achten. Ob zwei Wochen im Jahr oder zwei Tage im Monat – diese bewussten Pausen helfen Ihnen, langfristig konsequent zu bleiben und gleichzeitig das Leben zu genießen.

Die Longevity-Pyramide

Beginnen Sie bei der Basis und arbeiten Sie sich nach oben.

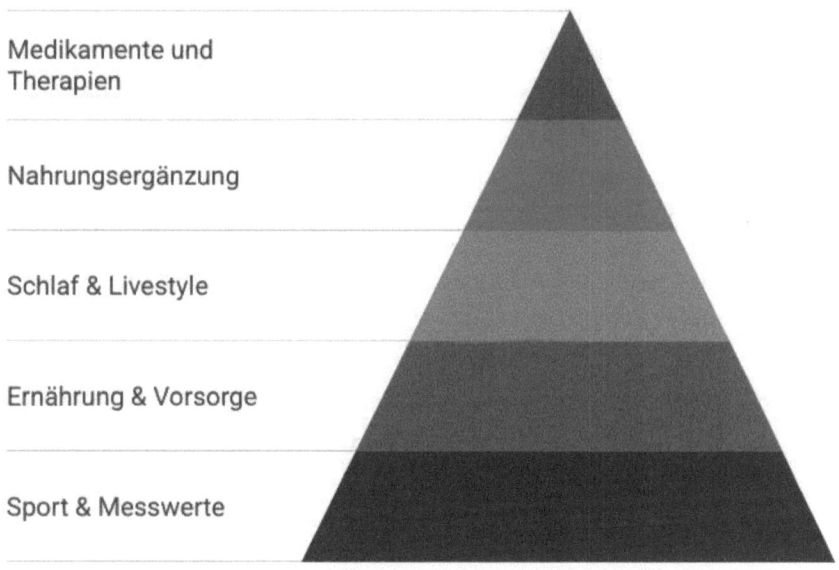

Medikamente und Therapien

Nahrungsergänzung

Schlaf & Livestyle

Ernährung & Vorsorge

Sport & Messwerte

Von unten nach oben erkennen Sie die einzelnen Etappen einer Longevity Therapie.

Sport

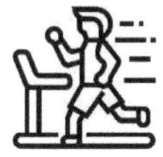

Suchen Sie sich eine Ausdauersportart, die Ihnen liegt – ob Walking, Joggen, Fahrradfahren oder Schwimmen. Falls Sie bisher wenig Sport gemacht haben und Ihre Leistungsbereiche nicht kennen, nutzen Sie einen Fitness-Tracker, um Ihre Herzfrequenz im Blick zu behalten. Messen Sie zudem Ihre Schrittzahl und Herzfrequenzvariabilität.

Integrieren Sie 3–5 Einheiten pro Woche in Ihren Alltag, idealerweise ergänzt durch eine Krafttrainingseinheit. Optimal wäre zudem eine jährliche Kraft-Kur.

Führen Sie alle 12 Monate den Sit-to-Stand-Test, den Cooper-Test und den Timed-up-and-go-Test durch. Detaillierte Erklärungen zu allen Tests finden Sie im Anhang.

(Labor-)Werte / Tests

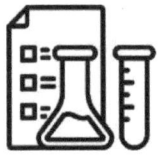 Machen Sie als ersten Schritt einen umfassenden Labor-Check mit allen Vitaminen und Mineralien, gleichen Sie Mängel aus. Ermitteln Sie außerdem die Werte in der Tabelle auf der übernächsten Seite und legen Sie eine Übersicht für Ihre Werte an, um den Verlauf im Blick zu haben.

Zu einer ernst gemeinten Longevity-Strategie gehört die regelmäßige Überprüfung verschiedener Parameter. Wir haben bereits gelernt, dass sich das Alter anhand epigenetischer Uhren bestimmen lässt. Obwohl uns das biologische Alter einen interessanten Wert liefert und wir damit die Erfolge unserer Longevity-Therapie allgemein überprüfen können, hat diese Messmethode mehrere Nachteile:

- Sie gibt keinen konkreten Einblick, in welchen Bereichen der Longevity-Therapie wir bereits gut aufgestellt sind und wo Verbesserungspotenzial besteht.

- Sie liefert keine Hinweise auf individuelle Gesundheitsrisiken.

Ein Beispiel:

Angenommen, Sie sind 67 Jahre alt und messen Ihr epigenetisches Alter, nachdem Sie zwei Jahre lang eine Longevity-Therapie verfolgt haben. Ihr epigenetisches Alter beträgt 63 Jahre. Dies zeigt Ihnen, dass Sie mit Ihrer Strategie vermutlich einiges richtig gemacht haben, da Ihr biologisches Alter unter Ihrem chronologischen liegt. Doch wo können Sie sich noch verbessern? Welche Schwachstellen gibt es? Diese Fragen lassen sich allein aus dem biologischen Alter nicht beantworten. Dafür sind zusätzliche Parameter notwendig.

Wir brauchen also weitere Messwerte, um unsere Longevity-Therapie gezielt auszurichten, Schwachstellen zu identifizieren und die getroffenen Maßnahmen über die Zeit hinweg zu evaluieren. Genau darum geht es in diesem Abschnitt.

Warum messen wir?

Wir messen, weil wir erkannt haben: Wir können aktiv Einfluss nehmen! Eine Messung ist nur dann sinnvoll, wenn sie zu konkreten Handlungen führt – und genau das ist unser Ziel.

Die Erfassung biologischer Parameter im Zusammenhang mit dem Altern begann bereits in den 1960er-Jahren, als man noch glaubte, dass Altern ein unveränderlicher Prozess sei (Comfort, 1969). Erst 1981 erschien das erste Buch, das sich gezielt mit biologischen Markern des Alterns beschäftigte (Reff, 1981). Seitdem hat sich dieses Forschungsfeld rasant weiterentwickelt – bis hin zu bahnbrechenden Methoden wie der epigenetischen Messung des biologischen Alters.

Inzwischen wissen wir, dass eine Vielzahl von Parametern gemessen werden kann. Zur besseren Strukturierung bietet sich folgende Einteilung an (Biomarkers of Aging Consortium, 2024):

- **Molekulare Werte** (z. B. Blutzucker, Vitamine, Enzyme)
- **Physiologische Werte**
  - **Funktionelle Werte** (z. B. Fitnesswerte, kognitive Tests, Griffstärke)
  - **Messwerte** (z. B. Körpergewicht, BMI, Wadenumfang, Körperfett)
- **Digitale Werte**
  - Alle Parameter, die mithilfe von Fitness-Trackern, Apps oder digitalen Methoden erfasst werden.

Die Kategorie der digitalen Werte überschneidet sich teilweise mit den anderen Bereichen, zeichnet sich jedoch durch die kontinuierliche Erfassung aus. Ein Beispiel hierfür ist die CG-Messung (kontinuierliche Glukosemessung) oder die tägliche Schrittzahl. Weitere Informationen zur CG-Messung finden Sie im Kapitel zur Ernährung.

Hier finden Sie eine übersichtliche Zusammenstellung der zu messenden Parameter. Das Forschungsfeld der Biomarker des Alterns ist derzeit ein hochaktuelles Thema – wie auch auf http://www.predictivebiomarkers.org ersichtlich. In den kommenden Jahren dürfen wir mit aufregenden neuen Studienergebnissen rechnen, die spannende Einblicke in diesen Bereich liefern werden.

Die aufgeführten Listen erheben keinen Anspruch auf Vollständigkeit. Stattdessen habe ich eine praxisnahe Auswahl getroffen – Werte, die Sie nicht nur unkompliziert messen, sondern auch gezielt durch eine Longevity-

Therapie beeinflussen können. Schließlich wäre es wenig sinnvoll, hochkomplexe biochemische Marker zu erfassen, auf die Sie am Ende kaum Einfluss haben.

Jede Messung sollte daher folgende Kriterien erfüllen:

- Einfach und zuverlässig zu bestimmen
- Relevanz für den Alterungsprozess haben
- Eine Vorhersagekraft für Sterblichkeit oder Krankheitsrisiken bieten
- Durch gezielte Maßnahmen beeinflussbar sein

(Justice, 2018)

1. Molekulare Werte

Anmerkung: Vitamine, Mineralien und Spurenelemente sind – bis auf wenige Ausnahmen – nicht aufgeführt. Regelmäßige Kontrollen sind insbesondere dann empfehlenswert, wenn Sie Nahrungsergänzungsmittel für Vitamine oder Mineralien einnehmen.

Parameter	Bereich	
IL 6	<5pg/ml	Entzündung; Wer etwas mehr Info haben möchte als mit der Messung von CRP allein. Achtung: bei erhöhten Entzündungswerten sollten Sie ärztlichen Rat einholen.
CRP	<1 mg/l	Entzündung. Pflichtparameter, sollte mindestens 1 x pro Jahr bestimmt werden. Bei Erhöhung >5 mg/l ärztliche Rücksprache.
Insulin	6-25 µmol/ml	Metabolismus; Nüchtern Insulin;
HbA1c	<5,7 %	Metabolismus; Pflichtparameter, Bestimmung 1 x pro Jahr
Nüchtern-BZ	<100 mg/dl	Metabolismus;
HOMA-IR	<2,0	Metabolismus; Wird gebildet aus Nüchtern-BZ und Nüchtern-Insulin und gibt an, ob eine Insulinresistenz besteht. Im Internet finden Sie HOMA-IR-Rechner.

HDL-Cholesterin	M: 35-65 mg/dl W: 35-80 mg/dl	„gutes" Cholesterin
LDL-Cholesterin	<100 mg/dl	„schlechtes" Cholesterin
Omega-3-Index	8-12 %	Omega-3-Versorgung
Apo(b)	Um 100 mg/dl	Herz-Kreislauf-Risiko
Lp-PLA2	<160 ng/ml	Herz-Kreislauf-Risiko
Homocystein	<15 µmol/l	Vitamin-B-Mangel, Herz-Kreislauf-Risiko
Glutathion		Der Normalwert hängt von Ihrem Labor ab. Oxidativer Stress
Malondialdehyd	<1,0 µmol/l	Oxidativer Stress
RAR	2,5-3	Entzündung, Metabolik, Ernährung
ApoE4	Status	Genetischer Marker.
GrimAge	Mögl. niedrig	

2. Physiologische Werte

Parameter	Bereich
Cooper-Test	Siehe dort
Sit-up-and-Stand	Siehe dort
Timed-up-and-go	Siehe dort
Körpergewicht	Siehe BMI, täglich

BMI	22-25, ab 70: 25, ab 80: 26,5, ab 90: 28
Waist-to-Height	<0,5 / <0,55 ab 65
Körperfettanteil	möglichst niedrig, Referenz im Anhang
Blutdruck	<140/90 mmHg
Ggf. FEV1	Siehe dort
SARC-F Score	1x pro Jahr, <1
Wadenumfang	1 x pro Jahr
Griffstärke	1x pro Jahr, Referenz im Anhang

3. Digitale Werte

Parameter	Bereich
Nüchtern-BZ	<100 mg/dl
CGM TIR	>95 % / >90%
Schlafqualität	7-8 h, möglichst gut
Nächtliche SpO2	>93-95%
HRV SDNN	bestmöglich
Körperfettanteil	bestmöglich

Suchen Sie sich eine/n Arzt/Ärztin

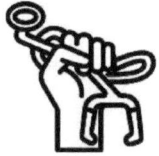 Wenn Sie eine umfassende Blutuntersuchung im Rahmen Ihrer Longevity-Strategie durchführen möchten, sollten Sie sich frühzeitig einen Arzt suchen, der Sie begleitet. Zwar lassen sich einige Werte bereits mithilfe einer Trockenblut-Analyse bestimmen, doch das derzeit verfügbare Spektrum ist noch begrenzt.

Gerade zu Beginn sind eine ausführliche Anamnese und Untersuchung entscheidend, um Ihren aktuellen Gesundheitsstatus, bestehende Erkrankungen und potenzielle Risiken zu erfassen. Einen Longevity-Anamnesebogen finden Sie auf www.longevity-konkret.de. Im Verlauf Ihrer Therapie kann es zudem erforderlich sein, verschreibungspflichtige Medikamente einzunehmen – auch hierfür benötigen Sie ärztliche Unterstützung. Nicht zuletzt spielt auch die gezielte Auswahl von Nahrungsergänzungsmitteln eine wichtige Rolle. Hierbei kann ein Arzt helfen, individuelle Risiken zu identifizieren und mögliche Wechselwirkungen mit bestehenden oder zukünftigen Medikamenten zu vermeiden.

Kurz gesagt: Ein kompetenter Arzt ist Ihr wertvoller Partner auf dem Weg zu mehr Gesundheit und Langlebigkeit. Nutzen Sie dieses Wissen, um Ihre Strategie gezielt und sicher umzusetzen.

Tools & Technik: Der Schlüssel zu Erfolg und Motivation

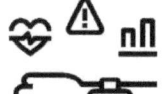 Die regelmäßige Erfassung von Gesundheitsparametern wie Körperfett, Gewicht, Griffstärke, Bauchumfang, Herzfrequenz, Fitnesslevel, Schrittzahl, Blutdruck, Lungenfunktion (Spirometrie), Schlafqualität und Blutzuckerwerte ist ein zentraler Baustein einer erfolgreichen Longevity-Strategie. Diese Daten liefern nicht nur wertvolle Einblicke in Ihren aktuellen Gesundheitsstatus, sondern helfen auch dabei, Fortschritte sichtbar zu machen und gezielt zu optimieren.

Ein entscheidender Vorteil: Das bloße Messen und Bewusstwerden dieser Werte steigert bereits die Motivation! Studien zeigen, dass Menschen, die ihre Gesundheitsdaten regelmäßig tracken – beispielsweise über Fitness-Tracker – langfristig engagierter bleiben, bessere Entscheidungen treffen und ihre Ziele konsequenter verfolgen.

Was gemessen wird, wird verbessert! Dieses Prinzip macht die kontinuierliche Erfassung zu einem mächtigen Werkzeug für Gesundheit, Leistungsfähigkeit und Langlebigkeit.

Es schadet daher nicht, wenn Sie als Longevity-Interessierter auch ein wenig Technikbegeisterung mitbringen. Schließlich kann das Tracken von Werten nicht nur nützlich, sondern auch richtig spannend sein! Natürlich kann man lange darüber diskutieren, ob ein Continuous Glucose Monitor (CGM) wirklich notwendig ist – aber am Ende macht das Messen eben auch einfach Spaß.

Mein Tipp: Bauen Sie sich Ihren eigenen kleinen "Longevity-Fuhrpark" aus smarten Messgeräten auf und erfassen Sie, was das Zeug hält! Denn wer seine Gesundheit in Zahlen sieht, bleibt langfristig auf Kurs.

Ernährung

 Checken Sie kritisch Ihre aktuelle Ernährung. Lesen Sie das Kapitel zur Ernährung nochmals intensiv durch. Schauen Sie sich den Mediterrean Diet Score an und seien Sie kritisch: Wie viele Punkte erreichen Sie?

Und wiegen Sie sich nicht in Sicherheit frei nach „ich mache da sicher alles richtig". Eine Studie Untersuchung an 400 durchschnittlich knapp 80-jährigen Personen hat ergeben, dass Bewohner von Pflegeheimen eine deutlich ausgewogenere Ernährung hatten, als zu Hause wohnende Teilnehmer. Insbesondere bei Proteinen und wertvollen Fetten gab es deutliche Unterschiede (Çiftçi, 2025).

Die leichtesten Schritte auf dem Weg zu einer gesunden Ernährung sind:

- Viel Obst und Gemüse
- Wenig rotes Fleisch aber ausreichend Proteine
- Wenn möglich Fisch/Meeresfrüchte
- Täglich (Wal-)Nüsse (Ihr Alter/2 in Gramm pro Tag)
- Täglich Olivenöl 30-50 g
- Weniger stark verarbeitete Lebensmittel, mehr Vollkorn
- Weniger Zucker, insbesondere keine zuckerhaltigen Getränke
- Kaum Alkohol, ggf. Rotwein zu den Mahlzeiten
- Nutzen Sie Jodsalz

Denken Sie an eine CG-Messung. Diese kann Ihnen sehr viele Erkenntnisse über „gute" und „schlechte" Lebensmittel und Ihren Stoffwechsel liefern und Ihnen helfen, Ihre Ernährung zu optimieren.

Messen Sie Ihren Körperfettanteil. Messen Sie Ihren BMI. Messen Sie den Bauchumfang. Wenn Ihr BMI/Bauchumfang zu hoch sein sollte, nehmen Sie ab. Das geht am besten mit Intervallfasten, indem Sie eine Mahlzeit weglassen. Aber Achtung: Kombinieren Sie kein Programm zum Muskelaufbau mit Ihren Abnehmplänen. Das funktioniert nicht.

Lifestyle

Denken Sie an all die anderen Dinge, die zu tun sind:

- Gehen Sie zur Blutspende und werden Sie Plasma-Spender
- Machen Sie einen Vorsorgekalender für Ihre Vorsorgeunter-suchungen
- Integrieren Sie kognitives Training in Ihren Alltag
- Stoppen Sie Rauchen
- Gehen Sie in die Sauna
- Erwägen Sie Meditation

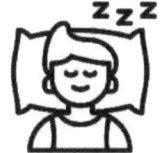 ## Vorsorge

Klären Sie, welche Vorsorgemaßnahmen in Ihrem Alter empfohlen und von den Krankenkassen übernommen werden. Legen Sie ggf. einen Vorsorgekalender für die nächsten Jahre an, um Maßnahmen zu planen und den Überblick zu behalten.

Schlaf

Lesen Sie das Kapitel über Schlaf erneut durch. Beherzigen Sie die dort zu findenden Hinweise. Sollte es Ihnen nicht gelingen, Ihren Schlaf zu optimieren, denken Sie an Nahrungsergänzung mit Glycin oder Magnesium. Melatonin sollten Sie ausprobieren. Arbeiten Sie an Ihrem REM-Schlaf und dem Slow-Wave Sleep, probieren Sie aus was für Sie am besten funktioniert.

Denken Sie zuerst an Ihre Nahrungsoptimierung und den Sport. Wenn Ihnen beides gelungen ist, fällt auch der Schlaf leichter. Denken Sie an einen Sleep Tracker, um Einsicht in Ihren Schlaf zu bekommen und diesen zu optimieren.

Nahrungsergänzung

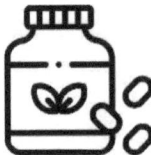 Im letzten Schritt kümmern Sie sich um Ihre Nahrungsergänzung. Checken Sie Ihre Laborwerte und entscheiden Sie, welche Werte angehoben werden müssen und welche Werte abgesenkt werden müssen. Verwenden Sie konkrete Zielsetzungen SMART.

Entwickeln Sie außerdem eine Basis-Strategie.

Einen möglichen **Vorschlag** für eine Basisstrategie finden Sie untern. Diese Kombination versorgt Sie einerseits mit wichtigen Vitaminen, die Sie (wahrscheinlich) brauchen sowie Mineralien und Spurenelementen. Außerdem kombiniert Sie ein Polyphenol mit dem potenten Coenzym Q10 und Selen und zielt darauf ab, mit Alphaketoglutarat und Vitamin C das epigenetische Alter positiv zu beeinflussen. Lithium besticht aufgrund seiner guten Datenlage und Berberin sehe ich als Kann-Option zur metabolischen und anti-entzündlichen Optimierung. Darauf aufbauend können Sie weitere Stoffe optional addieren.

Longevity-Basis

- Vitamin B Komplex
- Vitamin C (500 mg)
- Vitamin D3 (2000 E.)
- Vitamin K2 (200 µg)
- Magnesium (300 mg)
- Lithium (1 mg)

- Selen (200 µg)
- Zink (20 mg)
- Coenzym Q10 (400 mg)
- Fisetin (500 mg)
- Alphaketoglutarat (1000 mg)
- Berberin (1000 mg)

Optionen

Aus den optionalen Nahrungsergänzungen können Sie auswählen:

- Um Auffälligkeiten in Laborwerten zu korrigieren
- Um persönlichen Risiken Rechnung zu tragen
- Weil Sie besondere Schwerpunkte setzen wollen.

 Jede Longevity Nahrungsergänzung ist individuell und dynamisch. Sie sollten immer wieder anhand von Laborwerten und dem aktuellen Stand der Wissenschaft prüfen, ob Ihre Strategie noch „passt". Außerdem wichtig: Drehen Sie nicht an mehreren Schrauben gleichzeitig – will sagen: Ändern Sie immer nur in kleinen Schritten und warten Sie 2-3 Monate ab, um Veränderungen zu erfassen. Ansonsten können Sie schlecht zuordnen, worauf etwaige Verbesserungen oder Verschlechterungen zurückzuführen sind.

Substanz	Kurz-Info
Curcumin	Bei erhöhten **Entzündungswerten**, anti-oxidativem Stress, Blutfetten und Bluthochdruck
Melatonin	Zur Schlafoptimierung
Glycin	Zur Schlafoptimierung
Ferolasäure	Bei erhöhten Blutfetten
Hydroxytyrosol	Bei anti-oxidativem Stress
Oleuropein	Bei Blutzuckerspitzen >140mg/dl
Berberin	Antientzündlich, bei erhöhten Blutzuckerwerten
Betain	Bei erhöhten Homocystein-Werten
ACC	Bei erhöhten Homocystein-Werten
GlyNAC	Potent **antientzündlich**/anti-oxidativ
Omega-3	Bei ApoE4, kognitive Einschränkung, Herz-Kreislauf-Risiko
ALA	Bei **oxidativem Stress**, Gewichtsreduktion
Calcium + Vitamin D	Osteoporose, Vitamin D allein bei Gebrechlichkeit
Kreatin	Für **Muskelaufbau** und kognitive Leistungsfähigkeit
Anthocyane	Bei erhöhtem LDL, Blutdruck oder Gefäßerkrankung
EGCG	Prophylaxe Prostata-Krebs, evtl. Gewichtsreduktion
Leucin + Protein	Bei Sarkopenie

Resveratrol	Zur SIRT1-Aktivierung, Versuch bei kognitiver Einschränkung
Nicotinamid-Ribosid	Zur SIRT1-Aktivierung
Grüner Kaffee	Zur Gewichtsreduktion
Carnithin	Bei Sarkopenie oder oxidativem/**Entz. Stress**
Ashwagandha	Für mehr Leistungsfähigkeit
Knoblauch-Extrakt	Bei **Bluthochdruck**, erhöhten Blutfetten oder Entzündungswerten

Therapien

Es gibt im Bereich der Therapien wenig, was erschwinglich ist und gleichzeitig einen gute Wirksamkeitsnachweis hat. Einzig bleibt das regelmäßige saunieren und ggf. die hyperbare Sauerstofftherapie, wenn Sie das nötige Kleingeld haben. Plasmapherese oder Plasmaaustausch kann man aktuell aufgrund mangelhafter Datengrundlage und bestehenden Risiken nicht empfehlen. Nutzen Sie die Plasmaspende.

Medikamente

Betrachten Sie die Liste der Medikamente nochmals kritisch. Welche Medikamente sind Sie bereit zu nehmen? Lassen Sie sich von einem Arzt beraten, der die Longevity-Aspekte berücksichtigt. Starten Sie mit nur einem Präparat, z.B. Metformin und führen Sie das einige Monate durch, bis das eingespielt ist. Erweitern Sie danach beispielsweise mit Acarbose. Rapamycin kommt eventuell in Frage, allerdings sind Sie damit sehr weit auf der experimentellen Seite der Longevity Therapie unterwegs.

Wie viele Jahre können wir herausholen?

Nachdem wir nun Hunderte Seiten voller Longevity-Wissen verdaut haben (ganz ohne Ernährungsplan und Walnüsse!), bleibt die wichtigste Frage oft unbeantwortet: **Wie viele Jahre bringt das Ganze eigentlich?** Denn mal ehrlich – so eine Longevity-Strategie ist kein Spaziergang im Park. Es kostet Disziplin, Durchhaltevermögen, Geld und so manche Versuchung muss widerstanden werden.

Lohnt sich dieser ganze Aufwand überhaupt? Oder wäre es nicht doch sinnvoller, die Biohacking-Gadgets beiseitezulegen, eine Tüte Chips aufzureißen und das Leben einfach zu genießen? In diesem Kapitel versuchen wir, eine Antwort auf diese alles entscheidende Frage zu finden – zumindest so weit, wie es die verfügbaren Daten hergeben.

Was bring viel und was bringt weniger? Welche Maßnahmen müssen wir unbedingt durchziehen, auf was könnten wir verzichten? Dazu können wir tatsächlich ein paar Antworten geben, denn es gibt umfassende Daten, die einen Rückschluss auf die Wirkungsstärke der einzelnen Longevity-Maßnahmen zulassen.

Direkte Studiendaten

Die beste Analyse dazu stammt aus den USA. Dort wurden 276.000 Personen auf 8 verschiedene Faktoren und deren Assoziation mit der Lebenserwartung untersucht. Diese acht Faktoren waren:

- Regelmäßige Körperliche Aktivität
- Erholsamer Schlaf
- Ernährung: Vollwertige, Pflanzen-basierte Ernährung
- Negativer Stress (Angst/Depression)
- Positive Soziale Verbindungen
- Kein Substanz-Missbrauch
  - Kein übermäßiger Alkoholkonsum
  - Nicht-Raucher
  - Kein Opioid-Missbrauch (Schmerzmittel)

Unter diesen 8 Faktoren ist eine Menge, über das wir auch schon ausführlich gesprochen haben. Beim letzten Punkt werden Sie stutzen…das spielt bei uns überhaupt keine Rolle, in den USA offensichtlich schon. Das Stress-Management wurde mit einem Fragenbogen erfasst (PHQ-4), den Sie im Anhang des Buches finden. Positive soziale Verbindungen wurde ebenfalls mit einem Fragebogen erfasst, der mit 8 verschiedenen Fragen erfasste, ob im Umfeld Personen vorhanden sind, die helfen können, Unterstützung geben, emotional nahe stehen usw.

Die Untersuchung kam zu dem Schluss, dass ein 40-jähirger Mann, der in allen 8 Faktoren positiv dasteht, eine um **24 Jahre größere Lebenserwartung** hat, als ein Mann gleichen alters, der in allen 8 Faktoren negativ unterwegs ist! Bei Frauen ist der Effekt etwas geringer, aber dennoch liegt auch er bei beeindruckenden **20,5 Jahren** (Nguyen X.-M. T.-M., 2024).

Und auch wenn man nicht alle 8 Faktoren erfüllt, ergibt sich ein messbarer Unterschied. Folgende Tabelle zeigt Ihnen die Lebenserwartung einer 40-jährigen Person in Abhängigkeit der Anzahl der erfüllten Faktoren:

Anzahl	Männer	Frauen
0	23 Jahre	27,0 Jahre
1	+3,5	+1,8
2	+5,8	+6,1
3	+7,8	+11
4	+9,7	+12,2
5	+12,1	+14,4
6	+15,3	+16,8
7	+18,3	+19,3
8	+24	+20,5

Wenn wir annehmen, dass durch ein gutes Longevity Konzept die Punkte „körperliche Aktivität", „gesunde Ernährung", „Alkohol", „erholsamer Schlaf" „Nicht-Raucher" und „kein Schmerzmittelmissbrauch" erfüllt werden (und das sollten Sie locker schaffen!), dann können Sie Ihre Lebenserwartung als 40-Jährige/r um 15,3 Jahre (Männer) und 16,8 Jahre (Frauen) nach oben schrauben!

Schaut man sich die Daten der Studie etwas genauer an, ergibt sich als Top3, der Faktoren, die besonders wirksam waren:

- Körperliche Aktivität
- Kein Opioid-Missbrauch
- Nicht Rauchen

Und damit gewinnen Sie auch schon zusätzliche Lebenserwartung fast 8 Jahren (Männer) und 11 Jahre (Frauen)!

Schauen wir uns zu der Thematik nicht ein paar andere Daten an. Eine Untersuchung von fast einer halben Million Bürgern aus Großbritannien ergab einen Hinzugewinn an Lebensjahren durch moderate körperliche Aktivität von 3,6 Jahren und für intensive körperliche Aktivität von 5,3 Jahren (Chudasama, 2019). Mit 150 Minuten Sport pro Woche liegen Sie übrigens in der moderaten Gruppe. Aber das bringt satte 4 Jahre zusätzliche Lebenszeit! Dazu passen auch Daten einer amerikanischen Untersuchung, die zum Schluss kommt, dass der Gewinn an Lebenszeit durch moderaten, regelmäßigen Sport bei durchschnittlich 5,3 Jahren liegt (Veerman, 2025).

Noch ein paar Daten zur Ernährung: Eine Analyse aus Großbritannien hat kalkuliert, dass der Wechsel von einer ungesunden auf eine gesunde Ernährungsweise für eine 40-jährige Person einen Zuwachs der Lebenserwartung um durchschnittlich mehr als 10 Jahre ergibt (Fadnes, 2023).

Wir können mit unserem Verhalten also einiges dafür tun, dass wir mindestens eine Dekade länger leben – wahrscheinlich ist auch etwas mehr drin, wenn wir früh genug anfangen, daran zu arbeiten!

Indirekte Studiendaten

Eine andere Möglichkeit, um den Effekt einer Longevity-Therapie abzuschätzen, ist der Einfluss auf die Sterblichkeit und darüber die theoretisch gewonnenen Jahre zu errechnen. Denn: Offenbar ist es gut möglich, die Sterblichkeit deutlich zu beeinflussen. Falls Sie sich erinnern, konnte das Brust-Krebs-Screening per Mammographie die Gesamtsterblichkeit etwa halbieren (Autier, 2024), vermutlich als Folge einer allgemeinen Gesundheitsbewußtheit. Ähnliches gilt für eine ausgewogene, Vitamin K2-haltige Diät. Auch diese halbiert die Sterblichkeit etwa (Juanola-Falgarona, 2014). Und denken Sie an die PREDIMED-Studie: Auch dort wurde die Sterblichkeit um mehr als 40 % gesenkt (Martínez-González, 2014). Gleiches gilt für die Studie über die Assoziation von Fitness und Sterblichkeit von Mandsager (siehe Fitness-Kapitel): Sehr aktive Teilnehmer hatten eine halbierte Sterblichkeit im Vergleich zu unterdurchschnittlich Aktiven (Mandsager, 2018). Was ich sagen will: Durch etliche Longevity-Maßnahmen können wir offensichtlich starke Effekte erreichen, die unsere Sterblichkeit mindestens halbieren dürfte. Wer optimistisch ist, kann sogar daran glauben, dass durch summierte Effekte die Sterblichkeit nicht nur um 50, sondern vielleicht um 60 oder gar 75 % gesenkt werden kann.

Wir können das anhand der Sterbedaten des Statistischen Bundesamtes in die durchschnittliche Lebenserwartung umrechnen. Dazu ein Blick auf die Sterblichkeit nach Altersgruppen:

Alter	10-19	20-29	30-39	40-49	50-59	60-69	70-79	80-89
	0,14	0,32	0,62	1,5	4,3	11,4	26,9	87,1

Sterblichkeit pro 1000 Personen pro Jahr

Beispiel: Eine Person im Alter von 35 Jahren hat eine Sterblichkeit von 0,62. Schafft diese Person es, die Sterblichkeit auf 0,31 zu halbieren, „rutscht" sie in der Sterblichkeitstabelle eine Spalte nach links in die Altersgruppe 20-29 Jahre und steigert seine Lebenserwartung ganz grob um 10 Jahre.

Wie stark man seine Lebenserwartung steigern kann, wenn man die Mortalität um 25, 50 oder 75 % senkt, geht aus dieser Tabelle **grob** hervor:

Alter	30-39	40-49	50-59	60-69	70-79	80-89
25 %	+5	+4	+3	+3	+2	+2
50 %	+10	+8	+7	+7	+4	+3
75 %	+20	+15	+14	+14	+8	+6

Grobe Schätzung des Effektes einer Sterblichkeitsminderung auf die Lebenserwartung.

Sie erkennen, dass es umso schwerer wird, Ihre Lebenserwartung zu erhöhen, je älter Sie bereits sind. Wer mit Anfang 30 eine super-effektive Longevity-Strategie durchzieht und seine Sterblichkeit um 75 % senken kann, steigert seine Lebenserwartung um rund 20 Jahre und kann sich schonmal auf seinen 100. Geburtstag freuen. Wer das Projekt Longevity erst mit 50 startet, gewinnt aber immerhin auch 14 Jahre auf die Lebenserwartung.

Achtung: Das sind natürlich nur <u>sehr grobe Schätzungen</u>, die man nachsichtig behandeln muss! Und letztendlich sind es Werte der durchschnittlichen Lebenserwartung, die keine Aussage über das individuelle, tatsächliche Lebensalter treffen.

Schlusswort

Abschließend zeigt dieses Buch, dass Langlebigkeit weit mehr ist als ein genetisches Schicksal – sie ist das Ergebnis bewusster Entscheidungen und kontinuierlicher, ganzheitlicher Maßnahmen. Die vorgestellten Strategien belegen, dass es möglich ist, durch frühzeitiges Handeln und nachhaltige Lebensstiländerungen die Anzahl der zu erwartenden Lebensjahre entscheidend zu steigern. Ob es um ausgewogene Ernährung, regelmäßige Bewegung, effektive Vorsorge oder einen erholsamen Schlaf geht: Jeder noch so kleine Schritt zählt und kann den Weg zu einem vitaleren, erfüllteren Leben ebnen.

Lassen Sie sich von den Erkenntnissen inspirieren, Ihren Alltag aktiv zu gestalten und in Ihre Gesundheit zu investieren. Denn je früher Sie beginnen, die wesentlichen Maßnahmen umzusetzen, desto größer ist das Potenzial, Ihre Lebensspanne um 10 bis 20 Jahre zu verlängern – Jahre, in denen Sie Ihre Träume leben, Ihre Leidenschaften verfolgen und wertvolle Momente mit Ihren Liebsten teilen können.

Abschließend hoffe ich, dass Sie viel Neues über die Longevity lernen konnten, für sich interessante Fakten gefunden haben und Lust haben, ein wenig an Ihrer Lebenserwartung „herumzudoktern"!

Anhang

SMART-Ziele:

Reduktion des Körpergewichts für eine bessere metabolische Gesundheit

Spezifisch: Ich möchte mein Körpergewicht um 5 kg reduzieren.
Messbar: Ausgangsgewicht 85 kg, Zielgewicht 80 kg.
Attraktiv: Ein gesünderes Körpergewicht reduziert mein Risiko für Herz-Kreislauf-Erkrankungen und verbessert mein Wohlbefinden.
Realistisch: Durch eine Ernährungsumstellung und regelmäßige Bewegung kann ich ca. 0,5 kg pro Woche abnehmen.
Terminiert: Ich setze mir eine Frist von 10 Wochen.

Senkung des CRP-Wertes zur Reduktion von Inflammaging

Spezifisch: Ich möchte meinen CRP-Wert als Marker für Entzündungen senken.
Messbar: Mein aktueller CRP-Wert liegt bei 3,5 mg/L, mein Ziel sind unter 1 mg/L.
Attraktiv: Ein niedriger CRP-Wert senkt mein Risiko für chronische Entzündungskrankheiten und unterstützt gesundes Altern.
Realistisch: Durch eine entzündungshemmende Ernährung (z. B. mehr Omega-3-Fettsäuren, weniger Zucker, Curcumin), regelmäßige Bewegung und ausreichend Schlaf kann ich meinen CRP-Wert senken.
Terminiert: Ich überprüfe meinen Wert in drei Monaten erneut.

Senkung des GrimAge-Werts durch antioxidative und senolytische Nahrungsergänzungsmittel

Spezifisch: Ich möchte meinen biologischen Altersmarker GrimAge senken, indem ich gezielt antioxidative und senolytische Nahrungsergänzungsmittel einnehme.
Messbar: Mein aktueller GrimAge-Wert liegt bei 55 Jahren, mein Ziel ist es, diesen um mindestens 3 Monate zu reduzieren.
Attraktiv: Ein niedrigeres biologisches Alter verbessert meine allgemeine Gesundheit und senkt das Risiko altersbedingter Erkrankungen.
Realistisch: Durch die regelmäßige Einnahme von Resveratrol, Quercetin und Fisetin, kombiniert mit einer gesunden Lebensweise, ist eine Reduktion machbar.
Terminiert: Ich überprüfe meinen GrimAge-Wert nach sechs Monaten erneut.

Verbesserung der Schlafqualität für eine bessere Regeneration

Spezifisch: Ich möchte regelmäßig 7-8 Stunden pro Nacht schlafen, um meine Erholung und kognitive Leistungsfähigkeit zu verbessern.
Messbar: Aktuell schlafe ich durchschnittlich nur 5-6 Stunden pro Nacht. Mein Ziel ist es, jede Nacht mindestens 7 Stunden Schlaf zu erreichen.
Attraktiv: Mehr Schlaf verbessert meine körperliche Regeneration, stärkt mein Immunsystem und reduziert das Risiko für chronische Erkrankungen.
Realistisch: Ich werde feste Schlafenszeiten einhalten, Bildschirmzeit vor dem Schlafengehen reduzieren und eine entspannte Abendroutine etablieren.

Terminiert: Ich überprüfe meine Schlafdauer mit einer Schlaftracking-App über die nächsten 8 Wochen.

Regelmäßige sportliche Betätigung zur Steigerung der Fitness

Spezifisch: Ich möchte fünfmal pro Woche Sport treiben, um meine allgemeine Fitness zu verbessern.
Messbar: Aktuell mache ich 2x pro Woche Sport, mein Ziel sind fünf Einheiten.
Attraktiv: Mehr Bewegung fördert meine Gesundheit und steigert mein Wohlbefinden.
Realistisch: Durch eine gute Planung und abwechslungsreiche Sportarten kann ich die Anzahl der Trainingseinheiten steigern.
Terminiert: Ich überprüfe meine Fortschritte nach acht Wochen.

Optimierung der Blutzuckerreaktion durch CG-Messung

Spezifisch: Ich möchte meine Blutzuckerreaktion auf Mahlzeiten durch kontinuierliche Glukosemessung (CGM) optimieren.
Messbar: Mein Ziel ist es, Blutzuckerspitzen über 140 mg/dL nach Mahlzeiten zu vermeiden.
Attraktiv: Eine stabile Blutzuckerregulation verbessert meine Energie, senkt das Diabetesrisiko und unterstützt gesundes Altern.
Realistisch: Durch gezielte Nahrungsmittelauswahl und Anpassung der Mahlzeiten und körperlicher Aktivität kann ich meine Blutzuckerwerte verbessern.
Terminiert: Ich überprüfe meine Fortschritte über einen Zeitraum von 2 Wochen.

Sit-to-Stand Test

Der Sit-to-Stand-Test (STS) ist ein einfacher funktioneller Test zur Beurteilung der Beinkraft, Balance und allgemeinen Mobilität. Er misst, wie oft eine Person in einer bestimmten Zeit (meist 30 Sekunden) mit verschränkten Armen von einem Stuhl aufstehen und sich wieder hinsetzen kann. Der Test gibt Aufschluss über die Muskelfunktion, Ausdauer und Sturzrisiko, insbesondere bei älteren Menschen. Eine geringere Wiederholungszahl deutet auf Sarkopenie, Muskelschwäche oder eingeschränkte Mobilität hin und kann ein Hinweis auf funktionelle Einschränkungen im Alltag sein. Durchschnittswerte:

Alter	Männer	Frauen
60-64	14	12
65-69	12	11
70-74	12	10
75-79	11	10
80-84	10	9
85-89	8	8
90-94	7	4

Timed up-and-go Test

Anleitung zum "Timed Up and Go" (TUG) Test

Gangstörungen stellen bei älteren Menschen eine eigenständige funktionelle Einschränkung dar und sind oft mit einem erhöhten Risiko für Komplikationen verbunden.

Durchführung des Timed Up and Go (TUG)-Tests

1. **Ausgangsposition:**

   - Der Proband sitzt auf einem Stuhl mit Armlehnen.
   - Falls erforderlich, darf er ein Hilfsmittel (z. B. Gehstock) verwenden.
   - Die Arme liegen auf den Armlehnen, der Rücken an der Rückenlehne.
   - Der Untersucher gibt das Startsignal, bietet aber keine Unterstützung.

2. **Testablauf:**

   - Nach dem Startsignal steht der Proband auf, geht in **normalem und sicherem Tempo** zu einer Markierung in **drei Metern Entfernung**, wendet dort, geht zurück zum Stuhl und setzt sich wieder hin.
   - Die benötigte Zeit wird in **Sekunden** gemessen.
   - Der Proband darf den Ablauf einmal zur Übung ausführen oder kann ihn sich vom Untersucher demonstrieren lassen.

Ergebnisinterpretation des TUG-Tests

Alter	Dauer
60-69 Jahre	8,1 Sekunden
70-79 Jahre	9,2 Sekunden
80-99 Jahre	11,3 Sekunden

Quelle: (Bohannon, 2006)

Der **TUG-Test** ist ein einfaches, aber effektives Verfahren zur Beurteilung der Mobilität und Sturzgefahr älterer Menschen und kann als Grundlage für gezielte Interventionen genutzt werden.

SARC-F Score

Wie schwer fällt es Ihnen, zirka fünf Kilogramm zu heben und zu tragen?   • Nicht schwer (0)   • Etwas schwer (1)   • Sehr schwer / Nicht möglich (2)
Wie schwer fällt es Ihnen, auf Zimmerebene umherzugehen?   • Nicht schwer (0)   • Etwas schwer (1)   • Sehr schwer / Nicht möglich oder nur mit Hilfsmitteln (2)
Wie schwer fällt es Ihnen, vom Stuhl oder Bett aufzustehen?   • Nicht schwer (0)   • Etwas schwer (1)   • Sehr schwer / Nicht möglich (2)
Wie schwer fällt es Ihnen, eine Treppe mit zehn Stufen zu steigen?   • Nicht schwer (0)   • Etwas schwer (1)   • Sehr schwer / Nicht möglich (2)
Wie oft sind Sie im letzten Jahr gestürzt?   • Kein Sturz (0)   • 1-3 Stürze (1)   • 4 oder mehr Stürze (2)
Ergebnis: (0-10)

PHQ-4

Wie oft fühlten Sie sich im Verlauf der letzten 2 Wochen durch die folgenden Beschwerden beeinträchtigt?
Wenig Interesse oder Freude an Ihren Tätigkeiten • Überhaupt nicht (0) • An einzelnen Tagen (1) • An mehr als der Hälfte der Tage (2) • Beinahe jeden Tag (3)
Niedergeschlagenheit, Schwermut oder Hoffnungslosigkeit • Überhaupt nicht (0) • An einzelnen Tagen (1) • An mehr als der Hälfte der Tage (2) • Beinahe jeden Tag (3)
Nervosität, Ängstlichkeit oder Anspannung • Überhaupt nicht (0) • An einzelnen Tagen (1) • An mehr als der Hälfte der Tage (2) • Beinahe jeden Tag (3)
Nicht in der Lage sein, Sorgen zu stoppen oder zu kontrollieren • Überhaupt nicht (0) • An einzelnen Tagen (1) • An mehr als der Hälfte der Tage (2) • Beinahe jeden Tag (3)

Auswertung: Mehr als 2 Punkte in den Fragen 1+2 oder 3+4 gelten als Auffällig und werden als „negatives Stressmanagement" bewertet in der Studie, die ich im letzten Abschnitt besprochen habe (Nguyen X.-M. T.-M., 2024).

Griffstärke

Frauen	Schwach	Bedenklich	Gut	Super
<56 Jahre	<21	21-25	26-29	>29
56-65 Jahre	<19	19-22	23-26	>26
>65 Jahre	<17	17-20	21-24	>24

Männer	Schwach	Bedenklich	Gut	Super
<56 Jahre	<36	36-42	43-48	>48
56-65 Jahre	<33	33-38	39-44	>44
>65 Jahre	<31	31-36	37-41	>42

Magnesium Depletion Score

- Nehmen Sie Diuretika?   Ja (1)   Nein (0)
- Nehmen Sie Magenschutz (PPI)?   Ja (1)   Nein (0)
- Nierenfunktion anhand der *geschätzten GFR:*

    >90 ml (0)   60-90 ml (1)   <60 ml (2)

- Alkohol   > 2 Drinks/Tag (Männer) (1)

                > 1 Drinks/Tag (Frauen) (1)

 Beantworten Sie alle Fragen und zählen Sie die Punktsumme zusammen. Ihre geschätzte GFR können Sie mittels des Links (QR-Code) ermitteln. Sofern Sie 3 oder mehr Punkte haben, sollten Sie in jedem Fall Magnesium einnehmen.

Mediterraner Ernährungs-Score

Den Bogen des Mediterranen Ernährungsscores können Sie verwenden, um Ihre eigene Ernährung zu überprüfen. Der Bogen wurde in dieser Form im Rahmen der PREDIMED-Studie verwendet. Auf die Studie bin ich im Abschnitt über die Mediterrane Ernährung eingegangen.

Frage	Richtige Antwort
Verwenden Sie Olivenöl als Hauptquelle für Fett beim Kochen?	**Ja**
Wie viel Olivenöl konsumieren Sie täglich (einschließlich des für Braten, Salate oder außer Haus verzehrte Mahlzeiten verwendeten Öls)?	**≥4 Esslöffel**
Wie viele Portionen Gemüse essen Sie pro Tag? Zählen Sie Garnierungen und Beilagen als ½ Punkt; eine volle Portion entspricht 200 g.	**≥2**
Wie viele Portionen Obst (einschließlich frisch gepresster Säfte) konsumieren Sie täglich?	**≥3**
Wie viele Portionen rotes Fleisch, Hamburger oder Würstchen essen Sie pro Tag? Eine volle Portion beträgt 100–150 g.	**<1**
Wie viele Portionen (12 g) Butter, Margarine oder Sahne konsumieren Sie täglich?	**<1**
Wie viele kohlensäurehaltige und/oder zuckerhaltige Getränke trinken Sie pro Tag?	**<1**
Trinken Sie Wein? Wie viel konsumieren Sie pro Woche?	**≥7 Gläser**
Wie viele Portionen (150 g) Hülsenfrüchte essen Sie pro Woche?	**≥3**
Wie viele Portionen Fisch/Meeresfrüchte essen Sie pro Woche? (100–150 g Fisch, 4–5 Stück oder 200 g Meeresfrüchte)	**≥3**
Wie oft essen Sie pro Woche industriell hergestelltes (nicht hausgemachtes) Gebäck wie Kekse oder Kuchen?	**<2**
Wie oft essen Sie pro Woche Nüsse? (1 Portion = 30 g)	**≥3**
Bevorzugen Sie Huhn, Truthahn oder Kaninchen anstelle von Rind-, Schweinefleisch, Hamburgern oder Würstchen?	**Ja**
Wie oft pro Woche essen Sie gekochtes Gemüse, Nudeln, Reis oder andere Gerichte mit einer Sauce aus Tomaten, Knoblauch, Zwiebeln oder Lauch, die in Olivenöl angebraten wurden?	**≥2**
Anzahl richtiger Antworten	

Sie müssen diese 14 Fragen beantworten und können für jede „richtige" Antwort einen Punkt erhalten. Aber freuen Sie sich nicht zu früh: Sie sollten mindestens 10, besser 11 Punkte erreichen. Die Personen der Kontrollgruppe in der PREDIEMD-Studie (also die Personen mit einer

Standard-Diät) haben es immerhin auf durchschnittlich um 9 Punkte gebracht, während die Personen mit mediterraner Diät um 10,75 lagen.

Healthy Diet Score

Nahrungsmittel	Ziel
Reis, Weizen, Mais usw.	<464 g/Tag, >5 g Ballaststoffe
Stärkehaltiges: Kartoffeln, Maniok	<100 g/Tag
Gemüse	>200 g/Tag
Früchte	>100 g/Tag
Milchprodukte	<500 g/Tag
Rind/Schwein/Lamm-Fleisch	<28 g/tag
Huhn/Puten-Fleisch	<56 g/Tag
Eier	<26 g/Tag
Fisch	<100 g/tag
Bohnen, Erbsen, Linsen	<100 g/tag
Soja	<50 g/Tag
Erdnüsse/Walnüsse	>25 g/Tag
Zucker-Zusatz	<31 g/Tag

Eine andere Option für einen Ernährungsscore. Auch diesen können Sie verwenden. Sie sollten sich jedoch nicht strikt an die einzelnen Mengen halten, sondern eher den „Sinn" des Scores verstehen. Er steht für eine ausgewogene, Pflanzen-basierte Ernährungsweise.

Vorsorgekalender

In dieser Tabelle finden Sie eine Übersicht, welche Vorsorgemaßnahmen von der gesetzlichen Krankenkasse übernommen werden. Diese können für Sie als Vorlage für Ihren individuellen Vorsorgeplan dienen.

Alter	Frauen	Männer
18-35	Einmalig Check-up	Einmalig Check-up
Ab 20	Krebsfrüherkennung des Genitales jährlich; Früherkennung Gebärmutterhalskrebs, ab 35 alle 3 Jahre	
Ab 30	Jährlich Früherkennung Brustkrebs	
Ab 35	Früherkennung Hautkrebs alle 2 Jahre	Früherkennung Hautkrebs alle 2 Jahre
Ab 45 Jahre		Früherkennung Krebs der Prostata und Genitale jährlich
Ab 50 bis 69	Früherkennung Brustkrebs; Einladung zur Mammographie alle 2 Jahre	
Ab 50	Früherkennung Darmkrebs: 50-54 jährlicher Test auf Blut im Stuhl	Früherkennung Darmkrebs: 50-54 wahlweise jährlicher Test auf Blut im Stuhl oder ab 50 zwei Darmspiegelungen im Mindestabstand von 10 Jahren
Ab 55	Wahlweise alle 2 Jahre Test auf Blut im Stuhl oder zwei Darmspiegelungen im Mindestabstand von 10 Jahren	Wahlweise alle 2 Jahre Test auf Blut im Stuhl oder zwei Darmspiegelungen im Mindestabstand von 10 Jahren
Ab 65		Früherkennung Bauchaortenaneurysmen

Quelle: Kassenärztliche Bundesvereinigung